EUSTACE MULLINS

CRIMĂ PRIN INJECȚIE

POVESTEA CONSPIRAȚIEI MEDICALE ÎMPOTRIVA AMERICII

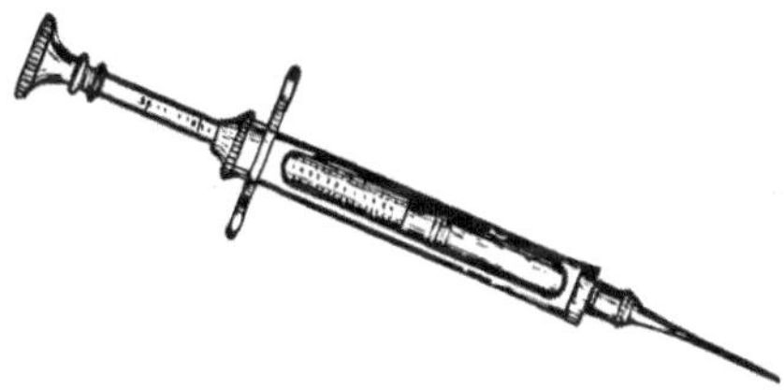

OMNIA VERITAS®

EUSTACE CLARENCE MULLINS
(1923-2010)

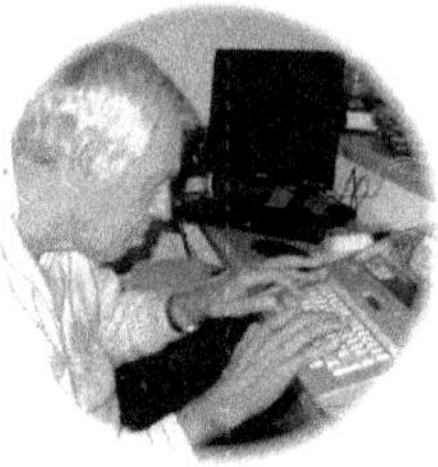

Eustace Mullins (1923–2010) a fost un scriitor american cunoscut pentru lucrările sale critice la adresa sistemului bancar și a instituțiilor financiare. Influențat de poetul Ezra Pound, el a publicat, printre altele, *The Secrets of the Federal Reserve* în 1952, o carte care a marcat anumite cercuri critice ale finanțelor internaționale. Autor prolific, el s-a interesat de subiecte politice, economice și istorice pe tot parcursul carierei sale.

Murder by injection
The Story of the Medical Conspiracy Against America

1988

CRIMĂ PRIN INJECȚIE
POVESTEA CONSPIRAȚIEI MEDICALE ÎMPOTRIVA AMERICII

Tradus și publicat de Omnia Veritas Ltd

OMNIA VERITAS®
www.omnia-veritas.com

Pentru
BLAIR
în semn de apreciere pentru
față de idealurile americane

PREFAŢĂ

Prezenta lucrare, rezultatul a aproximativ patruzeci de ani de cercetare investigativă, este o continuare logică a cărţilor mele anterioare: demascarea controlului internaţional asupra emisiunii monetare şi a practicilor bancare din Statele Unite; o lucrare ulterioară care dezvăluie reţeaua secretă de organizaţii prin care aceste forţe străine exercită puterea politică — comitetele secrete, fundaţiile şi partidele politice prin care sunt puse în aplicare planurile lor ascunse; şi acum; la cea mai vitală problemă dintre toate, modul în care aceste abuzuri afectează viaţa de zi cu zi şi sănătatea cetăţenilor americani. În ciuda puterii mari a conducătorilor ascunşi, am descoperit că un singur grup are puterea de a pronunţa sentinţe de viaţă sau de moarte asupra oricărui american — medicii naţiunii noastre.

Am descoperit că aceşti medici, în ciuda puterii lor mari, erau ei înşişi supuşi unor controale foarte stricte asupra fiecărui aspect al vieţii lor profesionale. Aceste controale, destul de surprinzător, nu erau exercitate de nicio agenţie de stat sau federală, deşi aproape orice alt aspect al vieţii americane se află acum sub controlul absolut al birocraţiei. Medicii au propria lor autocraţie, o asociaţie profesională privată, Asociaţia Medicală Americană. Acest grup, cu sediul în Chicago, Illinois, şi-a consolidat treptat puterea până când a preluat controlul total asupra facultăţilor de medicină şi asupra acreditării medicilor.

Urmele acestor manipulatori m-au condus direct la aceleaşi ascunzători ale conspiratorilor internaţionali pe care i-am demascat în cărţile anterioare. Ştiam că aceştia jefuiseră deja America, îi reducuseră puterea militară la un nivel periculos de scăzut şi impuseseră controale birocratice asupra fiecărui american. Acum am descoperit că conspiraţiile lor afectau direct şi sănătatea fiecărui american.

Această conspiraţie a dus la o deteriorare documentată a sănătăţii cetăţenilor noştri. Acum ne situăm mult mai jos pe lista naţiunilor civilizate în ceea ce priveşte mortalitatea infantilă şi alte statistici medicale semnificative. Am reuşit să documentez istoricul şocant al acestor magnaţi cu sânge rece care nu numai că planifică şi pun în aplicare foamete, crize economice, revoluţii şi războaie, dar care îşi găsesc şi cele mai mari profituri în manipularea sistemului nostru de îngrijire medicală. Cinismul şi răutatea acestor conspiratori depăşesc imaginaţia majorităţii americanilor. Ei jefuiesc în mod deliberat poporul nostru de milioane de dolari în fiecare an prin intermediul organizaţiilor „caritabile" şi apoi folosesc aceste aceleaşi organizaţii ca grupuri-cheie pentru a-şi consolida monopolul medical. Frica şi intimidarea sunt tehnicile de bază prin care conspiratorii îşi menţin controlul asupra tuturor aspectelor sistemului nostru de sănătate, în timp ce zdrobesc fără milă orice concurent care le pune în pericol profiturile. La fel ca în alte aspecte ale „controlului comportamental" asupra poporului american, arma pe care o folosesc cel mai des împotriva noastră este angajarea agenţilor federali şi a agenţiilor federale pentru a-şi pune în aplicare intrigile. Dovada acestei operaţiuni este poate cea mai tulburătoare revelaţie din lucrarea mea.

Eustace Mullins
22 februarie 1988

Mulțumiri:

Sunt recunoscător personalului Bibliotecii Congresului din Washington, D.C. pentru amabilitatea și cooperarea de care a dat dovadă în pregătirea acestei lucrări.

CAPITOLUL 1

MONOPOLUL MEDICAL

Medicina nu este poate cea mai veche profesie din lume, dar se consideră adesea că funcționează după aceleași principii. Nu numai că pacientul se întreabă dacă primește ceea ce plătește, dar, în multe cazuri, este consternat să constate că a primit de fapt ceva ce nu a cerut. O examinare a documentelor arată că metodele actuale de practică medicală nu s-au schimbat prea mult de-a lungul mileniilor. Papirusul Ebers, descoperit recent, arată că încă din 1600 î.Hr., medicul avea la dispoziție peste nouă sute de rețete, inclusiv opiul ca medicament analgezic. Chiar și în 1700, medicamentele utilizate în mod obișnuit includeau purgative precum senna, aloe, smochine și ulei de ricin. Viermii intestinali erau tratați cu rădăcini de aspidium (feriga masculină), scoarță de rodie sau ulei de pelin. În Orient, acesta era obținut din florile de santonină; în emisfera vestică era presat din fructele și frunzele de chenopodium.

Analgezicele sau medicamentele pentru calmarea durerii erau alcoolul, frunzele de hyoscyamus și opiul. Hyoscyamus conține scopolamină, utilizată în medicina modernă pentru a induce „somnul crepuscular". În secolul al XVI-lea, arabii foloseau colchicum, un derivat al șofranului, pentru durerile reumatice și gută. Scoarța de cinchona, sursa de chinină, era folosită pentru tratarea malariei; uleiul de chaulmoogra era folosit pentru lepră, iar ipecac pentru dizenteria amoebică. Buretele ars a fost folosit la un moment dat ca tratament pentru gușă; conținutul său de iod asigura vindecarea. Moașele foloseau ergotul pentru a contracta uterul. Acum aproximativ două sute de ani, era medicinei moderne a fost inaugurată de descoperirea de către Sir Humphry Davy a proprietăților anestezice ale oxidului de azot. Michael Faraday a descoperit eterul, iar Wilhelm Surtner a izolat morfina din opiu.

Până la sfârșitul secolului al XIX-lea, medicii practicau ca agenți independenți, ceea ce însemna că își asumau toate riscurile deciziilor lor. Săracii întâlneau rar un medic, deoarece îngrijirile medicale erau, în general, rezervate celor bogați și puternici.

Vindecarea unui monarh putea aduce recompense mari, dar eșecul în a-l vindeca putea fi o greșeală fatală. Poate că tocmai conștientizarea riscurilor personale ale acestei profesii a dat naștere planului de monopol, pentru a echilibra riscurile și recompensele între câțiva aleși. Încercările de a construi acest monopol medical au creat acum o plagă modernă, în timp ce hotărârea de a menține acest monopol a costat publicul scump, atât în bani, cât și în suferință.

Cu aproape cinci secole în urmă, una dintre primele încercări de a institui acest monopol a avut loc în Anglia. Legea din 1511, promulgată de regele Henric al VIII-lea, a incriminat practicarea medicinei sau a chirurgiei fără aprobarea unui comitet de „experți". Această lege a fost oficializată în 1518 odată cu înființarea Colegiului Regal al Medicilor. În 1540, bărbierii și chirurgii au primit puteri similare, când regele a aprobat înființarea asociației lor. Aceștia au lansat imediat o campanie pentru a elimina practicienii neautorizați care îi îngrijeau pe săraci. Se pare că nu există nimic nou sub soare, întrucât o campanie similară se desfășoară de mult timp în Statele Unite. Această hărțuire a medicilor care îi îngrijeau pe săraci a provocat o suferință atât de răspândită în Anglia, încât regele Henric al VIII-lea a fost forțat să promulge Carta Șarlatanilor în 1542. Această Cartă îi scutea pe „practicanții neautorizați" și le permitea să-și continue activitatea. Nicio astfel de cartă nu a fost acordată vreodată în Statele Unite, unde un „șarlatan" nu este doar un practicant neautorizat, adică unul care nu a fost „aprobat" de Asociația Medicală Americană sau de una dintre agențiile guvernamentale aflate sub controlul acesteia, ci este, de asemenea, pasibil de arestare imediată. Este interesant faptul că acordarea de drepturi șarlatanilor nu este una dintre trăsăturile vieții engleze care a fost transmisă coloniei sale americane.

În 1617, a fost înființată în Anglia Societatea Farmaciștilor. În 1832, a fost înființată Asociația Medicală Britanică; aceasta a devenit impulsul pentru formarea unei asociații similare,

Asociația Medicală Americană, în Statele Unite. Încă de la începuturile sale, Asociația Medicală Americană a avut un obiectiv principal: obținerea și apărarea unui monopol total asupra practicii medicinei în Statele Unite. Încă de la început, AMA a făcut din alopatie baza practicii sale. Alopatia era un tip de medicină ai cărei practicieni fuseseră instruiți într-o școală academică de medicină recunoscută și care se bazau în mare măsură pe proceduri chirurgicale și pe utilizarea medicamentelor. Liderii acestei forme de medicină fuseseră instruiți în Germania. Ei erau dedicați utilizării frecvente a sângerării și a dozelor mari de medicamente. Erau ostili oricărei forme de medicină care nu provenea din academii și care nu urma proceduri standardizate sau ortodoxe.

Alopatia a creat o rivalitate intensă cu școala de medicină predominantă a secolului al XIX-lea, practica homeopatiei. Această școală a fost creată de un medic numit Christian Hahnemann (1755-1843). Ea se baza pe formula sa, „similibus curentur", asemănătorul se vindecă cu asemănător. Homeopatia are o importanță și mai mare în zilele noastre, deoarece acționează prin intermediul sistemului imunitar, folosind doze netoxice de substanțe similare cu cele care provoacă boala. Chiar și astăzi, regina Elisabeta este tratată de medicul ei personal homeopat la Palatul Buckingham. Cu toate acestea, în Statele Unite, medicina organizată continuă eforturile frenetice de a discredita și a elimina practica medicinei homeopate. În mod ironic, dr. George H. Simmons, care a dominat Asociația Medicală Americană între 1899 și 1924, transformând această organizație într-o putere națională, a publicat timp de ani de zile anunțuri publicitare în Lincoln, Nebraska, unde își desfășura activitatea, în care se proclama că era un „medic homeopat".

Studiile clinice au demonstrat că homeopatia este la fel de eficientă ca anumite medicamente pentru artrită prescrise pe scară largă, având, de asemenea, avantajul decisiv că nu produce efecte secundare nocive.

Cu toate acestea, realizările homeopatiei au fost, de-a lungul istoriei, ignorate sau, dacă au fost menționate, au fost grav interpretate greșit sau distorsionate. Un caz clasic al acestei tehnici a avut loc în Anglia în timpul epidemiei devastatoare de holeră din 1854; înregistrările au arătat că, în timpul acestei epidemii, decesele în spitalele homeopate au fost de doar 16,4%, comparativ cu rata de mortalitate de 50% din spitalele de medicină ortodoxă. Acest record d ă a fost suprimat în mod deliberat de Consiliul de Sănătate al orașului Londra.

În secolul al XIX-lea, practica homeopatiei s-a răspândit rapid în Statele Unite și Europa. Dr. Hahnemann a scris un manual, „Homeopathica Materia Medica", care a permis multor practicieni să adopte metodele sale.

În 1847, când a fost fondată Asociația Medicală Americană (AMA) în Statele Unite, homeopatii îi depășeau numeric pe alopați, medicii de tip AMA, cu mai mult de doi la unu. Datorită naturii individualiste a profesiei homeopate și faptului că aceștia practicau de obicei singuri, ei nu erau pregătiți pentru atacul concertat al alopaților. Încă de la început, AMA a demonstrat că era doar un lobby comercial, organizat cu scopul de a sufoca concurența și de a-i scoate pe homeopați din afaceri. La începutul anilor 1900, pe măsură ce AMA începea să-și atingă acest obiectiv, medicina americană a intrat într-o epocă întunecată. Abia acum începe să iasă din acele decenii de întuneric, pe măsură ce o mișcare nouă, holistică, pledează pentru tratarea întregului sistem fizic, în loc să se concentreze pe o singură parte afectată.

O trăsătură distinctivă a școlii de medicină alopată a AMA a fost auto-promovarea constantă și promovarea unui mit, mitul că acest tip de medicină era singurul eficient. Această evoluție pernicioasă a creat un nou monstru, medicul nebun ca persoană de o infailibilitate absolută, a cărui judecată nu trebuie niciodată pusă la îndoială. Cu siguranță, greșelile sale nu trebuie niciodată menționate. Așa cum a subliniat Ivan Ilyich în cartea sa șocantă, „Medical Nemesis, the Expropriation of Health" (1976), nu numai că eficacitatea școlii alopate de medicină s-a dovedit a fi o mitologie, dar medicii au creat acum noi epidemii, boli pe care Ilyich le definește ca „iatrogene", provocând o epidemie pe care el o numește „iatrogenie". Ilyich susține că această epidemie se răspândește acum în toată țara. El definește iatrogeneza ca o „boală cauzată de intervenția medicală a unui medic". Ilyich continuă prin a defini trei tipuri de iatrogenie întâlnite frecvent:

iatrogenia clinică, care este o boală provocată de medic; iatrogenia social- ă, care este creată în mod deliberat de mașinațiunile complexului medico-industrial; și iatrogenia culturală, care subminează voința de supraviețuire a oamenilor. Dintre cele trei tipuri de iatrogenie, al treilea este probabil cel mai răspândit. Reclamele pentru diverse medicamente o numesc „stres", dificultatea de a depăși problemele vieții de zi cu zi cauzate de guvernul totalitar și de figurile sinistre din spatele acestuia, care îl conduc pentru propriul lor câștig personal. Confruntați cu această prezență monstruoasă, care se amestecă în fiecare aspect al vieții cotidiene a unui cetățean american, mulți oameni sunt copleșiți de un sentiment de disperare și sunt convinși că nu pot face nimic. De fapt, acest monstru este extrem de vulnerabil, deoarece este mult prea extins, iar atunci când este atacat, se vede că este un tigru de hârtie.

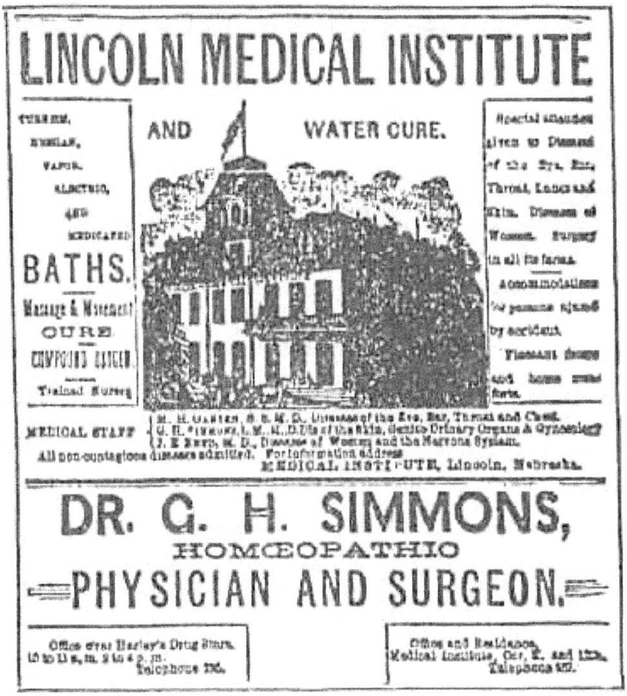

Reclamă șarlatană a șefului Asociației Medicale Americane

Această reclamă a apărut în ziarele din Lincoln, Nebraska, cu ani înainte ca acesta să obțină diploma prin corespondență de la

Rush Medical College. În această licență, „Doc" Simmons se prezintă pe sine însuși c, ca homeopat. A devenit mai ambițios în reclamele sale ulterioare și a pretins că este „licențiat în ginecologie și obstetrică de la Rotunda Hospitals, Dublin, Irlanda". Remarcați șarlatania numită „Compound Oxygen" Cure.

În ciuda afirmațiilor frenetice ale AMA privind îmbunătățirea îngrijirii medicale, înregistrările arată că starea sănătății americane este în declin. În secolul al XIX-lea, aceasta a înregistrat o îmbunătățire constantă, probabil datorită îngrijirilor homeopaților. O boală tipică a perioadei era tuberculoza. În 1812, rata mortalității din cauza tuberculozei în New York era de 700 la 100.000. Când Koch a izolat bacilul în 1882, această rată a mortalității scăzuse deja la 370. În 1910, când a fost deschis primul sanatoriu pentru tuberculoză, această rată a scăzut și mai mult, la 180 la 100.000. Până în 1950, această rată a mortalității a scăzut la 50 la 100.000. Dosarele medicale demonstrează că, între 1860 și 1896, înainte de introducerea antibioticelor și a vaccinării, s-a înregistrat o scădere de 90% a mortalității infantile cauzate de scarlatină, difterie, tuse convulsivă și rujeolă. Acest lucru s-a întâmplat cu mult înainte de adoptarea Legii privind alimentele și medicamentele din 1905, care a instituit controlul guvernamental asupra comerțului interstatal cu medicamente. În 1900, exista un singur medic la fiecare 750 de americani. Aceștia efectuau de obicei un stagiu de doi ani, după care se puteau aștepta să câștige aproximativ același salariu ca un mecanic bun. În 1900, revista *AMA Journal*, care se afla deja sub redacția dr. George H. Simmons, a lansat un apel la luptă. „Creșterea profesiei trebuie stopată dacă membrii individuali vor să considere practica medicinei o profesie profitabilă." Ar fi dificil să găsești în literatura de specialitate a oricărei profesii o cerere mai hotărâtă de monopol. Dar cum urma să fie atins acest obiectiv? Merlinul care urma să-și fluture bagheta magică și să aducă această evoluție dramatică în profesia medicală s-a dovedit a fi nimeni altul decât cel mai bogat om din lume, insațiabilul monopolist, John D. Rockefeller. Proaspăt ieșit din triumful organizării gigantului său monopol petrolier, o victorie la fel de sângeroasă ca orice triumf roman antic, Rockefeller, creatura Casei Rothschild și emisarul acesteia pe Wall Street, Jacob

Schiff, şi-a dat seama că un monopol medical i-ar putea aduce profituri chiar mai mari decât trustul său petrolier. În 1892, Rockefeller l-a numit pe Frederick T. Gates ca agent al său, conferindu-i l ul titlul de „şef al tuturor eforturilor sale filantropice". După cum s-a dovedit, fiecare dintre „acţiunile filantropice" bine mediatizate ale lui Rockefeller a fost concepută special pentru a spori nu numai averea şi puterea sa, ci şi averea şi puterea figurilor ascunse pe care le reprezenta atât de abil.

Primul cadou al lui Frederick T. Gates pentru Rockefeller a fost un plan de a domina întregul sistem de învăţământ medical din Statele Unite. Primul pas a fost făcut prin organizarea Institutului Rockefeller de Cercetări Medicale. În 1907, AMA a „solicitat" Fundaţiei Carnegie să efectueze un studiu asupra tuturor facultăţilor de medicină din ţară. Chiar şi la acea dată timpurie, interesele lui Rockefeller obţinuseră deja un control operaţional substanţial asupra Fundaţiilor Carnegie, care a fost menţinut de atunci. Este bine cunoscut în lumea fundaţiilor că Fundaţiile Carnegie (există mai multe) sunt doar nişte anexe slabe ale Fundaţiei Rockefeller. Fundaţia Carnegie l-a numit pe Abraham Flexner să conducă studiul său asupra facultăţilor de medicină. Întâmplător, fratele său, Simon, era directorul Institutului Rockefeller de Cercetări Medicale. Raportul Flexner a fost finalizat în 1910, după multe luni de călătorii şi studii. Acesta a fost puternic influenţat de reprezentanţii alopatiei formaţi în Germania din cadrul profesiei medicale americane. Ulterior s-a dezvăluit că principala influenţă asupra lui Flexner fusese călătoria sa la Baltimore. El fusese absolvent al Universităţii Johns Hopkins. Această şcoală fusese înfiinţată de Daniel Coit Gilman (1831-1908). Gilman fusese unul dintre cei trei fondatori iniţiali ai Russell Trust de la Universitatea Yale (cunoscut acum sub numele de Frăţia Morţii). Sediul central de la Yale deţinea o scrisoare în limba germană care îl autoriza pe Gilman să înfiinţeze această ramură a Illuminati în Statele Unite. Gilman a înfiinţat Peabody Fund şi John Slater Fund, care au devenit ulterior Fundaţia Rockefeller. Gilman a devenit, de asemenea, unul dintre fondatorii iniţiali ai General Education Board al lui Rockefeller, care urma să preia sistemul de educaţie medicală din Statele Unite; Fundaţia Carnegie şi Fundaţia

Russell Sage. La Universitatea Johns Hopkins, Gilman l-a avut ca elev și pe Richard Ely, care a devenit geniul malefic al educației lui Woodrow Wilson. Ultima realizare a lui Gilman în ultimul an al vieții sale a fost să-l sfătuiască pe Herbert Hoover cu privire la oportunitatea înființării unui think tank. Ulterior, Hoover a urmat planul lui Gilman și a înființat Hoover Institution după Primul Război Mondial. Această instituție a furnizat liderii și arhitecții „Revoluției Reagan" de la Washington. Nu este de mirare că poporul american s-a trezit împovărat cu și mai multe datorii și cu o birocrație federală și mai opresivă, toate acestea fiind rezultatul prospectului Illuminati al lui Daniel Coit Gilman.

Flexner și-a petrecut o mare parte din timp la Universitatea Johns Hopkins finalizându-și raportul. Facultatea de medicină, care fusese înființată abia în 1893, era considerată foarte modernă. Era, de asemenea, sediul școlii germane de medicină alopată din Statele Unite. Flexner, născut în Louisville, Kentucky, studiase la Universitatea din Berlin. Președintele Organizației Sioniste din America, Louis Brandeis, tot din Louisville, era un vechi prieten al familiei Flexner. După ce Woodrow Wilson l-a numit pe Brandeis la Curtea Supremă, Brandeis s-a numit singur delegat la Paris pentru a participa la Conferința de pace de la Versailles din 1918. Scopul său era să promoveze obiectivele mișcării sioniste la această conferință.

Bernard Flexner, care era atunci avocat în New York, a fost rugat să îl însoțească pe Brandeis în calitate de consilier juridic oficial al delegației sioniste la Paris. Bernard Flexner a devenit ulterior membru fondator al Consiliului pentru Relații Externe și administrator al Fundației Rockefeller împreună cu fratele său, Simon.

Simon Flexner fusese numit primul director al Institutului Rockefeller de Cercetări Medicale la înființarea acestuia, în 1903. Abraham Flexner s-a alăturat Fundației Carnegie pentru Promovarea Învățământului în 1908, activând acolo până la pensionarea sa, în 1928. De asemenea, a fost timp de mai mulți ani membru al Consiliului General pentru Educație al Fundației Rockefeller. I s-a acordat o catedră Rhodes Memorial la Universitatea Oxford. Opera sa definitivă a fost publicată în 1913, sub titlul „Prostituția în Europa".

Abraham Flexner a prezentat un raport final lui Rockefeller, care se pare că a fost satisfăcător din toate punctele de vedere. Primul punct al acestuia era o susținere categorică a lamentării AMA că existau prea mulți medici. Soluția lui Flexner era una simplă: să facă educația medicală atât de elitistă și de costisitoare, și atât de prelungită, încât majoritatea studenților să fie împiedicați chiar și să ia în considerare o carieră medicală. Programul Flexner a stabilit cerințe pentru patru ani de studii universitare de licență și încă patru ani de facultate de medicină. Raportul său a stabilit, de asemenea, cerințe complexe pentru facultățile de medicină; acestea trebuiau să dispună de laboratoare scumpe și alte echipamente. Pe măsură ce cerințele Raportului Flexner au intrat în vigoare, numărul facultăților de medicină s-a redus rapid. Până la sfârșitul Primului Război Mondial, numărul facultăților de medicină se redusese de la 650 la doar 50. Numărul absolvenților anuali se redusese de la 7500 la 2500. Promulgarea restricțiilor Flexner a garantat practic că monopolul medical din Statele Unite va avea ca rezultat un grup restrâns de studenți elitiști proveniți din familii înstărite și că acest grup restrâns va fi supus unor controale intense.

Cât a costat Raportul Flexner cetățeanul american obișnuit? Unele statistici recente aruncă lumină asupra situației. The New York Times a raportat că, în 1985, costul îngrijirii medicale pe persoană în Statele Unite era de 1800 de dolari pe an; în Anglia, 800 de dolari pe an; în Japonia, 600 de dolari pe an. Cu toate acestea, atât Anglia, cât și Japonia se situează mai sus pe scara calității îngrijirii medicale decât Statele Unite.

În comparație cu Japonia, de exemplu, care are un nivel de trai mai ridicat decât Statele Unite, dar care le-a oferit cetățenilor săi îngrijiri medicale de calitate pentru 600 de dolari pe persoană pe an, îngrijirile medicale comparabile din Statele Unite nu pot fi evaluate la mai mult de 500 de dolari pe an pe persoană. Ce reprezintă diferența de 1.300 de dolari pe persoană? Este jefuirea publicului american de către monopolul medical, în valoare de 300 de miliarde de dolari pe an, prin suprataxări, activități sindicale criminale și operațiunile trustului farmaceutic.

CAPITOLUL 2

ŞARLATANII ŞI ŞARLATANIA

> **Şarlatan** — un pretendent ignorant la abilităţi medicale sau chirurgicale.
>
> **Şarlatanie** — escrocherie. 1783, Crabbe, Village 1, „Un şarlatan puternic, cu o vastă experienţă în bolile umane, care mai întâi insultează victima pe care o ucide."
>
> *Oxford English Dictionary*

Prima figură semnificativă din medicina americană, potrivit lui Geoffrey Marks, a fost teologul Cotton Mather (1663-1728).

Fiul lui Increase Mather, preşedintele Universităţii Harvard, Cotton Mather a scris numeroase lucrări teologice, dar a scris şi o lucrare medicală de amploare, „The Angel of Bethesda", la care a lucrat între 1720 şi 1724. Scrisorile sale medicale se bazau în mare măsură pe tradiţiile locale ale indienilor; el a reflectat, de asemenea, asupra factorului mental în boală, observând că „O inimă veselă face bine ca un medicament, dar un spirit zdrobit usucă oasele".

Mather pare să fi fost primul şi ultimul teolog interesat de practica medicinei americane. Următoarea figură importantă în medicina americană a fost dr. Nathan Smith Davis (1817-1904). După ce a fost ucenic al doctorului Daniel Clark în nordul statului New York, Davis s-a mutat la New York în 1847. Încă din 1845, el ceruse Societăţii Medicale a Statului New York să corecteze abuzurile mai flagrante din educaţia medicală, insistând ca cele patru luni de instruire, atunci la modă, să fie extinse la o perioadă de şase luni. La 11 mai 1846, el a convocat un grup de medici în New York pentru a forma nucleul Asociaţiei Medicale Americane. Organizaţia a dobândit statut oficial în anul următor, la Philadelphia, la 5 mai 1847, data oficială la care a luat naştere

Asociația Medicală Americană. Cei o sută de delegați la reuniunea d, New York, au ajuns la peste două sute cincizeci la Philadelphia. Aceștia au format în curând organizații de stat în mai multe state. Smith s-a mutat mai târziu la Chicago, unde s-a alăturat corpului profesoral al Școlii Medicale Rush. În 1883, când AMA și-a fondat revista, el a devenit primul redactor-șef, funcție pe care a deținut-o până în 1889.

În ciuda intențiilor bune ale fondatorului său, dr. Davis, AMA a rămas în stare de agonie timp de aproximativ cincizeci de ani. În 1899, organizația a făcut un pas uriaș înainte, odată cu sosirea unui anume dr. George H. Simmons din Nebraska. Simmons, care pe tot parcursul vieții a fost cunoscut, poate în mod derizoriu, sub numele de „Doc", este acum amintit ca cel mai proeminent șarlatan american. Născut în Moreton, Anglia, Simmons a emigrat în Statele Unite în 1870. Stabilindu-se în Midwest, și-a început cariera ca jurnalist. Este interesant faptul că celelalte două figuri dominante ale medicinei americane din secolul al XX-lea, dr. Morris Fishbein și Albert Lasker, și-au început, de asemenea, carierele ca jurnaliști; Fishbein a rămas jurnalist toată viața. Simmons a devenit redactorul ziarului *Nebraska Farmer* din Lincoln, Nebraska. Câțiva ani mai târziu, a decis să-și îmbunătățească situația financiară lansându-se într-o carieră de șarlatanie medicală fără precedent. Interesant este că, în 1868, AMA definise oficial șarlatania ca „vânzarea sau administrarea de medicamente sau tratamente care nu sunt aprobate de autoritățile medicale constituite legal". Simmons a ignorat această cerință. Nimeni nu a reușit vreodată să stabilească dacă a studiat undeva pentru a obține o diplomă de medic. Cu toate acestea, a început să-și promoveze calitatea de „licențiat al Spitalului Rotunda din Dublin", referindu-se, probabil, la Dublin, Irlanda. De fapt, Spitalul din Dublin nu eliberase niciodată vreo licență și nici nu era autorizat să o facă. (Vezi ilustrația nr. 2, pagina întreagă de vizavi.)

Nimeni nu s-a obosit vreodată să pună întrebarea de ce Simmons, care se presupune că sosise în Statele Unite ca medic cu licență valabilă, a ales în schimb să practice jurnalismul timp de câțiva ani. El a afirmat, de asemenea, că petrecuse „un an și jumătate în cele mai mari spitale din Londra", deși s-a abținut să precizeze în ce calitate, fie ca pacient, infirmier sau alt funcționar. Ani mai târziu, a obținut o diplomă prin poștă de la una dintre fabricile de diplome înfloritoare ale națiunii, Rush Medical College din Chicago, în timp ce își menținea o practică medicală cu normă întreagă în Lincoln. Nu există nicio dovadă că ar fi pus vreodată piciorul pe campusul Rush Medical College înainte de a obține această diplomă. Protejatul său, Morris Fishbein, a frecventat și el Rush Medical College. Au existat unele îndoieli cu privire la faptul că Fishbein a absolvit vreodată; ani mai târziu, în perioada în care avea influență, a devenit „profesor" acolo, specializându-se în predarea aspectelor de relații publice ale medicinei.

În lucrarea lor definitivă, „The Story of Medicine in America" (Istoria medicinei în America), o compilație exhaustivă și detaliată, autorii, Geoffrey Marks și William K. Beatty, nu menționează nici pe Simmons, nici pe Fishbein, ceea ce pare a fi o omisiune flagrantă, întrucât aceștia sunt cei mai notorii practicieni din istoria noastră medicală. Realizând aparent că acești doi bărbați erau cei mai faimoși șarlatani din istoria medicinei, autorii au decis, în mod prudent, să îi ignore.

În *Who's Who*, Simmons menționează că a practicat medicina în Lincoln între 1884 și 1899. El își menționează diploma ca fiind L. M. Dublin 1884. Acest lucru ridică noi întrebări. Simmons emigrase în Statele Unite în 1870; a locuit neîntrerupt în Lincoln din 1870 până în 1899, când s-a mutat la Chicago. Din anumite motive, el a evitat să menționeze diploma obținută prin corespondență de la Rush Medical College în profilul său din ediția din 1936 a *Who's Who*; în ediția din 1922 o menționase ca fiind obținută în 1892. Și în acest caz, nimeni nu a ridicat ulterior problema dosarului său academic, care arăta că și-a început studiile medicale la Dublin abia după ce a venit în Statele Unite. Anunțurile publicitare ale lui „Doc" Simmons din Lincoln, pe care le-am reprodus aici, foloseau o frazeologie standard a vremii: „Un număr limitat de paciente pot fi primite la reședința mea." Aceasta era o notificare codată că se ocupa cu practicarea avortului. De asemenea, el conducea un salon de înfrumusețare și masaj în incintă, ca parte a unui „Lincoln Institute" al cărui singur oficial era, aparent, el. Anunțurile sale îl identificau, de asemenea, ca „medic homeopat”, deși urma să se angajeze în curând într-o carieră alături de AMA pentru a distruge profesia de homeopat în Statele Unite. Anunțurile sale anunțau că „tratează toate afecțiunile medicale și chirurgicale ale femeilor”.

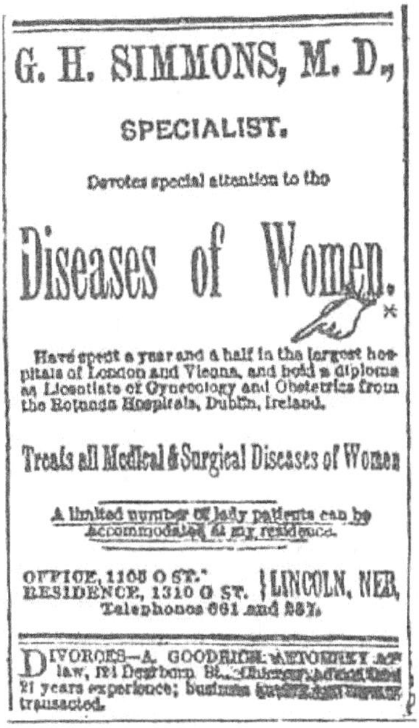

Anunț publicitar șarlatan al organizatorului și șefului Asociației Medicale Americane, în formatul folosit de avortori. Fraza „Un număr limitat de paciente poate fi primit la reședința mea” era forma folosită în mod obișnuit de avortori în reclamele lor din acea perioadă. Spitalele din Londra și Viena au constatat că licența irlandeză este fictivă. Acest anunț a apărut la o dată ulterioară față de cea a Institutului Lincoln, dar cu ani înainte ca „Doc” Simmons să-și fi obținut diploma de la o fabrică de diplome.

Aflând despre Asociația Medicală Americană, Simmons, mereu în căutarea unui statut mai înalt, a înființat o filială în Nebraska, Asociația Medicală din Nebraska. Talentele sale de organizator au atras atenția sediului central din Chicago, iar el a fost chemat să preia redacția Jurnalului de Medicină al Asociației Medicale Americane. Astfel, „Doc” Simmons a ajuns la AMA, nu ca medic, ci ca jurnalist. El a constatat că AMA se lăsa purtată de val, fără ca nimeni să fie capabil să pună în aplicare o politică națională. Situația era perfectă pentru un om cu capacitățile și ambiția lui. În scurt timp, s-a numit singur secretar și director general al Asociației Medicale Americane, lansând organizația pe calea politicilor dictatoriale și de auto-glorificare pe care le menține până în prezent. Toate fondurile care intrau în contul AMA treceau prin mâinile lui Simmons, iar el supraveghea personal fiecare detaliu al operațiunilor. În scurt timp, a găsit un locotenent capabil și dornic de a-l ajuta, un bărbat care fusese anterior secretar al Consiliului de Sănătate al statului Kentucky. Se pare că acesta era un om pe placul lui Simmons, întrucât fusese arestat după ce inspectorii descoperiseră o lipsă de aproximativ 62.000 de dolari în conturile sale. Ca membru cu reputație bună al birocrației statale, a reușit să obțină o grațiere oficială din partea guvernatorului statului Kentucky, însoțită de o blândă avertizare că ar fi mai bine pentru el să se stabilească în altă parte. Chicago se afla la doar o scurtă călătorie cu trenul, unde a constatat că Simmons era copleșit de referințele sale. Acest domn, dr. E. E. Hyde, a murit în 1912 de leucemie. Aceasta s-a dovedit a fi o circumstanță fortuită pentru un alt jurnalist care aștepta în culise, dr. Morris Fishbein. Fishbein își terminase aparent studiile la Rush Medical College, dar nu primise încă diploma. În orice caz, el nu voia să devină medic. Lucrase sporadic ca stagiar la Spitalul Durand timp de câteva luni, dar nu era dispus să se conformeze reglementărilor de atunci, care impuneau un stagiu de doi ani într-un spital acreditat. Se gândea serios la o carieră de acrobat de circ și lucra cu jumătate de normă ca figurant într-o companie de operă. Aflase, de asemenea, de un posibil post vacant la AMA și lucrase acolo cu jumătate de normă ca redactor în timpul bolii terminale a dr. Hyde. Simmons îl considerase pe Fishbein un om pe placul său. Când dr. Hyde a murit, Simmons i-a oferit imediat tânărului un salariu inițial foarte generos, de 100 de dolari pe lună, o sumă mare pentru 1913. Fishbein și-a găsit un cămin la AMA; nu a plecat de acolo decât în 1949, când a fost literalmente dat afară.

Odată cu venirea lui Fishbein, Asociația Medicală Americană se afla acum pe deplin în mâinile celor doi șarlatani cei mai agresivi din țară: Simmons, care practicase medicina de ani de zile, fără să-i pese că nu deținea o diplomă medicală care să reziste la o analiză riguroasă, și Morris Fishbein, care recunoscuse sub jurământ în 1938 că nu practicase medicina nici măcar o zi în viața sa. Deoarece „Doc" Simmons, așa cum era cunoscut cu afecțiune, nu arătase niciodată vreo motivație în cariera sa în afară de lăcomie, și-a dat seama repede că puterea enormă de care era capabilă AMA îl lansase, de fapt, într-o mină de aur. Nu a ezitat să ceară anumite favoruri în schimbul sprijinului sau bunăvoinței AMA. În primul rând era „Sigiliul de aprobare" pentru produsele noi. Deoarece AMA nu avea practic niciun laborator, echipament de testare sau personal de cercetare la început, Sigiliul de aprobare era obținut prin „cercetare verde", adică determinarea laborioasă a cât își putea permite solicitantul să plătească și cât ar putea valora pentru el. La început, unii producători farmaceutici s-au arătat nemulțumiți de acest aranjament și au refuzat să plătească. Liderul acestei opoziții era un anume dr. Wallace C. Abbott, care fondase Abbott Laboratories în 1900. Simmons l-a înfruntat direct, refuzând să aprobe niciun produs al Abbott Laboratories, indiferent câte erau depuse. Această confruntare a continuat o vreme, până când, într-o dimineață, „Doc" Simmons a fost vizibil zguduit să-l vadă pe dr. Abbott stând deasupra lui în biroul său.

„Păi, domnule", a bâlbâit el, „cu ce vă pot ajuta?" „Am venit doar să aud de la dumneavoastră personal", a răspuns dr. Abbott, „de ce niciunul dintre produsele mele nu a fost aprobat vreodată de AMA."

„Nu este chiar de competența mea, domnule", a răspuns „Doc" Simmons, „voi verifica cu plăcere la departamentul nostru de cercetare și voi afla care este problema."

„Există vreo modalitate prin care aș putea grăbi ancheta dumneavoastră?", a întrebat dr. Abbott.

Simmons era încântat. În sfârșit, chimistul încăpățânat începea să vadă lucrurile așa cum le vedea el. „Voi face cu plăcere tot ce pot", a spus el. „Există ceva ce puteți face", a spus dr. Abbott, „dacă ați fi amabil să aruncați o privire peste aceste documente, s-ar putea să vă ajute să vă hotărâți."

El întinse o serie de hârtii pe biroul „Doc" Simmons. Simmons își dădu seama imediat că se uita la un dosar complet al carierei sale, strâns cu grijă de detectivi particulari angajați de dr. Abbott. Acolo se aflau detalii complete despre așa-zisele „diplome", dosare privind acuzații de hărțuire sexuală aduse împotriva lui Simmons de foşti pacienţi din Lincoln şi alte elemente picante, precum acuzaţii de neglijenţă medicală care au dus la moartea unor pacienţi. Ştia că era prins în capcană.

„Bine”, spuse Simmons, „ce anume vrei?”

„Tot ce vreau este ca AMA să aprobe produsele mele”, a spus dr. Abbott. „Crezi că este posibil, acum?”

„S-a făcut”, a spus Simmons. Din acea zi, produsele firmei lui Abbott, care se numea încă Abbott Biologicals la acea vreme, au fost aprobate rapid de AMA şi marcate cu „Aprobat”. Dr. Abbott nu a plătit niciun cent pentru acest tratament special.

De-a lungul anilor, au circulat diverse versiuni ale conflictului dintre Abbott şi Simmons. O versiune edulcorată apare în cartea lui Tom Mahoney, „Merchants of Life”, în care se susţine că Simmons s-a opus „comercializării” profesiei medicale de către dr. Abbott şi a dorit să-i dea o lecţie. Consiliul pentru Farmacie şi Chimie nu numai că a refuzat să aprobe vreunul dintre medicamentele lui Abbott, dar i-a respins şi cererile de a face publicitate în revista Asociaţiei Medicale Americane, iar mai târziu a refuzat să-i publice scrisorile de protest. Simmons a lansat apoi atacuri personale la adresa doctorului Abbott în Jurnal, în numerele din decembrie 1907 şi martie 1908. Afirmaţia pioasă a lui Simmons că nu dorea să-l vadă pe doctorul Abbott comercializând profesia medicală sună fals; Abbott fabrica produse farmaceutice pentru vânzare. Problema era că refuza să plătească şpaga obişnuită către Simmons.

După ce conflictul a fost rezolvat, S. DeWitt Clough, directorul de publicitate al lui Abbott, a devenit un prieten apropiat al lui Morris Fishbein, cu care juca bridge.

Un critic înverşunat al AMA în perioada Simmons-Fishbein, dr. Emanuel Josephson din New York, a scris: „Metodele pe care Simmons şi echipa sa le-au folosit în lupta lor pentru monopolul publicaţiilor medicale şi al reclamelor destinate profesiei erau adesea grosolane şi ilegitime. AMA a ameninţat în mod deschis firmele care fac reclamă în alte medii decât propriile reviste cu retragerea «acceptării» produselor lor.” Dr. Josephson a descris practicile lui Simmons ca fiind „conspiraţie pentru restricționarea comerțului și șantaj". El a mai afirmat, din nou în mod corect, că „aproape fiecare ramură a Guvernului Federal activă în domeniul medicinei era complet dominată de Asociație". Acest lucru a fost confirmat de autorul prezentului articol, care citează mai târziu numeroase exemple de agenții guvernamentale care implementau activ cele mai oribile cazuri de racket ale Drug Trust. Controalele instituite de Simmons erau atât de exhaustive încât președintele AMA, dr. Nathan B. van Etten, a depus ulterior o declarație sub jurământ la Curtea Districtuală din New York, afirmând că, în calitate de președinte al Asociației Medicale Americane, nu avea autoritatea de a accepta bani sau de a încheia contracte. Toate aceste tranzacții erau de competența personalului de la sediul central din Chicago. Ulterior s-a remarcat că AMA „se concentrează pe protejarea veniturilor medicilor împotriva intruziunii guvernului în practica medicinei". Acesta a fost un caz în care au vrut să aibă și prăjitura, și să o mănânce. În timp ce se opuneau cu fermitate oricărei supravegheri guvernamentale a monopolului medical, monopoliștii forțau frecvent diverse agenții guvernamentale să acționeze împotriva oricui reprezenta o amenințare la adresa monopolului lor, făcându-i să fie arestați, urmăriți penal și trimiși la închisoare.

Dominația lucrativă a lui „Doc" Simmons asupra Asociației Medicale Americane l-a condus către numeroase activități secundare. În 1921, el a înființat Institutul de Medicină din Chicago. Se pare că acesta nu era altceva decât o societate de holding pentru mitele sale. De asemenea, se bucura de beneficiile poveștii de succes americane, având o amantă voluptoasă instalată într-un apartament luxos din Gold Coast. Nesimțit cum era, Simmons nu s-a mulțumit să-și etaleze această aventură în fața soției sale; a devenit, de asemenea, din ce în ce mai crud în hotărârea sa de a scăpa de ea. A recurs apoi la o stratagemă clasică, medicul încercând să scape de o soție nedorită, îndopând-o cu narcotice, încercând să o convingă că înnebunește și, cu puțin noroc, împingând-o la sinucidere. După câteva luni de tratament, soția sa a ripostat, intentându-i un proces. Un proces foarte mediatizat din 1924 s-a încheiat cu mărturia soției sale că el îi administrase doze mari de narcotice, prescrise pe baza „experienței sale medicale", și apoi a inițiat procedurile pentru a o declara nebună. Aceasta nu era o procedură atât de neobişnuită în acea perioadă; se întâmplase literalmente cu sute de soţii. Cu toate acestea, soţia sa s-a dovedit a fi mai puternică decât majoritatea victimelor. Ea a mărturisit în faţa instanţei că el încercase să o înscenеze sub acuzaţia de nebunie. Acest proces a inspirat mai mult de o duzină de cărţi, piese de teatru şi filme ulterioare, bazate pe povestea unui medic care încearcă să-şi înnebunească soţia printr-o campanie de administrare de medicamente şi terorism psihologic. Cel mai faimos a fost „Gaslight", în care Charles Boyer a interpretat la perfecţie rolul lui „Doc" Simmons, iar soţia ghinionistă a fost interpretată de Ingrid Bergman.

Procesul i-a adus lui Simmons o avalanşă de publicitate neplăcută şi l-a forţat să se retragă din funcţia de şef al AMA. Cu toate acestea, el şi-a păstrat titlul de „redactor general emerit", absenţându-se din 1924 până la moartea sa în 1937. Morris Fishbein, care încă opera sub steaua sa norocoasă, a ajuns acum să domine în totalitate AMA. Împreună, cei doi au controlat AMA timp de mai bine de jumătate de secol, perfecţionându-şi tehnicile de utilizare a acestei organizaţii pentru a strânge fonduri, a exercita influenţă politică şi a-şi menţine dominaţia asupra medicilor, spitalelor, companiilor farmaceutice şi agenţiilor guvernamentale implicate. Simmons s-a mutat la Hollywood, Florida, unde a trăit până în 1937. Necrologul său *din New York Times* a avut titlul „Remarcat pentru războiul împotriva şarlatanilor". Criticul său de lungă durată, dr. Emanuel Josephson, a remarcat că acesta era un omagiu ciudat pentru un om care fusese cunoscut mult timp drept „Prinţul şarlatanilor".

Morris Fishbein a moştenit, de asemenea, pe abilul asistent al lui Simmons de la AMA, dr. Olin West (1874-1952). West fusese director de stat în Tennessee pentru Comisia Sanitară Rockefeller între anii 1910 şi 1918. Astfel, el deţinea calificările necesare pentru a reprezenta legătura cu familia Rockefeller la sediul central al AMA. Dr. Josephson l-a numit mai târziu pe Fishbein „Hitlerul profesiei medicale" şi pe West „Goeringul său". Fishbein a rămas conştient de capacitatea AMA de a „folosi" angajaţii guvernamentali în scopurile AMA. Dintre primii cincisprezece membri ai Consiliului pentru Farmacie şi Chimie, trei fuseseră membri ai guvernului federal.

Odată cu dispariţia lui Simmons, Fishbein avea acum mână liberă. Din acea zi, s-a asigurat că, ori de câte ori cineva menţiona AMA, îi aducea omagiu şi lui Morris Fishbein. Şi-a folosit poziţia de acolo pentru a lansa o serie de întreprinderi private, inclusiv editarea de cărţi, susţinerea de prelegeri şi scrierea de articole în ziare. Cu un salariu foarte modest de 24.000 de dolari pe an de la AMA, Fishbein a devenit „Playboy-ul lumii occidentale". Copiii lui erau supravegheaţi de o guvernantă franceză, în timp ce el făcea naveta săptămânal la New York pentru a fi văzut la Stork Club şi pentru a participa la premierele de teatru. Onorarii, comisioane, premii şi alte sume de bani i-au umplut cuferele într-un adevărat potop. În cei douăzeci şi cinci de ani de putere la AMA, nu a ratat niciodată ocazia de a se promova şi de a se îmbogăţi. În ciuda faptului că nu practicase medicina nici măcar o zi în viaţa sa, l-a convins pe King Features Syndicate să-l angajeze ca editorialist zilnic, scriind un comentariu „medical" care apărea în peste două sute de ziare. O reclamă de o pagină întreagă a apărut în *Editor and Publisher* pentru a sărbători noua sa iniţiativă pe 23 martie 1940, afirmând: „O autoritate în medicină, numele doctorului Fishbein este sinonim cu ştampila «sterling» de pe o monedă de argint." Nu este clar dacă aceasta era o referire indirectă la Iuda.

Fishbein a obţinut venituri suplimentare numindu-se consilier medical al revistei *Look*, a doua cea mai mare publicaţie din Statele Unite. În 1935, s-a aventurat în ceea ce a fost probabil cea mai mare lovitură financiară a sa, publicarea anuală a unui volum masiv, „Modern Home Medical Adviser". Cartea a fost scrisă pentru el de medici pe bază de comision, dar el a redactat textul publicitar senzaţional: „Recomandată de medici de pretutindeni. Nici cel mai bogat milionar nu ar putea cumpăra îndrumări mai bune pentru sănătate." Evident, niciun medic de nicăieri nu a îndrăznit să critice cartea.

Puterea lui Fishbein, care creştea constant în cadrul AMA, era mascată de faptul că nu a avut niciodată alt titlu acolo decât „redactor". El a menţinut controlul absolut asupra tuturor publicaţiilor AMA, câştigând astfel puterea totală asupra organizației. Nimeni care nu era de acord cu el nu avea ocazia să-și exprime nemulțumirea. De asemenea, el deținea controlul absolut asupra selecției personalului din diversele comitete ale AMA, astfel încât nimeni nu se afla vreodată în poziția de a-l ataca. Comitetul pentru Alimentație și Consiliul pentru Farmacie și Chimie erau domeniile sale preferate, datorită puterii mari pe care o aveau asupra producătorilor și agenților de publicitate. Consiliul pentru Farmacie și Chimie fusese înființat în 1905, în același timp cu adoptarea de către Congres a Legii privind alimentele și medicamentele; cele două grupuri au colaborat întotdeauna foarte strâns. Pe măsură ce veniturile din publicitate creșteau în fiecare an, Fishbein nega cu tărie că AMA ar fi obținut vreun profit. El a fost citat în *Review of Reviews*, 1926: „Departe de a fi «corporația fără scop lucrativ» pe care o menționează statutul, Asociația Medicală Americană a fost extrem de profitabilă pentru public, atât în dolari, cât și în vieți." Astfel, Fishbein a respins cu abilitate criticile tot mai intense privind veniturile AMA, susținând că acestea erau profitabile pentru publicul larg.

Sub redacția lui Fishbein, revista de sănătate a AMA, *Hygiea*, a publicat titlul principal: „ALIMENTE PUR, PUBLICITATE ONESTĂ". „Sigiliul de acceptare al Comitetului pentru Alimente al AMA este cea mai bună garanție că afirmațiile privind calitatea oricărui produs sunt corecte și că publicitatea pentru acesta este veridică. Căutați acest sigiliu pe fiecare produs alimentar pe care îl cumpărați. Tonul White Star și tonul marca Chicken of the Sea au această aprobare." Chiar în momentul în care Fishbein difuza aceste reclame, Administrația Alimentelor și Medicamentelor (FDA) confisca în mod repetat transporturile cu aceste mărci de ton, condamnându-le pentru că „conțineau, în totalitate sau parțial, substanțe animale descompuse". Cam atât cu Sigiliul de Aprobare.

Comitetul AMA pentru produse alimentare se afla mereu la un pas de a fi demascat sau de a face obiectul unor procese pentru daune grave, deoarece nu dispunea practic de niciun echipament de testare. Numărul din 24 iunie 1931 al *revistei Business Week* a ridicat întrebări serioase cu privire la aceste activități, în special la puterea AMA de a cenzura textele publicitare ale producătorilor. *Business Week* a întrebat „dacă un organism național de profesioniști d, care se presupune că funcționează la cel mai înalt nivel etic, nu depășește continuu limitele naturale ale acțiunilor sale atunci când încearcă să-și asume puteri de poliție și de reglementare asupra celei mai mari industrii a națiunii". Redactorii revistei *Business Week* erau perfect conștienți de faptul că personalul AMA efectua puține teste și nu era calificat să emită judecăți cu privire la „acceptarea" produselor. Articolul din revistă ar fi putut fi conceput ca un avertisment discret adresat AMA pentru a înceta și a renunța la activitățile sale în acest domeniu. Ei nu au ținut cont de îndrăzneala lui Fishbein. Comitetul AMA pentru Alimente, sub îndrumarea lui Fishbein, și-a continuat activitatea încă un deceniu. În 1939, Fishbein a acordat Sigiliul de Acceptare unui număr de aproximativ 2.706 de produse individuale, fabricate de aproximativ 1.653 de companii. Principalul său rival în acest domeniu, Sigiliul de Aprobare Good Housekeeping, fusese, de asemenea, din ce în ce mai criticat pentru tacticile sale agresive de a atrage mai mulți clienți pentru sigiliul său. În mai 1941, Comisia Federală pentru Comerț a emis ordine de „încetare și renunțare" împotriva Sigiliului Good Housekeeping; Fishbein a înțeles semnalul și, la scurt timp după aceea, a întrerupt acordarea Sigiliului de Acceptare al AMA pentru produsele alimentare de uz general.

Consiliul pentru Farmacie și Chimie era cu totul altă poveste. Acesta era cheia către banii mari. O companie farmaceutică putea câștiga o sută de milioane de dolari dintr-un produs nou, dacă acesta era lansat sub auspiciile potrivite; cel mai important, desigur, era sigiliul de acceptare al AMA. Oportunitățile de mită, conspirație și corupție la scară largă erau prea răspândite pentru a fi ignorate. Un medic care era foarte conștient de acest lucru era dr. Emanuel Josephson din New York. Moștenitor al unei averi uriașe, dr. Josephson locuia într-o casă de milioane de dolari în cea mai scumpă zonă a orașului, chiar la colț cu Nelson Rockefeller, în cartierul la modă Upper East Side. Josephson nu a putut să-și ascundă disprețul față de Fishbein și activitățile sale de acumulare a banilor. La 2 ianuarie 1932, el și-a dat demisia oficial din Societatea Medicală din New York a AMA; AMA a ales să ignore scrisoarea sa de demisie până în 1938, când

Fishbein a publicat o scrisoare în care susținea că AMA „rupse legăturile cu el". În 1939, dr. Josephson a trimis importantul raport al cercetării sale revoluționare către *revista Science*, intitulat „Terapia cu vitamina E în miastenia gravis", pe care au refuzat să o publice. Dr. Josephson a subliniat ulterior că AMA ascunsese în mod deliberat beneficiile terapiei cu vitamina E timp de mai bine de douăzeci și cinci de ani. Acesta a fost doar unul dintre sutele de cazuri în care AMA a ascuns publicului informații care puteau salva vieți. Beneficiile terapiei cu vitamina E sunt acum recunoscute în general de către profesia medicală.

Tehnica AMA de control al tuturor produselor noi a fost dezvăluită de o știre a United Press din 20 ianuarie 1940, conform căreia AMA avea o politică bine definită privind ziarele, aceea de „a nu numi niciodată nimic leac și, de fapt, de a nu face publicitate niciunui remediu de orice fel, fără o investigație amănunțită". Organizația recomanda de obicei ca orice raport privind un remediu să fie trimis filialei din New York a AMA pentru investigare. După cum a mărturisit dr. Josephson, el a încercat ani de zile să convingă filiala din New York a AMA să investigheze descoperirile sale, dar aceștia au refuzat întotdeauna.

Consiliul AMA pentru Farmacie și Chimie își consolidase efectiv controlul prin modificarea Codului oficial de etică al AMA pentru a interzice medicilor individuali să ofere mărturii în favoarea vreunui medicament; această modificare proteja monopolul valoros al sediului central al AMA din Chicago. Un distins om de știință și profesor, dr. Frank G. Lydston, a publicat o broșură, „De ce AMA merge înapoi", în care afirma: „Realizarea de care oligarhia AMA s-a lăudat cel mai zgomotos a fost războiul său tardiv împotriva medicamentelor brevetate, a producătorilor de medicamente șarlatane și a produselor neprobate. Când îmi amintesc de gama dezgustătoare de falsuri brevetate din reclamele pe care oligarhia și-a clădit prosperitatea financiară, atitudinea sa de „mai sfânt decât tine" este revoltătoare. Era în concordanță cu constituția sa psihică ca, după ce AMA a făcut tot posibilul timp de ani de zile pentru a promova interesele și a se îmbogăți pe seama producătorilor de falsuri și a otrăvitorilor profesioniști ai celor nevinovați, să muște mâna care a hrănit-o. Puterile despotice pe care oligarhia le exercită asupra producătorilor de alimente și medicamente sunt periculoase, iar natura umană fiind ceea ce este, ne putem aștepta ca acea putere să fie abuzată mai devreme sau mai târziu."

Dr. Josephson a observat, de asemenea, că „Istoria Sigiliului de Acceptare al AMA este plină de trădări ale încrederii profesionale și a publicului d. Produsele farmaceutice de cea mai înaltă valoare au fost respinse sau acceptarea lor a fost întârziată fără justificare. Alimente și medicamente fără valoare, periculoase sau mortale au fost acceptate în grabă."

Pe 20 aprilie 1936, revista *Time* a raportat că Asociația Medicală Americană valora atunci 3.800.000 de dolari, din care două milioane erau în obligațiuni de stat, un milion în numerar, cu o clădire a sediului central în valoare de 800.000 de dolari în Chicago. *Time* a menționat, de asemenea, un alt aspect puțin cunoscut al monopolului medical al AMA: „Pantofii concepuți pentru a corecta problemele picioarelor trebuie să fie aprobați de AMA înainte ca un medic conștiincios să îi poată prescrie." Nu era clar cum anume AMA a instituit acest monopol asupra pantofilor.

La 7 iulie 1961, *revista Time* raporta că revista AMA *Journal* avea acum un tiraj de 180.000 de exemplare, cu venituri de 16 milioane de dolari pe an, „cea mai mare parte provenind din publicitatea din publicațiile sale, în principal de la producătorii de medicamente și aparate medicale". Statutul AMA prevede că aceasta a fost înființată „pentru a promova arta și știința medicinei și îmbunătățirea sănătății publice". Cu toate acestea, istoria AMA a fost plină de evenimente care contraziceau acest obiectiv. *Literary Digest* a raportat pe 11 iunie 1927 că AMA adoptase o rezoluție conform căreia alcoolul nu avea niciun rol științific în medicină. Pentru a fi corecți, trebuie menționat că rezoluția din 1917 fusese probabil adoptată la cererea grupului de interese Rockefeller, care, pentru propriile scopuri ascunse, susținea cu tărie adoptarea prohibiției la acea vreme.

La 9 februarie 1977, Comisia Federală pentru Comerț a emis un ordin împotriva AMA deoarece aceasta interzisese anumite reclame la medicamente. Pe parcursul celor 25 de ani de conducere a lui Morris Fishbein la AMA, organizația a făcut în mod repetat recomandări uimitoare cu privire la anumite produse, motivul acestor schimbări de poziție fiind cunoscut doar de Fishbein însuși. Situația oferea, de asemenea, profituri impresionante prin investiții în acțiunile unei anumite firme farmaceutice chiar înainte ca aceasta să primească râvnitul Sigiliu de Acceptare al AMA pentru un nou produs. După un astfel de anunț, nu era neobișnuit ca prețul acțiunilor firmei farmaceutice să se dubleze. Numai dr. Fishbein știa când urma să fie emisă o astfel de aprobare.

Una dintre cele mai condamnabile decizii luate de dr. Fishbein în timpul lungii sale domnii la AMA a fost demersul său de a mușamaliza o epidemie periculoasă de dizenterie amoebică în Chicago, în plină desfășurare a Expoziției Mondiale din 1933. Deși cauza epidemiei a fost atribuită instalațiilor sanitare defecte de la Hotelul Congress, Fishbein s-a întâlnit cu un grup de lideri de afaceri din Chicago și a promis cooperarea AMA în a reține orice avertisment până la încheierea sezonului Expoziției. Sute de turiști neștiutori care au vizitat Expoziția Mondială s-au întors în orașele lor de origine infectați cu această boală teribilă, care adesea persistă ani de zile și este foarte dificil de tratat sau de vindecat.

Lista medicamentelor periculoase aprobate de Fishbein în timpul mandatului său de purtător de cuvânt al AMA este lungă și îngrozitoare. Fishbein s-a grăbit să aprobe faimosul medicament de slăbit, dinitrofenolul, în ciuda rapoartelor de laborator care arătau că era periculos pentru sănătate. Un alt medicament, tryparsamida, fabricat de Merck sub licența Institutului Rockefeller pentru Cercetări Medicale, era un medicament periculos pe bază de arsenic. Folosit pentru a contracara efectele sifilisului, a fost abandonat de descoperitorul său, Paul Ehrlich, când a constatat că provoca orbire prin atrofierea nervului optic. Avertismentele lui Ehrlich nu au împiedicat AMA, Merck sau Institutul Rockefeller să continue distribuirea acestui medicament.

În numărul din 21 iunie 1937, Morris Fishbein a apărut pe coperta revistei *Time*. Era o fotografie neobișnuit de neflatantă, în care Fishbein părea că are nevoie de un doctor. *Time* publicase mai devreme în acel an un articol în care se spunea că Fishbein suferea de paralizia Bell. Partea dreaptă a feței îi atârna moale, iar el era evident într-o stare foarte proastă.

Una dintre cele mai periculoase greșeli ale lui Fishbein a fost aprobarea sulfatiazolului în 1941. La 25 ianuarie 1941, Fishbein a anunțat că sulfatiazolul companiei Winthrop Drug „a fost acceptat de Consiliul pentru Farmacie și Chimie pentru a fi inclus în volumul său oficial de remedii noi și neoficiale". Winthrop era o filială a cartelului internațional de medicamente, I. G. Farben.

Sulfatiazole a fost aprobat și de dr. J. J. Durrett, oficialul FDA responsabil cu medicamentele noi. Durrett era o persoană numită în această funcție vitală, aprobată de Rockefeller-. Până în decembrie 1940, fuseseră vândute 400.000 de comprimate, care conțineau câte 5 grame de Luminal fiecare. Doza sigură era de 1 gram de Luminal. Multe persoane care au luat doza recomandată de Winthrop nu s-au mai trezit.

În 1937, AMA a aprobat un preparat extrem de otrăvitor de sulfanilamidă într-o soluție de dietilenglicol; acest amestec a provocat o serie de decese. A provocat pierderea de globule albe, chiar dacă se promova că ar „ajuta" bolile de inimă. Mult timp după plecarea lui Fishbein, AMA a continuat să susțină produse potențial periculoase. Numărul din iarna revistei *Journal* of the American Medical Association a prezentat reclame pentru Suprol în capsule de 200 mg (suprofen), un analgezic care fusese aprobat de FDA în decembrie 1985. Acesta era produs de McNeil, o filială a Johnson and Johnson. Până la 13 februarie 1986, firma primise primele rapoarte privind leziuni renale acute, însă pe 2 decembrie, Comitetul consultativ pentru artrită al FDA a recomandat ca Suprol să rămână în vânzare ca „analgezic alternativ". Acesta fusese deja interzis în Danemarca, Grecia, Irlanda, Italia și Marea Britanie; McNeil a suspendat producția acestuia aici pe 15 mai.

Unul dintre episoadele cele mai condamnabile din lunga carieră a lui Fishbein a fost refuzul său de a acorda Sigiliul de Acceptare al AMA pentru sulfanilamidă, deși aceasta salvase vieți în Europa de mai mulți ani. Deoarece producătorii săi nu reușiseră să negocieze un acord satisfăcător cu Fishbein, numeroase persoane din Statele Unite au continuat să moară de septicemie sau otrăvire a sângelui. Barajul a cedat în cele din urmă când un membru al familiei Roosevelt, care avea nevoie urgentă de tratament imediat cu sulfanilamidă, l-a pus pe medicul său să obțină o cantitate specială. La scurt timp după aceea, Consiliul AMA a fost forțat să o „accepte". În 1935 și 1936, Consiliul a acceptat și a promovat în *Jurnal* un stimulent cardiac, Digitol, chiar în momentul în care agențiile guvernamentale confiscau și condamnau transporturile interstatale ale acestui medicament ca fiind o substanță periculoasă pentru viață. Un alt produs, Ergot Aseptic, a fost acceptat de Consiliu, iar reclamele pentru acest produs au apărut în mod vizibil în *Jurnal*, în același timp în care agențiile guvernamentale confiscau și condamnau transporturile sale din cauza aditivilor și a etichetării incorecte.

Sub conducerea celor doi șarlatani cei mai notorii ai țării, Simmons și Fishbein, a fost pusă la punct o operațiune farmaceutică gigantică la nivel național, care reprezintă astăzi o amenințare gravă la adresa sănătății fiecărui cetățean american. Prețurile fixe ale acestor medicamente au contribuit la creșterea fulminantă a costurilor asistenței medicale. În 1976, factura națională era de 95 de miliarde de dolari, ceea ce reprezenta 8,4% din produsul național brut, o cifră care crescuse de la 4,5% în 1962. În perioada 1955-1975, indicele prețurilor a crescut cu 74%, în timp ce costul îngrijirii medicale a crescut cu 300%. Dr. Robert S. Mendelsohn, un medic independent, estimează că 30% din radiografiile efectuate în Statele Unite, aproximativ 300 de milioane pe an, sunt solicitate fără a exista o necesitate medicală valabilă. Un expert federal raportează că, dacă am reduce cu o treime radiografiile inutile, am putea salva viețile a o mie de pacienți cu cancer în fiecare an. Cu toate acestea, organizația responsabilă, Societatea Americană de Cancer, a ignorat în mod constant această problemă. Se estimează că efectul genetic al razelor X asupra populației într-un singur an va cauza până la treizeci de mii de decese pe an în anii următori. În 1976, medicii au prescris un miliard de doze de somnifere, aproximativ douăzeci și șapte de milioane de rețete care au dus la douăzeci și cinci de mii de vizite la camera de urgență din cauza reacțiilor adverse la medicamente și aproximativ o mie cinci sute de decese la camera de urgenţă cauzate de tranchilizante. Nouăzeci la sută dintre aceste victime sunt femei. Până în 1978, se prescriu cinci miliarde de pastile de tranchilizante; cea mai cunoscută dintre acestea, Valium, produce un venit de cinci sute de milioane de dolari pe an pentru compania Hoffman LaRoche; este întruchiparea miticului „soma" descris de Aldous Huxley în „Brave New World", „medicamentul perfect, narcotic, plăcut halucinant".

Un studiu englez a arătat că aspirina provoacă malformaţii fetale, decese, malformaţii congenitale şi sângerări la nou-născuţi. Recent, a fost lansată o campanie naţională care proclama că noi studii „au arătat" că o aspirină pe zi ar preveni atacul de cord la bărbaţi. O menţiune adăugată ulterior sugera că ar fi înţelept să se consulte un medic personal înainte de a începe acest regim, dar câţi mii de bărbaţi vor începe imediat să ia o aspirină pe zi, în speranţa de a amâna un atac de cord temut, fără să ştie că ar putea suferi de o altă consecinţă a ingestiei de aspirină, sângerarea internă? Tocmai această proprietate a aspirinei de a subţia sângele a făcut ca ea să fie recomandată ca măsură preventivă împotriva atacului de cord.

Aspirina are, de asemenea, o eficacitate îndoielnică atunci când este luată pentru a reduce febra; prin reducerea febrei în unele cazuri, în special la debutul pneumoniei, aceasta maschează simptomele pneumoniei, astfel încât medicul nu poate pune acest diagnostic. De obicei, durează douăzeci de minute să se dizolve în stomac şi asta doar dacă este luată cu un pahar plin, de 240 ml, de apă. Puţini oameni ştiu că, dacă aspirina este luată cu suc de portocale, eficacitatea ei este mult diminuată, deoarece s-ar putea să nu se dizolve.

În septembrie 1980, Administraţia Alimentelor şi Medicamentelor (FDA) a anunţat că va retrage de pe piaţă peste trei mii de medicamente a căror eficacitate nu fusese dovedită. În anul precedent, americanii cheltuiseră peste un miliard de dolari pe aceste medicamente „nedovedite", multe dintre ele fiind „acceptate" de AMA. În 1962, Congresul adoptase amendamente la Legea privind Alimentele şi Medicamentele care impuneau cerinţe de eficacitate a medicamentelor până în 1964. Producătorii de medicamente s-au opus tuturor încercărilor de ai obliga să respecte aceste amendamente, forțând FDA să le retragă de pe piață aproximativ șaisprezece ani mai târziu. Durata medie de viață a unui medicament eficient este de aproximativ cincisprezece ani; aceasta însemna că tacticile de întârziere ale producătorilor de medicamente le-au permis să exploateze aceste medicamente nedovedite pe întreaga durată de viață a acestora pe piață!

Ajungem acum la cel mai uimitor exemplu de sindicalism criminal din istoria noastră. După ce Congresul a adoptat cerințe stricte în 1962 pentru a-i obliga pe producătorii de medicamente să dovedească că medicamentele lor erau eficiente (o cerință care, în multe cazuri, era imposibil de respectat, deoarece acestea erau fără valoare), producătorii de medicamente au fost sfătuiți de acoliții lor din AMA și din industria publicitară că ar fi înțelept să declanșeze un incendiu, o tactică de diversiune care ar distrage atenția de la faptul că nu reușiseră să respecte noile cerințe ale Congresului. Această tactică de diversiune urma să se numească „Războiul împotriva șarlataniei". La câteva luni după intrarea în vigoare a noilor reglementări, Consiliul de administrație al AMA s-a reunit pentru a crea un nou comitet, Comitetul pentru șarlatanie, care a fost înființat oficial pe 2 noiembrie 1963. Inițial, acesta era o organizație cu antet menită să distrugă întreaga profesie de chiropractică din Statele Unite, al doilea grup de îngrijire medicală ca mărime din țară. În curând, acesta s-a ramificat în căutarea altor victime, sub denumirea de „Conferința de coordonare privind informațiile de sănătate". Această filială a fost ideea unei organizații cu antet din New York numită Consiliul de publicitate farmaceutică, care, la rândul său, era doar un spațiu pe biroul președintelui Grey Medical Advertising Company, o filială deținută în totalitate de prestigioasa Grey Advertising Company din New York.

Deși era aparent doar un grup consultativ, Conferința de coordonare privind informațiile de sănătate a lansat curând un război total împotriva practicienilor independenți din domeniul sănătății din întreaga Statele Unite. Victimele sale erau de obicei selectate de organizația non-profit AMA, ajutată de fundațiile caritabile, Societatea Americană de Cancer și Fundația pentru Artrită, ambele fiind afectate de acuzațiile că ucideau pacienți în timp ce consilierii independenți în domeniul sănătății îi salvau. Sindicaliștii criminali au reușit să mobilizeze întreaga putere polițienească a guvernului federal, prin intermediul contactelor din Comisia Federală pentru Comerț, Departamentul Poștal, Administrația Alimentelor și Medicamentelor și Serviciul de Sănătate Publică al Statelor Unite. Acești agenți federali au fost solicitați de fundațiile caritabile să inițieze acțiuni polițienești împotriva a sute de practicieni din domeniul sănătății neștiutori din întreaga țară. A fost una dintre cele mai ample, bine planificate și nemiloase operațiuni în care s-au angajat vreodată agenții federali. În multe cazuri, oamenii au fost arestați pentru că vindeau sau, uneori, distribuiau gratuit broșuri care recomandau practici de sănătate inofensive, precum administrarea de vitamine! Acești distribuitori s-au trezit acum sub ordin de restricție din partea Poștei, a Departamentului de Justiție și a Administrației Alimentelor și Medicamentelor. Alții, care distribuiau diverse unguente, remedii și alte preparate, majoritatea bazate pe formule pe bază de plante, au primit amenzi mari și pedepse cu închisoarea. În fiecare caz, toate stocurile acestor practicieni, dintre care mulți erau vârstnici și săraci, au fost confiscate și distruse ca „substanțe periculoase". Nu s-a susținut niciodată că vreo persoană ar fi fost rănită, cu atât mai puțin ucisă, de vreunul dintre aceste preparate. În același timp, producătorii de medicamente continuau să vândă medicamente care produceau efecte secundare grave, precum leziuni renale, leziuni hepatice și deces. Niciunul dintre ei nu a fost vreodată interzis să distribuie aceste produse în condițiile aplicate practicienilor independenți din domeniul sănătății. În majoritatea cazurilor, când aceste medicamente periculoase au fost interzise în Statele Unite, producătorii le-au expediat peste ocean către țări din America Latină și Asia, unde continuă să fie vândute până în prezent. Acțiunile Syntex Corporation au crescut de la câțiva dolari la un maxim de 400 de dolari pe acțiune când a început să vândă steroizi pe piețele străine.

Multe dintre aceste atacuri au vizat distribuitorii unui preparat anticancer numit laetrile, un produs pe bază de fructe. Fiind extrem de sensibili la orice rival al medicamentelor lor extrem de profitabile pentru chimioterapie, speculanții din domeniul cancerului au ordonat agenților federali să efectueze raiduri de teroare împotriva concurenților lor. Adesea lovind noaptea, în grupuri de echipe SWAT puternic înarmate, agenții federali au spart ușile pentru a captura femei în vârstă și stocurile lor de ceaiuri din plante. Multe dintre aceste gospodine și pensionari dețineau cantități mici de vitamine și preparate pentru sănătate pe care le furnizau vecinilor sau prietenilor la preț de cost. Ei nu aveau fonduri pentru a lupta împotriva agențiilor masive ale guvernului federal, care erau la rândul lor doar marionete ale Trustului Medicamentelor. În multe cazuri, victimele și-au pierdut casele, economiile de-o viață și toate celelalte bunuri care puteau fi confiscate, deoarece reprezentau o amenințare pentru monopolul medical. A fost cea mai flagrantă utilizare a puterilor polițienești de către „Big Rich" pentru a-și proteja întreprinderile profitabile. Până în ziua de azi, majoritatea acestor victime nu au nicio idee că au fost eliminate de monopolul Rockefeller.

Sidney W. Bishop, adjunctul directorului general al Poștei, s-a lăudat la cel de-al doilea Congres Național privind Șarlatania Medicală din 1963: „Sunt deosebit de mândru de aranjamentele excelente existente între Administrația Alimentelor și Medicamentelor, Comisia Federală pentru Comerț și Departamentul Poștei pentru a menține coordonarea în schimbul de informații care duce la inițierea urmăririi penale", o referire laudativă la succesul „războiului împotriva șarlataniei". Ulterior s-a dezvăluit că Conferința de Coordonare a Informațiilor privind Sănătatea fusese finanțată în întregime de marile companii farmaceutice ale Monopolului Medical, Lederle, Hoffman LaRoche și altele. Între 1964 și 1974, campania lor de căutare și distrugere a fost dusă ca un război total de către agenții federali împotriva oricui oferise vreodată orice tip de alimente sănătoase sau sfaturi de sănătate. Scopul era, desigur, eliminarea oricărei concurențe pentru marile companii farmaceutice.

În 1967, AMA a obținut 43% din veniturile sale totale, 13,6 milioane de dolari, din publicitatea pentru medicamente. Apoi a emis o scrisoare de acord împreună cu Administrația Alimentelor și Medicamentelor (FDA), promovând o campanie pentru „creșterea gradului de conștientizare a publicului cu privire la dispozitivele și produsele frauduloase din domeniul sănătății, identificându-le ca fiind ineficiente și potențiale pericole pentru sănătate". Acestea erau aceleași persoane care nu reușiseră să convingă companiile farmaceutice să respecte cerințele federale de a dovedi eficacitatea produselor lor medicamentoase! Pericolele, așa cum am afirmat, proveneau mai mult de la Trustul Farmaceutic decât de la doamnele în vârstă din California care sfătuiau oamenii să mănânce mai mult usturoi și salată verde dacă doreau să rămână sănătoși.

Numărul deceselor a fost cauzat de medicamentele „aprobate", nu de preparatele distribuite de susținătorii sănătății holistice.

AMA a sponsorizat apoi o Conferință Națională privind Frauda în Sănătate, al cărei principal purtător de cuvânt a fost congresmanul Claude Pepper. Aceasta a fost o întorsătură ironică a evenimentelor, deoarece cu câțiva ani mai devreme, pe atunci senatorul Claude Pepper, una dintre cele mai puternice figuri politice din Washington, stârnise mânia AMA deoarece intenționa să susțină medicina socializată în Statele Unite. Purtător de cuvânt de lungă durată al intereselor de stânga, cunoscut sub numele de „Red" Pepper din cauza simpatiilor sale politice, Pepper s-a trezit atacat de marile forțe și de banii AMA. Aceștia au găsit un candidat care să i se opună în persoana prietenului lui Nixon, George Smathers, iar Pepper a fost învins în Florida. Revenind ca membru al Congresului, Pepper a început să se lingușească acum pe lângă cei care îl înlăturaseră. El a susținut metodele lor de stat polițienesc împotriva oricui îndrăznea să conteste puterea monopolului medical.

După ce și-a dovedit loialitatea față de puterea Rockefeller, lui Pepper i s-a permis să organizeze o altă conferință pe tema sănătății în 1984. Aceasta a fost denunțată de observatori avizați ca fiind un tipic „spectacol moscovit d ". Noul spectacol secundar al lui Pepper s-a numit Audierile Congresului privind șarlataneria. Pepper a susținut că „frauda în domeniul sănătății" era un scandal de zece miliarde de dolari pe an, o cifră impresionantă pentru ceea ce era, în esență, o mică industrie artizanală. El l-a chemat pe un apărător de lungă durată al monopolului medical, dr. Victor Herbert, medic la Spitalul Administrației Veteranilor din Bronx. Herbert a cerut ca Departamentul de Justiție să folosească forța de intervenție RICO

(Racketeer Inspired Criminal Organization) împotriva „şarlatanilor medicali" şi a „fraudelor în domeniul sănătăţii", folosind aceleaşi tehnici care fuseseră folosite împotriva crimei organizate. RICO permite guvernului să confisceze toate bunurile celor condamnaţi „ca urmare a unei conspiraţii dovedite". În decembrie 1987, acelaşi dr. Victor Herbert a reapărut, depunând o plângere de 70 de pagini la Curtea Districtuală a Statelor Unite din Iowa. El a acuzat că oficialii Federaţiei Naţionale de Sănătate, un rival al AMA, şi alţi practicieni din domeniul îngrijirii medicale alternative l-au calomniat. Kirkpatrick Dilling, avocatul pârâţilor, a calificat procesul drept o încercare flagrantă de a distruge libertatea de alegere în domeniul sănătăţii în Statele Unite. Dilling a subliniat că Herbert era susţinut de un grup din umbră numit Consiliul American pentru Ştiinţă şi Sănătate, o faţadă pentru marile companii producătoare de alimente.

Dr. Herbert a fost însoţit la Audierile Pepper de o agentă de lungă durată a Monopolului Medical, doamna Anna Rosenberg. Ea şi-a exprimat indignarea că ar mai exista încă concurenţă în Statele Unite pentru Trustul Farmaceutic. Vasală de lungă durată a familiei Rockefeller, ea a ocupat funcţia de director al Societăţii Americane de Cancer în timpul luptei sale curajoase de a limita toate tratamentele la tehnicile ortodoxe şi extrem de profitabile de „tăiere, secţionare şi ardere", care, din păcate pentru pacienţi, se dovedeau de obicei fatale. Anna Rosenberg fusese căsătorită cu Julius Rosenberg. Câştiga cinci mii de dolari pe săptămână ca „specialistă în relaţii de muncă" pentru a ţine sindicatele departe de Rockefeller Center şi pentru a-i menţine la locul de muncă pe subalternii săi prost plătiţi.

Conferinţa de Coordonare a Informaţiilor privind Sănătatea a acţionat fără control timp de aproximativ zece ani, trimiţând sute de victime la închisoare pe baza unor acuzaţii care, în majoritatea cazurilor, erau nefondate sau inventate. Efectul dorit, acela de a-i teroriza pe toţi cei care deveniseră activi în domeniul îngrijirii medicale alternative d, a fost atins. Majoritatea practicienilor din domeniul sănătăţii au intrat în clandestinitate sau şi-au închis afacerile; alţii au părăsit ţara. A urmat o reacţie inevitabilă împotriva acestor operaţiuni teroriste; până în 1974, au existat cereri publice pentru o anchetă a Congresului privind tacticile SWAT folosite de Poştă şi de Serviciul de Sănătate Publică al SUA împotriva gospodinelor în vârstă. O astfel de anchetă ar fi dezvăluit inevitabil că aceşti funcţionari publici conştiincioşi şi dedicaţi erau de fapt instrumente anonime ale unor figuri sinistre din culise, care manipulau guvernul Statelor Unite pentru propria putere şi profit. Inutil să spunem că o astfel de anchetă a Congresului nu a avut loc niciodată. În schimb, CCHI a intrat brusc în clandestinitate. Ei erau imuni la contraprocesele intentate de victimele lor, deoarece toate acţiunile fuseseră întreprinse împotriva victimelor de către agenţii federali. Conform statutelor, ei nu erau imuni, dar şansele de a obţine despăgubiri împotriva lor în orice instanţă federală erau infime. (Autorul prezentului articol a încercat în numeroase ocazii să obţină despăgubiri împotriva agenţilor federali în instanţele federale, doar pentru ca un judecător federal politicos să se pronunţe împotriva sa în fiecare caz.)

După ce Conferinţa de coordonare privind informaţiile din domeniul sănătăţii a intrat în clandestinitate, profesioniştii din domeniul sănătăţii din statul California s-au trezit brusc supuşi unui atac mai concertat ca niciodată. Activistul era acum Consiliul de Sănătate al Statului California. S-a descoperit atunci că slujitorii ascunşi ai CCHI, care încă făceau treaba Monopolului Medical, îşi abandonaseră pur şi simplu operaţiunile naţionale de teamă să nu fie demascaţi, dar se cuibăriseră acum în Consiliul de Sănătate al Statului California ca un grup de şobolani bolnavi care se ascundeau de răzbunarea inevitabilă. De atunci, CCHI a rămas încorporat în Consiliul de Sănătate al Statului California, ducând o luptă constantă împotriva practicienilor din domeniul sănătăţii din acel stat. Cartelul farmaceutic a continuat să funcţioneze nestingherit.

Acest război împotriva cetăţenilor americani îndeplineşte toate cerinţele pentru urmărirea penală în temeiul legilor care interzic sindicalismul criminal în Statele Unite. Este un caz clasic al unei organizaţii presupus non-profit, Asociaţia Medicală Americană, care conspiră cu anumite fundaţii caritabile, în special Societatea Americană de Cancer şi Fundaţia pentru Artrita, pentru a recruta agenţii publice în vederea declanşării unui război în beneficiul trustului farmaceutic național, în timp ce le neagă cetățenilor americani beneficiile unei îngrijiri medicale eficiente și la prețuri rezonabile. Nu numai că au existat încălcări repetate ale drepturilor constituționale ale cetățenilor care erau activi în mișcarea pentru îngrijiri medicale, adesea dintr-un sentiment de serviciu public mai degrabă decât din dorința de profit, dar dovezile unei conspirații active (RICO) pentru a submina agențiile guvernamentale oficiale în beneficiul firmelor farmaceutice multinaționale private sunt prea abundente pentru a fi ignorate. Cei care au fost victimizați de conspirația CCHI pot, de asemenea, să intenteze acțiuni împotriva Lederle, Hoffman LaRoche și a celorlalte firme farmaceutice care au angajat aceste persoane pentru a le face treaba murdară. Urmele răspunderii sunt clare; va fi simplu să se stabilească acest lucru în instanță.

Între timp, efectul prădăciunilor CCHI a fost devastator. Milioane de americani, în special vârstnicii și săracii, au fost privați cu forța de îngrijiri medicale la prețuri rezonabile din cauza acestei conspirații. Aceste victime au fost forțate să se descurce fără consilierii lor medicali cu prețuri modeste și aruncate în grija medicilor scumpi de la AMA, care le prescriu medicamente scumpe produse de monopolul farmaceutic Rockefeller. Faptul că multe dintre aceste medicamente sunt supraevaluate, ineficiente și potențial periculoase a fost ascuns în mod sistematic de agențiile federale responsabile de protecția publicului, în special de Food and Drug Administration. Este de remarcat faptul că cartelurile farmaceutice nu au fost niciodată investigate de nicio agenție guvernamentală în temeiul dispozițiilor relevante ale Legii Sherman Anti-Trust, deoarece aceste carteluri sunt proprietatea monopolurilor financiare internaționale.

Acest lucru dovedește ceea ce mulți observatori au susținut de ani de zile, și anume că reglementările guvernamentale pretins adoptate de Congres pentru a proteja publicul au servit, în realitate, doar pentru a proteja monopolistii. Până în 1986, acest monopol medical ajunsese la o încasare anuală de 355,4 miliarde de dolari pe an, reprezentând 11% din produsul național brut al Statelor Unite. Monopolul medical a avut de mult timp critici printre membrii conștiincioși ai profesiei medicale. În decembrie 1922, *Illinois Medical Journal* a publicat un articol în care se afirma că „Asociația Medicală Americană a devenit o autocrație". Acest lucru s-a întâmplat în perioada de glorie a domniei doctorului Simmons în Chicago, cunoscută sub numele de „ ". Articolul denunța preluarea dictatorială a puterii asupra întregii profesii medicale. Deși se organizase inițial în 1847, AMA nu s-a constituit oficial decât în 1897, când a plătit o taxă de trei dolari secretarului de stat al Illinoisului. În termen de doi ani de la înființare, „Doc" Simmons a intrat în scenă pentru a-și începe lupta de 25 de ani pentru putere. El și-a dat seama repede că facultățile de medicină controlează spitalele, iar comisiile de examinare medicală controlează facultățile de medicină, așa că a extins puterea AMA până când a obținut controlul total asupra comisiilor de examinare medicală.

Documentele arată că, odată cu creșterea puterii AMA, a survenit o scădere corespunzătoare a calității îngrijirii medicale și a responsabilității personale a medicilor față de pacienții lor. AMA a adoptat un Cod de etică sever, care servește la formarea unui scut de protecție pentru orice medic care se confruntă cu critici pentru erorile sale, erori care, în multe cazuri, au dus la invaliditatea sau decesul pacienților săi. Același „cod" împiedică de obicei orice medic, asistent medical sau alt angajat al spitalului să depună mărturie în instanță cu privire la erorile comise de un medic.

Un medic renumit, dr. Norman Barnesby, care a fost mult timp un membru proeminent al personalului medical al Armatei SUA și al Serviciului de Sănătate Publică al SUA, a spus: „Haosul și criminalitatea sunt inevitabile atâta timp cât medicii respectă codul de etică al AMA, codul tăcerii. *(Acest lucru este similar cu faimoasa Omerta, codul tăcerii al Mafiei, care invocă pedeapsa cu moartea pentru orice membru care dezvăluie secretele Cosa Nostra. Gnosticii medicali, AMA, și-au înființat propria Cosa Nostra, care pronunță o sentință de moarte profesională împotriva oricărui medic care dezvăluie omisiuni medicale sau crime, rezultatul fiind ostracismul din profesie, refuzul privilegiilor spitalicești și alte forme drastice de pedeapsă. Nota editorului.)* Etica la care aderă medicii miroase îngrozitor. Este o rușine pentru orice civilizație care se laudă. „Medicii trebuie să păstreze o rezervă deosebită față de public în ceea ce privește chestiunile profesionale și, întrucât există multe aspecte ale eticii și etichetei medicale prin care sentimentele medicilor pot fi dureros atinse în relațiile lor, precum și un e care nu pot fi înțelese sau apreciate de societatea generală, nici subiectul diferențelor lor, nici hotărârea arbitrajului lor nu ar trebui făcute publice."

Ultima parte a acestui paragraf este o citare directă a dr. Barnesby din Codul de etică al AMA. Remarcați aroganța AMA în a afirma că „etica și eticheta medicală" nu pot fi înțelese de societatea generală. Dr. Barnesby continuă: „Sunt convins că remediul constă în abolirea completă a tuturor codurilor și practicilor ostile societății și într-o reorganizare completă a sistemului pe linia supravegherii legale sau a altor forme de control responsabil." Recomandările dr. Barnesby au fost ignorate de monopolul medical.

O știre AP din 11 februarie 1988 menționa că „5% dintre medici mint în privința calificărilor", un titlu care se baza pe fapte descoperite de o mare corporație din domeniul sănătății, Humana, Inc., care a constatat că 39 din 727 de medici care au aplicat pentru a lucra în clinicile lor pe parcursul unei perioade de șase luni, adică 5%, au prezentat calificări false. Mai grav încă, mulți medici, condamnați pentru infracțiuni legate de droguri sau sexuale într-un stat, se mută pur și simplu într-un alt stat și își deschid cabinetul, protejați de monopolul medical. Au existat povești îngrozitoare în ultimii ani despre infractori sexuali recidiviști, condamnați într-un stat, care se mută într-un alt stat și, prin practica lor profesională, își reiau cariera de abuzare a copiilor.

Un medic talentat, dr. Ernest Codman, dintr-o familie distinsă din New England, s-a adresat convenției anuale a AMA din 2 martie 1924 după cum urmează:

„Am note despre patru sute de cazuri înregistrate de presupus sarcom osos. Toate aceste patru sute de cazuri înregistrate, cu câteva excepții, sunt înregistrări de erori și eșecuri; am mulți dintre cei mai importanți chirurgi și patologi din țară care au recunoscut, prin propria lor mână, erori grave în aceste cazuri. Picioarele au fost amputate când nu ar fi trebuit să fie, și lăsate când ar fi trebuit să fie amputate."

Discursul doctorului Codman a lăsat publicul fără cuvinte. Niciunul dintre cei prezenți nu i-a contestat afirmațiile, dar discursul său a fost în mod deliberat trecut sub tăcere de către oficialii AMA. El consemnează cu ironie că pe parcursul întregii sale ilustre cariere profesionale nu i s-a mai cerut niciodată să ia cuvântul la vreo reuniune a AMA.

Din când în când, alți disidenți au apărut la reuniunile AMA, pentru a se angaja într-o scurtă dispută în timp ce își exprimau obiecțiile, apoi dispăreau, uitați în războiul care consuma totul pentru menținerea monopolului medical. Revista *Time* a prezentat un scurt rezumat al unui astfel de episod pe 6 iunie 1970, cu titlul „AMA schizofrenică". Articolul menționa că aproximativ treizeci până la patruzeci de disidenți, tineri medici idealiști, au năvălit pe podium și au preluat controlul asupra reuniunii anuale a AMA pentru câteva momente tensionate.

Liderul lor a denunțat AMA de la tribună în termeni viguroși: „AMA nu înseamnă Asociația Medicală Americană – înseamnă Asociația Americană a Crimelor!" Gărzile înarmate au respins membrii altor grupuri care încercau să-și exprime nemulțumirea. Tânărul stagiar a părăsit tribuna și, probabil, astăzi este șef de chirurgie la un spital, după ce a învățat că nu poți lupta împotriva sistemului.

Un alt disident, dr. Robert S. Mendelsohn, a remarcat că, în 1975, 787.000 de femei au suferit histerectomii și că 1.700 dintre ele au murit ca urmare a acestei intervenții chirurgicale. El consideră că jumătate dintre aceste femei ar fi putut fi salvate, deoarece operația lor era inutilă. *Washington Post* a menționat pe 21 ianuarie 1988 că „Majoritatea stimulatorilor cardiaci ar putea fi inutili; mai mult de jumătate nu sunt în mod clar benefice". Articolul menționa că unul din 500 de americani are acum un stimulator cardiac. Această industrie are doar douăzeci de ani, dar în prezent se efectuează 120.000 de implanturi pe an, o afacere care generează un miliard și jumătate de dolari anual.

Greenspan s-a plâns că „mulți medici interniști le prescriu fără a consulta un cardiolog".

Dr. Mendelsohn s-a plâns, de asemenea, că terramicina era un antibiotic ineficient, principalul său efect fiind acela că lăsa copiilor dinți de culoare galben-verzuie și depozite de tetraciclină în oase. El citează Programul de Supraveghere a Medicamentelor din Boston, care a constatat că riscul de a muri din cauza terapiei medicamentoase într-un spital american era de unul la o mie și că 30.000 de americani mureau în fiecare an din cauza reacțiilor adverse la medicamentele prescrise de medici. Mendelsohn nu se ferește să-și exprime opinia despre medicina modernă. El o numește Biserica Morții, ale cărei Patru Ape Sfinte sunt: 1) vaccinările; 2) apa fluorizată; 3) perfuziile intravenoase; și 4) azotatul de argint. Mendelsohn le respinge pe toate patru ca fiind „de o siguranță discutabilă".

La începutul anilor 1940, membrii de rang înalt ai AMA ajunseseră la concluzia că o mare parte din problemele lor cu membrii se datorau lui Morris Fishbein, un om cu un caracter aspru. Majoritatea medicilor aveau o gândire ultraconservatoare și găseau comportamentul lui Fishbein respingător. Cu toate acestea, el își țesuse o rețea atât de fină în cadrul AMA, încât aceasta îi implica pe toți cei din sediul central. Puterea sa se baza pe cenzură, intimidare și exercitarea la maxim a puterilor sale.

Rivalii săi au avut nevoie de aproape un deceniu pentru a scăpa de el. Ocazia le-a venit când locotenentul capabil al lui Fishbein, dr. Olin West, s-a îmbolnăvit și nu a mai putut menține controlul de fier asupra sediului central al AMA pentru regimul Fishbein. Aparent ignorant față de complotul împotriva sa, Fishbein și-a continuat viața veselă de călătorii și recreere, continuând să adune numeroase distincții și premii pentru activitatea sa de relații publice în domeniul medical. Fusese numit Ofițer al Crucii în ordinul exclusivist Orange-Nassau, o organizație foarte secretă care comemora invazia și cucerirea Angliei de către William de Orange, precum și înființarea ulterioară a Băncii Angliei. Fishbein făcea deseori călătorii în Anglia, unde era ospătat de membri proeminenți ai Establishmentului; aceștia probabil credeau că le-ar putea fi de folos.

Cu toate acestea, niciuna dintre aceste onoruri nu s-a dovedit a fi de folos atunci când omul care a fost descris de *Newsweek* ca „omul cu o sută de dușmani" (cu siguranță subestimarea anului) a fost dat afară chiar mai fără menajamente decât predecesorul său, șarlatanul neplăcut, „Doc" Simmons. În ciuda criticilor publice repetate la adresa călătoriilor sale de plăcere și a abuzului de cheltuieli, Fishbein a anunțat cu încredere, la un prânz din 4 iunie 1949, că va mai rămâne în funcție cel puțin încă cinci ani. El miza puternic pe schisma tradițională dintre cele două grupuri din cadrul AMA, liberalii și conservatorii, despre care Fishbein a declarat că nu vor putea ajunge niciodată la un acord asupra nimicului. S-a înșelat c, pentru că aceștia au fost de acord că el trebuie dat afară. Uniți de ura comună față de Morris Fishbein, aceștia au pus la cale o conspirație pentru a-și asasina Cezarul. Descriind acest episod, Martin Mayer observă că, încă din 1944, o facțiune considerabilă din cadrul AMA era hotărâtă să-l înlăture pe Fishbein cu orice preț. La începutul anului 1949, el fusese demascat într-o emisiune radio națională, Town Meeting of the Air, ca fiind un mincinos inveterat. El susținea că a făcut un tur al Angliei, vizitând zilnic cabinetele medicilor generaliști. Emisiunea de radio a dezvăluit că, de fapt, el participase la Jocurile Olimpice, că luase cina cu mai mulți membri ai aristocrației britanice și asistase la o serie de piese de teatru la Londra, iar apoi călătorise la Paris pentru o serie de vizite la cluburi de noapte, totul în numele promovării medicinei. Emisiunea, difuzată pe 22 februarie 1949 de Nelson Cruikshank, a distrus reputația lui Fishbein, menționând că acesta nu se apropiase de niciun cabinet medical din Anglia pe durata șederii sale. În ceea ce privește raportul lui Fishbein despre călătoria sa, Cruikshank l-a calificat drept o minciună, numindu-l „o calomnie la adresa unei profesii mândre de tradiția sa de a servi pacienții". Viața lui Fishbein a fost descrisă ca „o serie neîntreruptă de vizite la piese de teatru din New York, la Stork Club și la cluburi de noapte din Londra și Paris".

Ca urmare a acestei mediatizări, AMA a adoptat, în cadrul congresului său din 1949, o rezoluție unanimă prin care se dispunea îndepărtarea doctorului Morris Fishbein din toate funcțiile în care avea atribuții de redactare și de luare a cuvântului. Această rezoluție prevedea punerea sa în aplicare

„cât mai curând posibil”, ceea ce s-a întâmplat chiar în acea după-amiază. Până seara, Fishbein părăsise sediul central al AMA, pentru a nu se mai întoarce niciodată. Una dintre pierderile literare cauzate de plecarea lui Fishbein a fost rubrica sa, pe care o numise în mod fantezist „Jurnalul doctorului Pepys”. Aceasta a fost descrisă de un critic ca „o relatare continuă sau logoreică a vieții private a lui Morris Fishbein. În fiecare Crăciun, Jurnalul era înrămat și distribuit sub forma unei felicitări de Crăciun Fishbein către aproape toți cei care aveau o adresă poștală permanentă”. Ca toate extravaganțele lui Fishbein, cheltuielile acestei generozități erau suportate în întregime de membrii cotizanți ai AMA.

Timp de ani de zile, Fishbein a folosit puterea impresionantă a Sigiliului de Acceptare al AMA pentru a forța companiile farmaceutice să se conformeze dorințelor sale d. *Revista Harper's* a remarcat (noiembrie 1949) că „Sigiliul este probabil cel mai mare «magnet» de publicitate inventat vreodată. *Revista* este de departe cea mai profitabilă publicație din lume. Puterea absolută a lui Fishbein – el vorbea adesea de parcă ar fi purtat sigiliul în buzunar – era, de asemenea, sursa puterii altor oameni.”

După plecarea forțată a lui Fishbein, oficialii AMA au luat măsuri pentru a dilua centrul puterii de la sediul central din Chicago. Consiliul pentru Farmacie și Chimie și-a schimbat numele în Consiliul pentru Medicamente în 1956; Sigiliul de Acceptare a fost eliminat complet. Ben Gaffin and Associates a raportat AMA: „În general, agenții de publicitate simt că AMA, în special prin intermediul consiliilor, nu are încredere în ei și îi consideră potențiali escroci care ar deveni activ neetici dacă nu ar fi supravegheați constant.” Aceasta fusese abordarea paranoică a lui Fishbein, dar atitudinea sa se bazase pe nevoia de a menține controlul și de a forța „contribuții” din partea producătorilor de medicamente etice. Imediat ce Sigiliul de Acceptare a fost eliminat, veniturile AMA din publicitate s-au dublat în cinci ani; în zece ani, s-au triplat, de la 4 milioane de dolari pe an la peste 12 milioane de dolari. Privind în retrospectivă, aroganța lui Fishbein și politicile sale lipsite de viziune au costat AMA milioane de dolari pe an în venituri pierdute.

Dr. Ernest Howard de la AMA a oferit motive nefondate pentru renunțarea la Sigiliu, spunând că „era prea arbitrar și se conferea prea multă autoritate unui singur organism. Existau, de asemenea, anumite probleme juridice."

În ciuda faptului că Fishbein plecase, unele aspecte ale influenței sale dăunătoare au persistat la sediul AMA timp de ani de zile, costând organizația multe milioane de dolari și o mulțime de publicitate negativă. Deosebit de virulentă a fost hotărârea aprinsă a lui Fishbein de a distruge orice posibilitate de „medicină socializată" în Statele Unite. Era paradoxal faptul că conducerea AMA, sub dominația lui Fishbein, se opunea atât de vehement „intervenției guvernului" în domeniul medical, când de ani de zile folosea agențiile guvernamentale în propriile scopuri, în special Administrația Alimentelor și Medicamentelor, Serviciul de Sănătate Publică al SUA și Institutul Național al Cancerului. O autoritate în domeniu, James G. Burrow, urmărește evoluția poziției AMA d ul față de asigurarea medicală obligatorie, care a trecut de la un interes exploratoriu la o ostilitate violentă între 1917 și 1920. Această poziție a fost justificată ca „anticomunism", fiind bine cunoscut faptul că medicina socializată fusese de mult timp un obiectiv principal al Partidului Comunist. Un grup select de proeminenți stângiști americani fusese convocat la Moscova pentru o îndoctrinare specială în acest scop. Aceștia au participat la un curs de vară la Universitatea din Moscova pe tema „organizării medicinei ca funcție de stat". Grupul includea liberali de seamă precum George S. Counts și John Dewey. La întoarcere, aceștia au început o campanie de agitație publică pentru asistența medicală națională. Primul lor convertit a fost un „republican liberal", senatorul Henry Cabot Lodge. De fapt, el reprezenta grupul de bancheri din New England care erau aliați cu Rockefeller în menținerea monopolului medical. La 1 martie 1940, senatorul Lodge a introdus un proiect de lege privind asigurarea de sănătate, care prevedea patruzeci de dolari pe an pentru asistență medicală. Proiectul de lege a fost rapid abandonat, dar mănușa fusese aruncată. Fishbein nu avea nicio intenție să-și cedeze feuda vreunui departament guvernamental. În următoarele câteva decenii, AMA a cheltuit multe milioane de dolari luptând împotriva „medicinei socializate", sumă strânsă în totalitate din taxele speciale impuse medicilor americani. De asemenea, a fost implicată în mai multe procese antitrust costisitoare ca urmare a activităților sale.

Încă din 1938, AMA fusese pusă sub acuzare de Departamentul de Justiție în cazul Group Health Association. În 1937, un grup de angajați ai guvernului împrumutase 40 de dolari de la Home Owners Loan Company pentru a înființa un spital de grup. Planul oferea îngrijire medicală de grup pentru 26 de dolari pe an pentru o persoană sau 39 de dolari pe an pentru o familie. Această asociație, care a luat numele de Group Health Association, a angajat nouă medici. Societatea Medicală a Districtului Columbia a refuzat apoi acestor medici permisiunea de a folosi spitalele sau de a consulta specialiști. La 4 aprilie 1941, un juriu a găsit AMA și Societatea Medicală a Districtului vinovate de încălcarea legii antitrust. Cele două organizații și unsprezece medici fuseseră acuzați de restricționarea comerțului. Printre cei condamnați se număra și dr. Morris Fishbein. Doi ani și jumătate mai târziu, în 1943, Curtea Supremă a confirmat condamnarea lor. A fost aplicată o amendă de 2.500 de dolari, iar AMA a primit ordinul de a înceta și a se abține de la a se amesteca în activitatea Group Health Association.

AMA nu s-a descurcat cu mult mai bine în lupta sa de douăzeci de ani împotriva Medicare. Păstrarea integrității medicului local era un obiectiv demn de urmărit; cu toate acestea, acesta se afla deja sub controlul monopolului medical Rockefeller; este dificil de înțeles cum instituirea medicinei socializate în Statele Unite ar fi schimbat ceva, și nici nu a schimbat. *Time* a menționat la 10 decembrie 1948 că AMA a perceput de la fiecare dintre membrii săi 25 de dolari pentru o campanie destinată cheltuirii a 3,5 milioane de dolari pe „educație medicală", o campanie menită să întoarcă oamenii împotriva medicinei socializate. A fost prima astfel de taxă percepută de AMA în cei o sută de ani de activitate. Aproape două decenii mai târziu, *Saturday Evening Post* a menționat în numărul său din 1 ianuarie 1966 că AMA a cheltuit cinci milioane de dolari în 1964 și 1965 pentru a lupta împotriva lobby-ului medicare din Washington. S-a menționat că AMA a avut venituri de 23 de milioane de dolari în acel an din cotizațiile anuale de 45 de dolari pe an și din vânzarea de reclame în publicațiile AMA către companiile farmaceutice și furnizorii de echipamente medicale.

Time, în numărul din 1 decembrie 1978, a menționat că judecătorul Fred Barnes, judecător de drept administrativ la Comisia Federală pentru Comerț (FTC), a decis că Codul de etică al AMA restricționează ilegal concurența dintre medici, împiedicându-i să facă publicitate. El a decis, de asemenea, că liniile directoare etice ale AMA ar trebui să fie aprobate în viitor de către FTC. AMA a emis un comunicat de presă indignat prin care se opunea deciziei: „Nu există niciun precedent legal în Statele Unite ca birocrația federală să elaboreze sau să aprobe un cod de etică pentru vreuna dintre profesiile liberale."

Subiectul Codului de etică al AMA fusese deja abordat de mai multe ori. Revista *Science* a menționat la 21 iunie 1940, referindu-se la „biroul de investigare a fraudelor și șarlatanilor", că s-a ridicat întrebarea: „Ar trebui schimbată etica medicală? Principiul eticii medicale, așa cum este stabilit în prezent, poate fi îmbunătățit în ceea ce privește formularea și structura, dar se consideră, de asemenea, că nu este momentul potrivit pentru a-l rescrie. Pare înțelept să lăsăm apele tulburi să se liniștească înainte de a lua în considerare aspecte atât de fundamentale ale organizației noastre precum principiile noastre de etică medicală." Deși vorbitorul nu a fost identificat, această declarație pioasă nu putea proveni decât de la Fishbein însuși. Vorbitorul continuă să recunoască, destul de timid, că „principiul de etică medicală al „ " poate fi îmbunătățit", dar asta a pus capăt discuției.

Adoptarea Medicare, după ce AMA a cheltuit atâtea milioane pentru a se opune acesteia, aparent nu a schimbat nimic. S-a dovedit a fi o mană cerească neașteptată pentru mulți dintre membrii mai lipsiți de scrupule ai profesiei medicale. Aceștia nu au avut nicio problemă în a umfla facturile cu onorarii în valoare de milioane de dolari pe an per medic. În 1982, Medicare a plătit aproximativ 48,3 miliarde de dolari, în timp ce Medicaid a plătit

38,2 miliarde de dolari. Estimările mai conservatoare consideră că aproximativ 11 miliarde de dolari din aceste fonduri au fost deturnate sub formă de profituri ilegale. Moştenitorii lui Morris Fishbein de la AMA au pierdut poate bătălia pentru „oprirea medicinei socializate", dar au câştigat războiul.

Aşa cum am menţionat anterior, membrii consiliului de administraţie al AMA au hotărât, în cadrul unei şedinţe din 2 noiembrie 1963, să „elimine chiropractica" – cel mai mare rival al lor – prin intermediul unui Comitet pentru combaterea şarlataniei. Secretarul acestui comitet a raportat consiliului de administraţie, la 4 ianuarie 1971, că „misiunea sa principală este, în primul rând, limitarea chiropracticii şi, în cele din urmă, eliminarea acesteia". O recunoaştere mai flagrantă a conspiraţiei este greu de găsit în arhivele oricărei organizaţii. Unitatea specială de investigaţii a Comitetului, condusă de consilierul general al AMA, Robert Throckmorton, a implicat companii de asigurări, spitale, comisii medicale de stat, universităţi publice şi private, precum şi lobbyişti. Au fost folosite toate metodele de intimidare şi cenzură. Dr. Philip Weinstein, un neurolog din California, ţinuse numeroase prelegeri în faţa grupurilor de chiropracticieni despre diagnosticarea afecţiunilor coloanei vertebrale; AMA i-a ordonat să înceteze toate aceste apariţii. El a trimis o notă de scuze după ce a anulat o prelegere programată: „Vă rugăm să acceptaţi scuzele noastre sincere pentru această anulare de ultim moment, datorată unor circumstanţe independente de voinţa noastră. Nu ştiam că ţinerea de prelegeri medicale (în faţa organizaţiei dumneavoastră) era interzisă."

Throckmorton a încercat, de asemenea, să scoată şcolile de chiropractică din afaceri, împiedicând guvernul să acorde împrumuturi garantate studenţilor sau subvenţii guvernamentale pentru cercetare la colegiile de chiropractică. El le-a împiedicat să obţină acreditarea; a făcut lobby în fiecare stat pentru a împiedica înfiinţarea a unui organism de acreditare creat de guvern şi a fost furios când Biroul de Educaţie al HEW, fiind o agenţie a educatorilor mai degrabă decât a medicilor, i-a rezistat eforturilor şi, în 1974, a sancţionat Consiliul pentru Educaţie Chiropractică ca organism naţional de acreditare pentru şcolile de chiropractică. AMA a exercitat presiuni asupra Universităţii

C. W. Post, o divizie a Universității Long Island, pentru a renunța la un curs conceput pentru studenții de la chiropractică în 1972.

La sfârșitul anilor 1960, Comisia mixtă a AMA pentru acreditarea spitalelor a impus noi cerințe spitalelor; Principiile de etică medicală ale AMA interziceau membrilor săi orice formă de colaborare cu chiropracticienii. O scrisoare a JCAH din 13 august 1973 adresată unui administrator de spital declara că „Orice înțelegere pe care ați face-o cu chiropracticienii și spitalul dumneavoastră ar fi inacceptabilă pentru Comitetul mixt. Acest lucru ar constitui o încălcare a Principiilor de etică medicală publicate de AMA, care reprezintă, de asemenea, o cerință a JCAH.” La 9 ianuarie 1973, JCAH a scris unui spital din Silver City, New Mexico: „Vă răspundem la scrisoarea dumneavoastră din 18 decembrie referitoare la un proiect de lege care ar putea fi adoptat în New Mexico, conform căruia spitalele trebuie să accepte chiropracticienii ca membri ai personalului medical. Aveți absolută dreptate — rezultatele nefericite ale acestei legislații extrem de nechibzuite înseamnă că Comitetul mixt ar putea retrage și refuza acreditarea spitalului care are chiropracticieni în cadrul personalului său.”

AMA a forțat apoi Administrația Veteranilor să refuze plățile către veterani pentru serviciile de chiropractică. Aceste tactici au fost raportate către AMA ca rezultate pozitive. Un memorandum confidențial din 21 septembrie 1967 al Comitetului pentru Șarlatanie se lăuda în fața administratorilor că „În esență, obiectivele pe termen scurt ale comitetului pentru a ține sub control cultul chiropracticii și orice recunoaștere suplimentară pe care ar putea-o obține se învârt în jurul a patru puncte: 1) Să facem tot ce ne stă în putință pentru a ne asigura că NU se obține acoperirea chiropractică în conformitate cu Titlul nr. 18 al legii Medicare. 2) Să facem tot ce ne stă în putință pentru a ne asigura că înregistrarea, sau includerea pe lista Oficiului pentru Educație al SUA, sau înființarea unei Agenții de Acreditare a Chiropracticii, NU se realizează. 3) Să încurajăm separarea continuă a celor două Asociații Naționale de Chiropractică d. 4) Să încurajăm societățile medicale de stat să ia inițiativa în legislativul statului lor cu privire la legislația care ar putea afecta practica chiropracticii.”

Datorită activităților flagrante ale AMA, mai mulți chiropracticieni au intentat în cele din urmă un proces, acuzând conspirație. Cazul s-a târât ani de zile, iar pe 27 august 1987, după unsprezece ani de litigii continue, judecătoarea federală Susan Getzendammer de la Curtea Districtuală a SUA a găsit AMA, Colegiul American al Chirurgilor și Colegiul American al Radiologilor vinovați de conspirație pentru distrugerea profesiei de chiropractică. În timpul procesului, AMA a recunoscut fără rezerve că nu a avut și nu are nicio cunoștință despre conținutul sau calitatea cursurilor predate în facultățile de chiropractică. Judecătoarea Getzendammer a redactat o opinie de 101 pagini și a emis o Ordonanță de Interdicție Permanentă prin care a obligat AMA să înceteze și să se abțină de la „restricționarea, reglementarea sau împiedicarea sau de la a ajuta și a fi complice la restricționarea, reglementarea și împiedicarea libertății oricărui membru al AMA sau a oricărei instituții sau spital de a lua o decizie individuală cu privire la faptul dacă membrul AMA, instituția sau spitalul respectiv se va asocia profesional cu chiropracticienii, studenții la chiropractică sau instituțiile de chiropractică."

Astfel s-a încheiat moștenirea de răutate și obstrucționism pe care Morris Fishbein o lăsase AMA. Deși fusese eliberat oficial de toate atribuțiile la cea de-a 98-a reuniune a AMA din 20 iunie 1949, AMA a fost chinuită de obsesiile sale încă patru decenii. O altă obsesie a sa era refuzul de a admite medici de culoare ca membri ai AMA. Se auzea adesea că se referea cu dispreț la „der schwartzers", un termen idiș de dispreț pentru persoanele de culoare, ori de câte ori se aducea în discuție subiectul admiterii persoanelor de culoare, așa cum se întâmpla în mod repetat în timpul regimului său. Politica sa a continuat la AMA încă două decenii, până în 1968, când AMA a fost forțată să admită persoane de culoare. Anterior, persoanele de culoare își mențineseră propria organizație, Asociația Medicală Națională. Salutând decizia, *revista Time* s-a referit condescendent la „AMA învechită".

Faptul că Simmons și Fishbein au reușit să-și impună preocupările meschine asupra acestei organizații naționale timp de jumătate de secol nu spune prea multe lucruri bune despre membrii ei. Unul dintre cele mai revelatoare comentarii d ă a fost făcut de T. Swann Hardy în *Forum*, iunie 1929. Într-un articol intitulat „Cât de științifici sunt doctorii noștri?", Hardy a scris: „Medicina, ca profesie, nu se distinge prin mentalitatea membrilor săi. Nivelul mediu de inteligență este mai scăzut decât în orice altă profesie. Medicina organizată din America se opune categoric oricărui standard de reorganizare care ar 1) face monopolul medical complet științific; 2) ar face astfel de terapie disponibilă în general tuturor celor care au nevoie de ea; 3) ar amenința veniturile practicienilor incompetenți."

Este demn de remarcat faptul că însemnul profesiei medicale este reprezentat de două șerpi încolăciți pe un baston. Cu toate acestea, Universitatea din Rochester, considerând că acest lucru era excesiv, a redus recent cei doi șerpi la unul singur. Caduceul este simbolul mitologic al zeului roman Mercur. El era patronul mesagerilor, dar avea și o reputație oarecum neplăcută ca asociat al haiducilor, negustorilor și hoților. În lumea antică, negustorii erau sinonimi cu celelalte două categorii.

CAPITOLUL 3

BENEFICIILE CANCERULUI

În anul 400 î.Hr., Hipocrate a atribuit numele de Cancer sau crab unei boli întâlnite în timpul său, datorită răspândirii sale prin organism, asemănătoare cu cea a unui crab. Numele său grecesc era „karkinos". În anul 164 d.Hr., medicul Galen din Roma a folosit denumirea de „tumor" pentru a descrie această boală, provenind din grecescul „tymbos", care înseamnă „movilă funerară", și din latinescul „*tumore*", „a se umfla". Boala nu putea fi foarte răspândită; nu este menționată în Biblie și nici nu este inclusă în cartea medicală antică a Chinei, Clasicul de medicină internă al Împăratului Galben. Necunoscută în majoritatea societăților tradiționale, s-a răspândit odată cu apariția Revoluției Industriale. În anii 1830, cancerul era responsabil pentru două procente din decesele din jurul Parisului; cancerul a cauzat patru procente din decesele din Statele Unite în 1900.

Odată cu apariția cancerului au apărut și metodele „moderne" de a face față acestei boli. Un critic de frunte al establishmentului medical, dr. Robert S. Mendelsohn, comentează că „chirurgia modernă a cancerului va fi privită într-o zi cu același tip de groază cu care privim acum folosirea lipitorilor în vremea lui George Washington". Chirurgia despre care vorbea el este metoda larg acceptată și impusă de tratament al cancerului, acum la modă în întreaga Statele Unite. Se numește tehnica „taie, taie și arde". Această metodă de tratament al cancerului reprezintă, de fapt, punctul culminant al școlii germane de medicină alopată din Statele Unite. Se bazează aproape exclusiv pe chirurgie, sângerare și utilizarea intensă a medicamentelor, cu adăugarea exotică a tratamentului cu radiu. Templul metodei moderne de tratare a cancerului în Statele Unite este Memorial Sloan Kettering Cancer Institute din New York. Marii prelați ai acestuia sunt chirurgii și cercetătorii din acest centru.

Cunoscut inițial sub numele de Memorial Hospital, acest centru de oncologie a fost condus în primii ani de doi medici d, care erau stereotipuri ale caricaturilor hollywoodiene ale „doctorului nebun". Dacă Hollywoodul ar fi plănuit să realizeze un film despre acest spital, ar fi fost împiedicat de faptul că doar regretatul Bela Lugosi ar fi fost potrivit să joace nu unul, ci pe fiecare dintre acești doi medici. Primul dintre acești medici „nebuni" a fost dr. J. Marion Sims.

Fiu al unui șerif din Carolina de Sud și al unui proprietar de tavernă, Sims (1813-1883) a fost un „medic al femeilor" din secolul al XIX-lea. Timp de ani de zile s-a ocupat de „chirurgie experimentală", efectuând experimente pe femei sclave din Sud. Potrivit biografului său, aceste operații erau „aproape criminale". Când proprietarii de plantații i-au interzis să mai efectueze experimente pe sclavele lor, a fost nevoit să cumpere o sclavă de șaptesprezece ani cu 500 de dolari. În câteva luni, a efectuat vreo treizeci de operații pe această nefericită, o fată pe nume Anarcha. Deoarece la acea vreme nu exista anestezie, a trebuit să le ceară prietenilor să o țină pe Anarcha imobilizată în timp ce el efectua operația. După una sau două astfel de experiențe, aceștia refuzau de obicei să mai aibă de-a face cu el. A continuat să experimenteze pe Anarcha timp de patru ani, iar în 1853 a decis să se mute la New York. Nu se știe dacă micul său spital pentru negri din Carolina de Sud a fost înconjurat într-o noapte de săteni urlând și fluturând torțe, ca într-un vechi film cu Frankenstein. Cu toate acestea, decizia sa de a se muta pare să fi venit destul de brusc. Dr. Sims a cumpărat o casă pe Madison Avenue, unde a găsit o susținătoare în persoana moștenitoarei imperiului Phelps, doamna Melissa Phelps Dodge. Această familie a continuat să fie un susținător proeminent al actualului centru de oncologie. Cu ajutorul financiar al acesteia, Sims a fondat Women's Hospital, un spital caritabil cu 30 de paturi, care s-a deschis la 1 mai 1855.

La fel ca un șarlatan ulterior, „Doc" Simmons, Sims se promova drept specialist în afecțiuni feminine, în special în „fistula vezico-vaginală", o legătură anormală între vezică și vagin. Astăzi se știe că această afecțiune a fost întotdeauna „iatrogenă", adică provocată de intervențiile medicale. În anii 1870, Sims a început să se specializeze în tratamentul cancerului.

În New York au început să circule zvonuri despre operații barbare efectuate la Spitalul de Femei. „Doctorul nebun" o luase din nou de la capăt. Administratorii instituției, membri ai Societății de Protecție a Sănătății, au raportat că „viețile tuturor pacienților erau amenințate de experimente misterioase". Dr. Sims a fost concediat de la Spitalul Femeilor. Cu toate acestea, datorită susținătorilor săi financiari puternici, a fost repus în funcție în scurt timp. A fost apoi contactat de membrii familiei Astor, a căror avere se baza pe legăturile bătrânului John Jacob Astor cu Compania Indiilor de Est, Serviciul Secret Britanic de Informații și comerțul internațional cu opiu. Unul dintre membrii familiei Astor murise recent de cancer, iar familia dorea să înființeze un spital de oncologie în New York. Aceștia au abordat mai întâi administratorii Spitalului de Femei cu o ofertă de donație de 150.000 de dolari, dacă ar fi transformat instituția într-un spital de oncologie. Supărat din cauza concedierii sale recente, Sims i-a înșelat pe administratori, purtând negocieri private cu familia Astor. El i-a convins să-l susțină în înființarea unui nou spital, pe care l-a numit New York Cancer Hospital. Acesta s-a deschis în 1884. Dr. Sims s-a dus mai târziu la Paris, unde a îngrijit-o pe împărăteasa Eugenie. Ulterior, a fost decorat cu Ordinul Leopold de către regele Belgiei. Se pare că nu-și pierduse deloc îndrăzneala. S-a întors la New York, unde a murit cu puțin timp înainte de deschiderea noului său spital.

În anii 1890, după ce a primit donații de la alți binefăcători, spitalul a fost redenumit Memorial Hospital. La mijlocul secolului al XX-lea, au fost adăugate numele Sloan și Kettering. În ciuda acestor nume, acest centru de oncologie a fost timp de mulți ani o ramură importantă a monopolului medical Rockefeller. În anii 1930, familia Rockefeller a donat un teren în cartierul la modă Upper East Side pentru construirea noii clădiri. Oamenii de încredere ai familiei Rockefeller au dominat consiliul de administrație încă de la deschiderea clădirii. În 1913, un grup de medici și laici s-a întâlnit în luna mai la Harvard Club din New York pentru a înființa o organizație națională de luptă împotriva cancerului. În mod firesc, aceasta a fost numită Societatea Americană pentru Controlul Cancerului. De remarcat că nu a fost numită societate pentru vindecarea cancerului sau pentru prevenirea cancerului, și nici acestea nu au fost vreodată obiectivele principale ale acestei organizații. 1913 a fost, desigur, un an foarte semnificativ în istoria americană. În acel an decisiv, președintele Woodrow Wilson a semnat Legea Rezervei Federale, care a fost instituită pentru a asigura finanțarea viitorului Război Mondial; un impozit național progresiv pe venit, preluat direct din Manifestul Comunist d al lui Marx din 1848, a fost impus poporului american; iar legislaturilor li s-a eliminat datoria constituțională de a numi senatori, aceștia fiind de acum înainte aleși de către senatori populari; toți trebuiau acum să concureze pentru votul popular. În această epocă efervescentă a planificării socialiste a luat naștere Societatea Americană de Cancer. În mod firesc, aceasta a fost finanțată de John D. Rockefeller, Jr. Avocații săi, Debevoise și Plimpton, au rămas dominanți în administrarea noii societăți pe tot parcursul anilor 1920. Finanțarea acesteia provenea de la Fundația Laura Spelman Rockefeller și de la J. P. Morgan.

Încă de la înființare, Societatea Americană de Cancer a urmat modelul stabilit de Societatea Americană de Cancer. ACS avea, de asemenea, un consiliu de administrație, o Cameră a delegaților și, în anii 1950, a înființat și un Comitet pentru șarlatanie. Acest comitet și-a schimbat ulterior numele în Comitetul pentru Metode Neîncercate de Gestionare a Cancerului (de remarcat că se numea gestionare, nu vindecare), dar societatea încă folosea liber termenul de „șarlatanie" pentru a se referi la orice metode neaprobate de consiliul său de administrație sau care se abăteau de la metoda „taie, taie și arde" de tratare a cancerului.

În 1909, magnatul căilor ferate, E. H. Harriman (a cărui avere, la fel ca cea a familiei Rockefeller, fusese finanțată în întregime cu bani ai familiei Rothschild, canalizați către el de Jacob Schiff de la Kuhn, Loeb Co.) a murit de cancer. Familia sa a înființat apoi Institutul de Cercetare Harriman. În 1917, moștenitorul familiei, W. Averell Harriman, a decis brusc să intre în politică, sau mai degrabă, să conducă partidele noastre politice din culise. Institutul a fost închis brusc. Sprijinul său financiar a fost apoi transferat către Memorial Hospital. Principalul susținător al spitalului la acea vreme era James Douglas (1837-1918). El era președintele Phelps Dodge Corporation, a cărei moștenitoare din 1853, Melissa Phelps Dodge, fusese susținătoarea inițială a ceea ce a devenit în cele din urmă Memorial Hospital. Ea se căsătorise cu un comerciant de mărfuri uscate pe nume William Dodge, care a folosit averea familiei Phelps pentru a deveni un gigant în producția de cupru.

Dicționarul de biografii naționale îl descrie pe James Douglas ca fiind „decanul proprietăților miniere și metalurgice". El deținea cea mai bogată mină de cupru din lume, filonul Copper Queen d. Născut în Canada, era fiul doctorului James Douglas, un chirurg care a devenit directorul azilului de nebuni din Quebec. Fiul său s-a alăturat companiei Phelps-Dodge în 1910, devenind ulterior președintele acesteia. Deoarece descoperise zăcăminte extinse de pechblendă în proprietățile sale miniere din vest, a devenit fascinat de radiu. În colaborare cu Biroul Minelor, o agenție guvernamentală pe care, practic, o controla, a fondat Institutul Național de Radium. Medicul său personal era dr. James Ewing (1866-1943). Douglas s-a oferit să doneze Memorial Hospital 100.000 de dolari, dar a pus câteva condiții. Una dintre ele era ca spitalul să-l angajeze pe dr. Ewing ca patolog șef; a doua era ca spitalul să se angajeze să trateze exclusiv cazuri de cancer și să utilizeze în mod curent radiul în tratamentele sale împotriva cancerului. Spitalul a acceptat aceste condiții.

Cu sprijinul financiar al lui Douglas, Ewing a devenit în scurt timp directorul întregului spital. Douglas era atât de convins de beneficiile radioterapiei încât o folosea frecvent pe fiica sa, care pe atunci era pe moarte din cauza cancerului, pe soția sa și chiar pe el însuși, expunându-și familia la radioterapie chiar și pentru cele mai banale afecțiuni. Datorită renumelui lui Douglas, *New York Times* a acordat o mare vizibilitate noului tratament cu radiu împotriva cancerului. Jurnalistul și-a intitulat articolul cu un titlu pe prima pagină: „Tratament cu radiu gratuit pentru toți". S-a afirmat că „niciun cent de radiu nu va fi de vânzare". Douglas a fost foarte iritat de această afirmație și, pe 24 octombrie 1913, a cerut ziarului *Times* să publice o rectificare. El a fost citat astfel: „Toată povestea aceasta despre umanitate și filantropie este o prostie. Vreau să se înțeleagă că voi face ce vreau cu radiul care îmi aparține." Aceasta a fost o rară privire asupra adevăratei naturi a „filantropului". Rivalii săi în acest domeniu, Rockefeller şi Carnegie, îşi dăruiesc întotdeauna banii fără condiţii. Cu această asigurare, au reuşit să-şi stabilească pe ascuns puterea secretă asupra naţiunii. Douglas dezvăluise adevărata natură a „filantropilor" noştri.

Comunicatele de presă originale ale Memorial Hospital sugeraseră, de fapt, că tratamentele cu radiu vor fi gratuite. Se pare că ei credeau că marele filantrop James Douglas d, îşi va dona stocul. Regulamentul Memorial Hospital a fost modificat imediat pentru a stipula că „se va percepe o taxă suplimentară pentru emanaţiile de radiu utilizate în tratamentul pacienţilor". În 1924, Departamentul de Radium de la Memorial Hospital a oferit tratamente cu radiu în valoare de 18.000 de dolari pacienţilor, pentru care a perceput 70.000 de dolari, cea mai mare sursă de venit a sa pentru acel an.

Între timp, James Douglas, care se lăudase că va face ce doreşte cu radiul său, a continuat să-şi administreze tratamente frecvente. La câteva săptămâni după articolul din *New York Times* din 1913, a murit de anemie aplastică. Autorităţile medicale consideră acum că el a fost doar una dintre numeroasele personalităţi asociate cu dezvoltarea timpurie a radiului care au murit din cauza efectelor acestuia, cele mai faimoase fiind Marie Curie, soţia descoperitorului său, şi fiica ei, Irene Joliot-Curie. Până în 1922, peste o sută de radiologi muriseră de cancer indus de raze X.

Protegatul lui Douglas, dr. Ewing, a rămas la Memorial Hospital încă câţiva ani. A dezvoltat o serie de afecţiuni, cea mai supărătoare fiind tic doloreux, care îl făcea să se simtă jenat să se întâlnească sau să vorbească cu cineva. S-a retras din spital, devenind un pustnic pe Long Island, unde a murit în cele din urmă de cancer de vezică urinară în 1943.

Fiul şi moştenitorul lui Douglas, Lewis Douglas, a moştenit una dintre cele mai mari averi americane ale vremii. S-a căsătorit cu Peggy Zinsser, fiica unui partener al J. P. Morgan Co. Cele două surori ale lui Peggy s-au căsătorit, de asemenea, bine; una s-a căsătorit cu John J. McCloy, care a devenit avocatul şef al intereselor Rockefeller; cealaltă s-a căsătorit cu Konrad Adenauer, care a devenit cancelar al Germaniei postbelice. Lewis

Douglas a devenit preşedinte al Mutual Life of New York, o companie controlată de Morgan. La începutul celui de-al Doilea Război Mondial, a devenit protejatul lui W. Averell Harriman în cadrul Administraţiei Lend-Lease. Douglas a fost apoi numit preşedinte al War Shipping Board, unul dintre celebrii oameni „cu un dolar pe an" ai administraţiei Roosevelt. Mai târziu, în timpul războiului, i-a succedat lui Harriman în funcţia de ambasador al SUA în Anglia. După căderea lui Hitler, Douglas era desemnat să devină Înalt Comisar al Germaniei, dar s-a dat la o parte pentru a permite cumnatului său, John J. McCloy, d, să preia acest post. Cei doi americani au fost plăcut surprinşi când cumnatul lor, Konrad Adenauer, a fost numit cancelar. Interesele familiei firmei J. P. Morgan erau ferm la conducere. De fapt, activităţile politice anterioare ale lui Adenauer în Germania din timpul războiului se concentraseră în jurul unui mic grup de colaboratori ai lui J. P. Morgan din Germania. Aceştia erau gata să preia controlul la moartea lui Hitler.

În anii 1930, doi giganţi ai industriei auto au fost convinşi să devină donatori ai Memorial Hospital. Alfred P. Sloan fusese preşedinte al General Motors timp de mai mulţi ani. Era, de asemenea, director al J. P. Morgan Co. În 1938, deţinea 750.000 de acţiuni ale General Motors. Deţinea un iaht de 235 de picioare, care era evaluat la un milion şi un sfert de dolari în 1940.

Charles Kettering era un adevărat geniu inventiv, responsabil pentru o mare parte din sistemele actuale de aprindere, lumini, demaroare şi alte sisteme electrice ale autovehiculelor. Revista Fortune estima în 1960 că averea lui Sloan se ridica la 200-400 de milioane de dolari, în timp ce cea a lui Kettering era de 100-200 de milioane.

Reputaţia lui Alfred Sloan ca filantrop a fost oarecum afectată de activitatea sa la General Motors. El s-a opus cu fermitate instalării geamurilor de siguranţă în maşinile Chevrolet. În anii 1920, lipsa geamurilor de siguranţă însemna că un accident auto relativ minor, dacă provoca spargerea parbrizului sau a geamurilor maşinii, putea duce la desfigurări groaznice sau la moartea ocupanţilor.

Cioburile de sticlă ar fi zburat prin habitaclu, tăind pasagerii în trecere. Cu o sumă relativ mică, sticla obişnuită folosită la automobile în acea perioadă putea fi înlocuită cu sticlă de siguranţă. Astăzi, sticla de siguranţă este obligatorie pentru toate autovehiculele. Sloan a făcut o declaraţie publică pe această temă la 13 august 1929. „Apariţia sticlei de siguranţă va avea ca rezultat ca atât noi, cât şi compania noastră să absorbim o parte foarte considerabilă din costul suplimentar din profiturile noastre. Consider că General Motors nu ar trebui să adopte sticla de siguranţă pentru maşinile sale şi să-şi majoreze preţurile nici măcar cu o parte din ceea ce ar trebui să fie acel cost suplimentar." Pe 15 august 1932, Sloan şi-a reiterat din nou opoziţia faţă de instalarea sticlei de siguranţă în automobilele General Motors d. „Nu este responsabilitatea mea să vând sticlă de siguranţă", s-a plâns el. „Aş prefera cu mult să cheltuiesc aceeaşi sumă de bani pentru îmbunătăţirea maşinii noastre în alte moduri, deoarece consider că, din punctul de vedere al afacerii egoiste, ar fi o investiţie mult mai bună." Fundaţia Alfred P. Sloan se descurcă bine; în 1975 avea 252 de milioane de dolari, sumă care a crescut la 370 de milioane de dolari până în 1985. Aceasta şi Fundaţia Charles F. Kettering (75 de milioane de dolari) continuă să fie principalii binefăcători ai Centrului de Cancer Sloan Kettering. Un editor liberal, Norman Cousins, conduce Fundaţia Kettering. Fundaţia Alfred P. Sloan este condusă de R. Manning Brown, Jr. Printre directori se numără Henry H. Fowler, fost secretar al Trezoreriei, acum partener al Goldman Sachs Co., bancheri de investiţii din New York — de asemenea, director este Lloyd C. Elam, preşedintele singurei facultăţi de medicină pentru negri din ţară, Meharry College din Nashville, Tennessee; Elam este, de asemenea, director al gigantului medical Merck; Kraft, South Central Bell Telephone şi Nashville Bank; Franklin A. Long reprezintă legătura necesară cu familia Rockefeller în calitate de director al Exxon; el este, de asemenea, director al United Technologies, al Comisiei Prezidenţiale de Consultanţă Ştiinţifică, profesor de chimie la Cornell din 1936, bursier Guggenheim, a primit Premiul Albert Einstein pentru Pace — este membru al Comitetului Director American Pugwash, înfiinţat de finanţatorul notoriu pro-comunist Cyrus Eaton, care a fost un protejat al lui Rockefeller

— se spune că Pugwash este condus de KGB; Herbert E. Longenecker, președinte al Universității Tulane; el face parte din comitetul de selecție pentru studenții Fulbright, o poziție foarte puternică — lista sa de premii și distincții din *Who's Who* se întinde pe mai multe paragrafe; Cathleen Morawetz, care este directoare la National Cash Register, de asemenea bursieră Guggenheim; este căsătorită cu Herbert Morawetz, un chimist din Praga; Thomas Aquinas Murphy, președinte al General Motors timp de mulți ani, de asemenea director al PepsiCo și al National Detroit Corporation; Ellmore E. Patterson, care lucra la J. P. Morgan Company din 1935, este, de asemenea, trezorier al Sloan-Kettering Cancer Center și director al Bethlehem Steel, Engelhard Hanovia și Morgan Stanley; Laurance S. Rockefeller, care este director al Reader's Digest, al National Geographic Society și al Caneel Bay Plantation; Charles J. Scanlon, director al GM Acceptance Corporation, al Arab-American Bank of New York și administrator al Roosevelt Hospital, New York; și Harold T. Shapiro, președinte al Universității din Michigan, director al Dow Chemical Corporation, al Ford Motor Co., al Burroughs, al Kellogg și al Bank of Canada — Shapiro face parte din comitetul consultativ al Agenției Centrale de Informații din 1984; el este, de asemenea, consilier al Departamentului Trezoreriei SUA.

Consiliul de administrație al Memorial Sloan Kettering Cancer Institute, numit Consiliul de Administrație, pare o situație financiară a diverselor holdinguri Rockefeller. Directorul său principal timp de mulți ani a fost regretatul Lewis Lichtenstein Strauss, partener al Kuhn, Loeb Co., bancherii Rothschild din Statele Unite.

Strauss s-a înscris în *Who's Who* ca „consilier financiar al domnilor Rockefeller". A fost, de asemenea, director la Studebaker, Polaroid, NBC, RCA și a deținut funcții guvernamentale ca secretar al Comerțului și șef al Comisiei pentru Energie Atomică. Timp de mulți ani, el a canalizat fondurile Rockefeller către faimoasa fațadă comunistă, Institutul de Relații Pacific. Strauss a fost, de asemenea, președinte al Institutului pentru Studii Avansate, un think tank al familiei Rockefeller de la Princeton, și director financiar al Comitetului

Evreiesc American, pentru care a strâns fonduri pentru publicarea organului de propagandă, revista *Commentary*.

O altă personalitate marcantă a Institutului Sloan Kettering a fost Dorothy Peabody Davison, o figură proeminentă a înaltei societăți newyorkeze timp de aproximativ cincizeci de ani. Ea se căsătorise cu F. Trubee Davison, fiul lui Henry Pomeroy Davison, o rudă a familiei Rockefeller care fusese mâna dreaptă a lui J. P. Morgan. Davison făcea parte din grupul de cinci bancheri de seamă care s-au întâlnit cu senatorul Nelson Aldrich (fiica acestuia s-a căsătorit cu John D. Rockefeller, Jr.) la Jekyl Island, într-o conferință secretă pentru a redacta Legea Rezervei Federale în noiembrie 1910. Dicționarul de biografii naționale menționează că Davison „a câștigat repede recunoașterea lui J. P. Morgan, consultându-se frecvent cu acesta, în special în timpul crizei monetare din 1907... Împreună cu senatorul Aldrich, Paul M. Warburg, Frank A. Vanderlip și A. Piatt Andrew, a participat la redactarea raportului de la Jekyl Island care a dus la cristalizarea unui sentiment d, având ca rezultat crearea Sistemului Rezervei Federale." În calitate de șef al Consiliului de Război al Crucii Roșii în timpul Primului Război Mondial, Davison a strâns 370.000.000 de dolari, din care o sumă considerabilă a fost deturnată către Rusia pentru a salva guvernul bolșevic aflat în dificultate. Fiul său, care îi purta numele, Henry P. Davison, s-a căsătorit cu Anne Stillman, fiica lui James Stillman, șeful Băncii Naționale a Orașului, care gestiona fluxul enorm de numerar provenit de la Compania Standard Oil. H. P. a devenit, de asemenea, partener al J. P. Morgan Co.; fratele său, F. Trubee Davison, s-a căsătorit cu Dorothy Peabody, membră a celei mai importante familii filantropice din țară. Se poate spune că familia Peabody a inventat conceptul de filantropie prin fundații, prima fundație importantă fiind Peabody Education Fund, înființată în 1865 de George Peabody, fondatorul firmei bancare J. P. Morgan; aceasta a devenit ulterior Fundația Rockefeller. Tatăl lui Dorothy Peabody era renumitul Endicott Peabody, fondatorul școlii de formare Establishment, Groton, unde au studiat Franklin D. Roosevelt și mulți alți oameni de seamă. Dorothy Peabody a făcut parte din consiliul național al Societății Americane de Cancer timp de mulți ani, precum și din consiliul de administrație al Sloan Kettering. A fost, de asemenea, o vânătoare renumită de vânat mare, făcând numeroase incursiuni în India şi Africa şi câştigând multe trofee pentru animalele vânate. Soţul ei a fost secretar al războiului pentru aviaţie între 1926 şi 1932 şi a fost preşedinte al Muzeului American de Istorie Naturală timp de mulţi ani; aceasta era organizaţia caritabilă preferată a lui Theodore Roosevelt. Fiul ei, Endicott Peabody Davison, a devenit secretar al J. P. Morgan Co., apoi director general al sucursalei din Londra a firmei; el este preşedinte al U.S. Trust din 1979, director al firmelor de apărare Scovill Corporation şi Todd Shipyards, precum şi al Discount Corporation. El este administrator al Muzeului Metropolitan de Artă şi al Fundaţiei Markle, care acordă subvenţii importante în domeniul mass-media. Secretarul de stat al lui Eisenhower, John Foster Dulles, era, de asemenea, înrudit cu familia Rockefeller prin familia Pomeroy.

Actualul Consiliu de Administraţie al Memorial Sloan Kettering Cancer Center include pe Edward J. Beattie, bursier Markle la Universitatea George Washington şi membru al personalului Spitalului Rockefeller din 1978, membru al Societăţii Americane de Cancer şi director medical al Memorial din 1965; Peter O. Crisp, membru al, care este manager de investiţii pentru Rockefeller Family Associates; Harold Fisher, preşedinte al Exxon Corp., purtătorul de drapel al averii Rockefeller; Clifton C. Garvin, Jr., preşedinte al Exxon Corporation, director al Citicorp, Citibank (fosta National City Bank), PepsiCo, J. C. Penney, TRW, Equitable Life, Corning Glass şi al companiei farmaceutice Johnson and Johnson; Louis V. Gerstner, Jr., preşedinte al gigantului farmaceutic Squibb, director al American Express, Caterpillar şi Melville Corp.; el este membru al comitetului de vizită al Universităţii Harvard; Ellmore C. Patterson, angajat al J. P. Morgan din 1935, s-a căsătorit cu Anne Hyde Choate, din una dintre cele mai importante familii de avocaţi din New York; Patterson este trezorier al Memorial Sloan Kettering; el este, de asemenea, administrator al Fundaţiei Carnegie pentru Pace Internaţională, care a fost condusă anterior de Alger Hiss; cumnatul lui Patterson, Arthur H. Choate, Jr., a fost partener al J. P. Morgan Co. timp de câţiva ani; apoi s-a alăturat firmei Clark Dodge & Co.; Robert V. Roosa, partener al băncii de investiţii Brown

Brothers Harriman, bursier Rhodes care a fost creierul Sistemului Rezervei Federale timp de mulţi ani, formându-l pe Paul Volcker şi apoi nominalizându-l pentru funcţia de preşedinte al Consiliului Guvernatorilor Rezervei Federale din Washington; Roosa l-a ajutat, de asemenea, pe David Rockefeller să înfiinţeze Comisia Trilaterală, al cărei director rămâne şi astăzi; Benno C. Schmidt, partener administrativ al băncii de investiţii J. H. Whitney Co. timp de mulţi ani, care deţine participaţii importante în Schlumberger, Freeport Minerals şi CBS; Schmidt a fost consilier general al Consiliului de Producţie de Război în timpul celui de-al Doilea Război Mondial şi a condus Biroul de Lichidare a Bunurilor Străine în 1945 şi 1946, care a vândut materiale în valoare de miliarde de dolari la preţuri de nimic; Schmidt a făcut parte din Comisia Prezidenţială pentru Cancer între 1971 şi 1980; este director al Fundaţiei General Motors pentru Cercetarea Cancerului, al Fundaţiei Carnegie pentru Pace Internaţională şi al Muzeului Whitney; a primit Premiul Cleveland pentru servicii distinse în cruciada pentru controlul cancerului de la Societatea Americană de Cancer în 1972 (aceste grupuri îşi acordă reciproc onoruri şi premii, nimeni altcineva nu trebuie să depună cerere); Schmidt a primit, de asemenea, premiul Bristol Myers pentru servicii deosebite în cercetarea cancerului în 1979; fiul său, Benno Schmidt Jr., s-a căsătorit cu fiica şefului, Helen Cushing Whitney, şi este acum preşedinte al Universităţii Yale; a lucrat l, ca asistent juridic al preşedintelui Curţii Supreme Warren, iar mai târziu a ocupat funcţia de consilier juridic al Departamentului de Justiţie.

Alţi membri ai Consiliului de Administraţie sunt H. Virgil Sherrill, preşedinte al firmei de investiţii Bache Halsey Stuart Shields, care este acum Prudential Bache; Frank Seitz, director al Organon, Ogden Corp., ambele fiind firme chimice; el este preşedinte al grupului politic cheie, Institutul pentru Studii Strategice, din 1975; Seitz face parte din consiliul de administraţie al Consiliului Naţional Consultativ pentru Cancer şi al Fundaţiei Rockefeller; el este, de asemenea, membru al Fundaţiei Educaţionale Belgo-Americane, care a fost înfiinţată de Herbert Hoover după Primul Război Mondial pentru a-şi ascunde profiturile obţinute din activitatea sa caritabilă din

Belgia; Seitz este, de asemenea, membru al consiliului de administrație al Fundației John Simon Guggenheim, care avea active de 105 milioane de dolari în 1985 și din care a cheltuit doar 7,5 milioane de dolari pentru activitatea sa caritabilă; William S. Sneath, președinte al gigantului chimic Union Carbide Corp., care a înregistrat mai multe accidente în fabricile sale chimice în ultimii ani; el este, de asemenea, director al Metropolitan Life, controlată de interesele Morgan, al Rockwell International și al gigantului publicitar JWT Group; Lewis Thomas, ale cărui realizări ocupă o coloană întreagă în *Who's Who;* el este consilier de investiții pentru Institutul Rockefeller, decan al facultății de medicină de la Yale, profesor de medicină la Cornell din 1973; Thomas este director al companiei farmaceutice Squibb, președinte emerit al Memorial Sloan Kettering, director al Institutului Rand, al Universității Rockefeller, al Fundației John Simon Guggenheim, al Fundației Menninger, al Fundației Lounsbery, al Institutului de Cancer Sidney Farber și al Fundației Aaron Diamond; J. S. Wickerham, care este vicepreședinte al băncii Morgan, Morgan Guaranty Trust; Harper Woodward, care lucrează la Rockefeller Family Associates, asociat de lungă durată al lui Laurance Rockefeller.

Este vorba doar de Consiliul de administrație al Memorial Sloan Kettering, cel mai important centru oncologic din țară. Fiecare membru al Consiliului de administrație are numeroase legături directe sau indirecte cu interesele familiei Rockefeller. Consiliul de supraveghere al centrului include doamna Elmer Bobst, văduva proeminentului producător de medicamente și reorganizator al Societății Americane de Cancer; Dr. James B. Fisk, președinte al Bell Telephone Laboratories, director al American Cyanamid, Corning, Equitable Life, Fundației John Simon Guggenheim, Chase Manhattan Bank (banca Rockefeller), membru al consiliului de supraveghere de l, și director al Cabot Corporation; Richard M. Furlaud, președinte al gigantului farmaceutic Squibb, director și consilier general al Olin Corporation, uriașul producător de muniții, și director al American Express; Dr. Emanuel Rubin Piore, născut în Wilno, Rusia, a condus Grupul de Arme Speciale al Marinei SUA între 1942 și 1946, a fost șef al Biroului de Electronică al Marinei în 1948, director de cercetare la IBM din 1956, profesor la

Universitatea Rockefeller, consultant la MIT și Harvard, director al Paul Revere Investors și director al Sloan Kettering din 1976; a primit Premiul Kaplan de la Universitatea Ebraică; soția sa, Nora Kahn, este analist de sănătate de lungă durată la Departamentul de Sănătate al orașului New York din 1957, director al Commonwealth Fund, membru senior al Blue Cross, United Hospital Fund, Fundația Robert Wood Johnson (a firmei farmaceutice Johnson and Johnson), Pew Memorial Trust, Fundația Vera, Urban League, beneficiară a Serviciului de Sănătate Publică al SUA; James D. Robinson III, președinte al American Express, care a încorporat acum atât casele de investiții Kuhn, Loeb Co., cât și Lehman Brothers în Shearson Lehman Hutton; a lucrat anterior la Morgan Guaranty Trust și este acum director al companiei farmaceutice Bristol Myers, Coca Cola, Fire-mans Fund Insurance, președinte al Memorial Sloan Kettering și al Universității Rockefeller; James S. Rockefeller, director al Cranston Print Works; Laurance Rockefeller, care este director al Reader's Digest, cu un tiraj de 18 milioane de exemplare, și al National Geographic, cu un tiraj de 10 milioane de exemplare — ceea ce înseamnă că influențează 28 de milioane de gospodării americane din clasa de mijloc în fiecare lună — Dr. Ralph Moss, fost director de relații publice al Memorial Sloan Kettering, a remarcat că Reader's Digest este adesea un barometru al gândirii ortodoxe cu privire la problema cancerului. Familia Rockefeller rămâne cel mai important contribuitor la Memorial Sloan Kettering; William Rockefeller este, de asemenea, supraveghetor — el este partener la Shearson Sterling, avocații care apără interesele familiei Rockefeller; el este, de asemenea, director al Cranston Print Works și Oneida Ltd.; T. F. Walkowicz, care lucrează la Rockefeller Family Associates; el este președintele National Aviation and Technology Corporation, CCI, Itek și Mitre d Corporation, Safetrans Systems și Quotron Systems; Arthur B. Treman, Jr., director general al băncii de investiții Dillon Read de mulți ani.

Nu numai că consiliile de administrație ale Memorial Sloan Kettering au legături directe cu familia Rockefeller; ele sunt, de asemenea, strâns legate de industriile de apărare, de CIA și de firmele chimice și farmaceutice. Nu este o coincidență faptul că aceștia fac parte din consiliul de administrație al unei instituții ale cărei recomandări privind tratamentul cancerului înseamnă literalmente miliarde de profituri pentru cei care se află în poziția potrivită pentru a profita de ele. Și voi credeți că aceasta era o organizație caritabilă! Adevărul este că Memorial Sloan Kettering și Societatea Americană de Cancer sunt principalii funcționari organizaționali, alături de Asociația Medicală Americană, ai monopolului medical Rockefeller. În 1944, Societatea Americană pentru Controlul Cancerului și-a schimbat numele în Societatea Americană de Cancer; a fost apoi pusă în mâinile a doi dintre cei mai notorii vânzători de medicamente brevetate din Statele Unite, Albert Lasker și Elmer Bobst.

Albert Lasker, născut în Freiburg, Germania (1880-1952), a fost numit „părintele publicității moderne". El s-a concentrat pe sloganuri ușor de reținut și pe repetarea constantă pentru a-și imprima mesajele în mintea poporului american. La fel ca alți negustori de succes comemorați în aceste pagini, și-a început cariera ca jurnalist. A fost adus în această țară de părinții săi, care s-au stabilit în Galveston, Texas. Tatăl său, Morris Lasker, a devenit reprezentant al intereselor bancare ale familiei Rothschild și, în scurt timp, a ajuns președinte al cinci bănci din Texas. Locuia într-un conac luxos în Galveston, era un important comerciant de cereale și bumbac și, datorită intereselor sale extinse în vestul Texasului, a devenit cunoscut drept „nașul Panhandle-ului". A murit în 1916, lăsându-l pe fiul său Albert ca executor testamentar. Având nevoie de bani pentru a-și extinde afacerea de publicitate, Albert Lasker a vândut în grabă terenurile la un preț de chilipir, care în 1916 nu era foarte mare. Simțul său pentru afaceri l-a trădat aici, deoarece ulterior s-au descoperit pe acele terenuri rezerve de petrol în valoare de peste un miliard de dolari.

La vârsta de șaisprezece ani, Albert Lasker a devenit reporter la *Galveston News;* în curând a trecut la un post mai bine plătit în Dallas, la *Dallas Morning News*, cel mai mare ziar din Texasul de l. A descoperit repede că adevăratele bani în industria ziaristică nu se făceau din jurnalism, ci din publicitate, care aducea cea mai mare parte a veniturilor. Lasker s-a dus la Chicago, unde a reușit să obțină un post la Lord and Thomas, cea mai mare agenție din oraș. Avea doar nouăsprezece ani.

Deoarece acceptase ca salariul său să depindă de volumul de afaceri pe care îl putea aduce firmei, a devenit un muncitor fanatic. La vârsta de douăzeci și cinci de ani, strânsese suficienți bani, împreună cu banii familiei sale, pentru a cumpăra douăzeci și cinci la sută din agenție. La acea vreme, câștiga o mie de dolari pe săptămână; președintele Statelor Unite era plătit atunci cu zece mii de dolari pe an. La vârsta de treizeci de ani, Lasker a cumpărat întreaga agenție. A continuat să participe la unele dintre cele mai memorabile campanii publicitare din istoria industriei. Și-a construit o proprietate de trei milioane și jumătate de dolari în suburbia exclusivistă Lake Forest, Mill Road Farm, o întindere de 480 de acri cu douăzeci și șapte de clădiri și un teren de golf de un milion de dolari pe care Bob Jones l-a descris ca fiind unul dintre cele mai bune trei terenuri de golf din Statele Unite. La vârsta de 42 de ani, ajunsese la apogeu. Proprietatea angaja cincizeci de muncitori, care tundeau săptămânal șase mile de garduri vii. Castelul francez din centrul acestui lux era mai magnific decât orice altceva construit de vecinii săi morocănoși, care îl priveau cu o antipatie prost ascunsă. Timp de ani de zile, a fost singurul rezident evreu și îi plăcea să răspândească zvonul că intenționa să lase proprietatea prin testament ca centru comunitar evreiesc.

Lasker a fost întotdeauna foarte activ în marile organizații evreiești, făcând parte din Comitetul Evreiesc American și din puternica Ligă Antidifamație. Sora sa, Florine, a fondat Consiliul Național al Femeilor Evreiești și Comitetul pentru Libertăți Civile din New York; o altă soră, Etta Rosensohn, era o sionistă pasionată care conducea Organizația Hadassah.

În timpul Primului Război Mondial, Lasker a fost convins de prietenul său Bernard Barruch să se alăture cabinetului lui Woodrow Wilson în calitate de secretar adjunct; acesta avea să fie singurul său post în guvern. În ciuda faptului că transformase Lord and Thomas într-o agenție de publicitate gigantică, simțea că Chicago era prea mic pentru el; în curând și-a mutat sediul la New York. Când s-a alăturat agenției, aceasta avea un venit anual de doar 900.000 de dolari, din care o treime provenea dintr-un singur produs, Cascarets, un laxativ. După ce s-a mutat la New York, și-a dat seama că se afla în poziția de a lansa campanii naționale pentru a vinde produse ale căror acțiuni ar fi crescut apoi considerabil în valoare. A investit cu pricepere sume mari în produse care nu câștigaseră încă o largă acceptare publică, triumful său cel mai notabil fiind promovarea Kotex. Presa avea de mult o fobie față de orice mențiune a Kotex, iar acesta era rar promovat. Lasker a cumpărat acțiuni în valoare de un milion de dolari de la International Cellulose, producătorul acestuia, și apoi a lansat o campanie extraordinară în ziare și reviste. A obținut profituri de multe milioane din această singură operațiune. Nu numai că a facturat firma pentru campania sa publicitară, dar a câștigat și milioane din operațiunea cu acțiuni. A repetat această formulă cu alte produse, acumulând o avere de cincizeci de milioane de dolari. Ulterior, s-a lăudat că „Nimeni nu a scos atâția bani din publicitate cât am scos eu."

Lasker a stat în spatele multora dintre cele mai de succes emisiuni radio din țară. El l-a audiat pe Bob Hope și i-a lansat o carieră de șaizeci de ani. Lasker a fost cel care a făcut din „Amos și Andy" cea mai populară emisiune radio din Statele Unite. I-a angajat pentru Pepsodent pentru că spunea că jumătate din populația americană care asculta emisiunea în fiecare seară își va imagina dinții albi strălucind „pe acele chipuri închise la culoare". Sponsorul emisiunii era pasta de dinți Pepsodent. Deși programul este acum denigrat ca fiind jignitor pentru afro-americani, dacă Lasker ar mai fi în viață, l-ar promova ca fiind cea mai de succes emisiune de televiziune a națiunii.

Lasker era proprietarul echipei Chicago Cubs și era un mare parior. Se știa că paria până la 40.000 de dolari pe un singur meci de golf. De asemenea, era un șef exigent. În anul crizei economice din 1931, a înregistrat un profit personal de un milion de dolari. Acest lucru nu l-a descurajat să reducă cheltuielile afacerii sale. A profitat de șomajul generalizat și de criza economică pentru a concedia cincizeci de angajați ai Lord and Thomas; celor care au rămas li s-au redus salariile cu cincizeci la sută.

Una dintre cele mai de succes promoții ale lui Lasker a fost campania sa de popularizare a consumului de suc de portocale pentru compania Sunkist. El este însă cel mai bine cunoscut pentru asocierea sa d, cu George Washington Hill de la American

Tobacco. Când Lasker a intrat în scenă, Percival Hill era încă președintele firmei. Fiul unui bancher proeminent din Philadelphia, acesta construise o afacere de succes cu covoare, pe care a vândut-o, investind veniturile într-o companie de tutun, Blackwell Tobacco; apoi a vândut această firmă regelui tutunului, James Duke. Duke a reorganizat firma în 1911 și l-a rugat pe Hill să devină președinte, iar fiul său, George Washington Hill, a devenit vicepreședinte. Lasker a obținut contractul după Primul Război Mondial, când producătorii de tutun erau foarte conservatori în cheltuielile de publicitate. Aceștia cheltuiau rareori sume mari pentru promovarea unei singure mărci, preferând să-și promoveze întreaga gamă. Lasker i-a convins pe membrii familiei Hill să-și concentreze publicitatea și să-și mărească bugetul.

Aceștia au făcut acest lucru, iar vânzările au crescut vertiginos. Într-un singur an, Lasker a crescut bugetul de publicitate de la un milion la douăzeci și cinci de milioane de dolari. A reușit să mențină relații bune cu arogantul și autoritarul George Washington Hill, a cărui grosolănie a fost imortalizată de Sidney Greenstreet în filmul „The Hucksters". Greenstreet l-a portretizat pe Hill ca pe un neîngrijit respingător care își exprima punctul de vedere scuipând o gură mare de salivă pe masa din fața directorilor săi.

Lasker a creat sloganul captivant pentru Lucky Strikes: „It's Toasted". Când a început Al Doilea Război Mondial, a încercat să impună publicului american un slogan presupus patriotic: „Lucky Strike Green Has Gone To War". Campania a fost un eșec. Era un pretext fragil, conform căruia culoarea verde folosită pe pachet fusese rechiziționată pentru efortul de război.

Cea mai mare realizare a lui Lasker a fost campania sa națională de a convinge femeile să fumeze în public. Se poate spune că el a fost părintele cancerului pulmonar la femei. La acea vreme, puține femei erau suficient de îndrăznețe încât să fie văzute fumând în public. Ajutat cu pricepere de subalternii săi de la Hollywood, Lasker s-a asigurat că, în multe scene din filme, actrițele principale vor fi văzute fumând țigări în public. Cel mai mare succes al său a fost prin intermediul lui Bette Davis, care își rostea replicile în aproape fiecare scenă printr-un nor dens de fum. Fumatul în public a devenit acum ceva obișnuit, creând o nouă piață vastă pentru țigări, ceea ce, desigur, era singurul obiectiv al lui Lasker. Aproximativ douăzeci de ani mai târziu, multe dintre aceste femei mureau de emfizem sau de cancer pulmonar.

Ritmul frenetic al lui Lasker și-a spus cuvântul. A suferit trei crize de nervi, dar cel mai mare șoc l-a avut când soția lui a murit în 1936. În anul următor, a cunoscut-o pe actrița Doris Kenyon și s-a căsătorit impulsiv cu ea. Căsătoria a durat doar câteva luni. Ea s-a întors la Hollywood, a divorțat de el și s-a căsătorit cu cumnatul pianistului Arthur Rubinstein, o căsătorie care s-a dovedit a fi una reușită. În 1939, în timp ce lua prânzul cu Wild Bill Donovan la „21 Club", care urma să devină în curând șeful OSS din timpul războiului, ulterior CIA, i-a fost prezentată o divorțată atrăgătoare, o negustoreasă de artă pe nume Mary Woodard. Fiica unui bancher din Wisconsin, ea înființase o companie de confecții, Hollywood Patterns, proiectând rochii ieftine pentru fete muncitoare, iar apoi se lansase în afaceri cu artă. Câteva zile mai târziu, în timp ce lua prânzul cu editorul Richard Simon, a întâlnit-o a doua oară și a decis să se căsătorească cu ea. Abia începea să-și construiască o colecție de artă și știa foarte puțin despre pictură. Ulterior a susținut că s-a căsătorit cu ea pentru a economisi un milion de dolari din comisioanele de vânzare, ceea ce probabil a și făcut. Ea a încercat să-l facă să se relaxeze și, în curând, l-a convins să meargă la un psihanalist. Luase din nou prânzul cu Richard Simon când a sărit în picioare și a spus: „Am întârziat la psihanalist." Simon părea nedumerit, iar Lasker i-a explicat: „Fac asta pentru a scăpa de toată *ura* pe care mi-a insuflat-o industria publicitară." Este probabil că el a insuflat mai multă ură industriei publicitare decât i-a insuflat aceasta lui. În ciuda faptului că practic toți prietenii lui apropiați erau evrei proeminenți, precum Bernard Baruch, Anna Rosenberg, David Sarnoff, publicistul newyorkez Ben Sonnenberg și Lewis Strauss de la Kuhn, Loeb Company, el angaja rar evrei în firma sa de publicitate. Când era mustrat pentru asta, el zâmbea pur și simplu și spunea: „Uite, am intrat în firma asta și am preluat-o. Crezi că vreau ca cineva să-mi facă asta mie?"

Printre protejații săi se aflau oameni de publicitate de mare succes, precum Emerson Foote, William Benton și Fairfax Cone, toți fiind neevrei. Lui Lasker îi plăcea să-i numească „micii lui goyim". Glumea spunând că îi putea face să sară când lătra.

În 1942, Lasker, după ce a făcut o avere uriașă, a decis să închidă Lord and Thomas. Protejații săi au continuat să înființeze firma Fairfax Cone and Belding; William Edward, un avocat, se căsătorise cu Carla, fiica lui Bernard Gimbel, care își făcuse averea din magazinele universale. La nuntă, Lasker a citat cu severitate un vechi proverb evreiesc: „Nu poți face o omletă din două ouă stricate." S-a dovedit că avea dreptate; cei doi au divorțat. Fiica sa, Mary, s-a căsătorit cu magnatul siderurgic din Chicago, Leigh Block, de la Inland Steel. Cei doi au adunat o colecție de artă în valoare de milioane de dolari. Ea a devenit, de asemenea, vicepreședintă a firmei Foote, Cone and Belding. Fratele lui Block, Joseph, a devenit președinte al Federației Evreiești.

Lasker se plictisise să poarte cămăși albe; el a lansat moda cămășilor albastre în New York, care a devenit o trăsătură distinctivă a profesiei de publicitar. Nu a învățat niciodată să conducă mașina și nu avea deloc aptitudini mecanice. După ce s-a mutat la New York, a început să regrete cheltuielile enorme pentru întreținerea proprietății sale din Lake Forest; în 1939 a donat-o Universității din Chicago. Administratorii au vândut-o imediat pentru a construi loturi de teren; conacul de un milion de dolari s-a vândut cu 110.000 de dolari.

Importanța lui Lasker în această poveste constă în faptul că el și colegul său, un negustor de medicamente brevetate pe nume Elmer Bobst, au preluat Societatea Americană de Cancer, o organizație pe moarte la începutul anilor 1940, și în câteva luni au transformat-o într-o forță națională puternică. Au folosit toate tehnicile lor de promovare, strângere de fonduri și organizare a afacerilor pentru a face din această organizație cea mai puternică forță din noua lume de miliarde de dolari a tratamentului cancerului, o realizare pentru care Monopolul Medical Rockefeller a fost extrem de recunoscător. Au renunțat fără ezitare la o organizație greoaie cunoscută sub numele de Armata Femeilor, care era foarte descentralizată, și au concentrat toată puterea Societății Americane de Cancer la New York. Toate ședințele sale se țin acolo. De asemenea, și-au folosit relațiile de afaceri pentru a aduce un nou consiliu de administrație format din cele mai mari nume din domeniul bancar și industrial, percepând 100.000 de dolari de la fiecare pentru privilegiul de a face parte din consiliu.

După ce a lansat Societatea Americană de Cancer ca o organizație viabilă, Lasker însuși s-a îmbolnăvit de cancer. A fost operat de cancer intestinal în 1950, fără să știe că tăierea unei tumori canceroase o răspândește imediat în tot corpul. A murit în 1952 la Pavilionul Harkness Rockefeller. Înainte de moartea sa, el înființase Fundația Albert și Mary Lasker, care urma să o facă pe Mary Lasker cea mai puternică femeie din medicina americană. Ea a ajuns curând să controleze un vast imperiu de subvenții, fundații, lobbyiști din Washington și alte organizații. Cel mai capabil locotenent al ei în obținerea acestei puteri a fost angajata lui Rockefeller, Anna Rosenberg, care a lucrat îndeaproape cu ea timp de ani de zile.

Elmer Bobst, care a fost partenerul lui Lasker în aducerea Societății Americane de Cancer la vârf, era, de asemenea, un magnat. Spre deosebire de Lasker, Bobst provenea dintr-o familie săracă, dar avea și mentalitatea unui negustor înnăscut, preluată de la antreprenorul american P. T. Barnum, care spunea: „În fiecare minut se naște un fraier". Bobst s-a alăturat firmei farmaceutice Hoffman LaRoche în 1911, unde talentele sale de vânzător i-au adus funcția de președinte al firmei. Era, de asemenea, un om de afaceri viclean; imediat după Primul Război Mondial, știind că prețurile mărfurilor urmau să scadă, a fost șocat să descopere că firma acumulase stocuri uriașe în depozitul din New Jersey. A încheiat rapid o tranzacție cu Eastman Kodak pentru a cumpăra cinci tone de bromuri, un ingredient cheie nu numai pentru analgezice, ci și pentru consumabile fotografice. A oferit bromurile la șaizeci de cenți livra, cu zece cenți sub prețul pieței. În câteva săptămâni, prețul pieței a scăzut la șaisprezece cenți livra.

Marea realizare a lui Bobst la Hoffman LaRoche a fost campania sa publicitară pentru vitamine. Aceasta a avut un succes atât de mare încât i-a adus porecla de „Regele

Vitaminelor". A câștigat milioane de dolari pe bursă și a decis să părăsească Hoffman LaRoche în căutarea unor oportunități mai bune. În 1944, a apelat la Cravath, Swaine și Moore, avocații companiei Kuhn, Loeb, pentru a-i negocia condițiile; aceștia i-au obținut o înțelegere foarte favorabilă de 150.000 de dolari în primul an și 60.000 de dolari pe an până la împlinirea vârstei de 75 de ani. După ce și-a făcut averea vânzând vitamine, a trecut la pastilele mai scumpe, devenind șeful Warner-Lambert. Cel mai mare produs al acestei firme era Listerine. Gerald Lambert, el însuși un negustor de seamă, transformase Lambert Pharmacal într-un imperiu gigant, în principal prin avertismentele sale neîncetate cu privire la pericolele „respirației urât mirositoare". Tatăl său inventase Listerine, o apă de gură, pentru care a preluat cel mai faimos nume din medicină, baronul Joseph Lister, inventatorul antisepticelor și al asepsiei în spitale. Un chirurg de renume, baronul Lister o operase chiar pe regina Victoria, singura dată când aceasta s-a supus bisturiului. Gerald Lambert a făcut din numele său un cuvânt de uz comun prin reclame pe o pagină întreagă pentru Listerine. Titlurile de pe bannere avertizau că „Nici măcar cel mai bun prieten al tău nu-ți va spune". Lambert a inventat un cuvânt nou pentru această problemă, halitoză, din latinescul pentru respirație urât mirositoare. În plină perioadă de boom bursier din anii 1920, Gerald Lambert și-a vândut firma către Warner Corporation pentru 25 de milioane de dolari, echivalentul a 500 de milioane de dolari în 1980. Tranzacția a fost încheiată în 1928; în decurs de un an, valoarea firmei a scăzut la 5 milioane de dolari.

Warner-Lambert Corporation, rezultată din această fuziune, a înregistrat o creștere redusă în anii 1930. Bobst a fost angajat în primul rând pentru abilitățile sale de marketing, dar a demonstrat curând că era un constructor de imperii, cumpărând peste cincizeci de companii suplimentare. Într-o mișcare astută, l-a numit pe Albert Driscoll președinte al firmei. Driscoll tocmai își încheiase un mandat de șapte ani ca guvernator al statului New Jersey. În calitate de directori, Bobst a adus cele mai strălucite minți de pe Wall Street, Sidney Weinberg de la Goldman Sachs și Frederick Eberstadt, de la Eberstadt and Company. În calitate de director de relații publice, a adus-o pe Anna Rosenberg, care fusese mult timp director de relații de muncă pentru familia

Rockefeller la principalul lor holding, Rockefeller Center. Acest lucru însemna că Bobst stabilise acum o legătură cheie cu familia Rockefeller, întrucât Anna Rosenberg continua să aibă o strânsă legătură cu foștii ei angajatori.

Deoarece era singurul care cunoștea planurile sale ambițioase, Bobst cumpărase o cantitate mare de acțiuni Warner-Lambert înainte de a-și începe marea expansiune. Drept urmare, valoarea acțiunilor a crescut de multe ori. Acum era cel mai mare acționar, cu o avere de multe milioane. Revista Fortune a descris stilul său de viață feudal, vastele sale proprietăți din New Jersey, iahtul său de 87 de picioare de la Spring Lake și apartamentul său de la Waldorf." De fapt, Bobst a deținut succesiv cinci iahturi, fiecare mai mare decât precedentul, toate numite Alisa, ultimul fiind numit Alisa V. De asemenea, s-a căsătorit a doua oară, cu delegata libaneză la Națiunile Unite. A fost președintele campaniei de vânzare a obligațiunilor de război în New Jersey în timpul celui de-al Doilea Război Mondial și a devenit un mare contribuitor la campaniile politice. A devenit astfel o figură foarte influentă în culisele Partidului Republican, atât de mult încât și-a ales propriul om pentru președinție.

Secretarul Trezoreriei lui Eisenhower, George Humphrey, de la Banca Rothschild, National City Bank din Cleveland, fusese programat să țină un discurs la un miting de strângere de fonduri în New Jersey, al cărui președinte era Bobst. Acesta s-a îmbolnăvit, iar vicepreședintele Richard Nixon a fost trimis în locul său. Așa a început o relație strânsă între Bobst și Nixon, care era aproape o relație tată-fiu. Nixon era fascinat de stilul de viață de milionar al lui Bobst și s-a asigurat că familia Bobst era invitată frecvent la cinele de la Casa Albă. În 1957, Nixon a reușit să-l prezinte pe Bobst reginei Angliei la o reuniune la Casa Albă.

După atacul nechibzuit, deși justificat, al lui Nixon asupra presei, în urma campaniei sale din California, părea că cariera sa politică se încheiase. Cu toate acestea, Bobst nu era dispus să renunțe la un potențial aliat de asemenea calibru. Mai târziu, Nixon și-a amintit cu drag de cel mai bun sfat pe care i l-a dat vreodată Bobst. Bobst l-a luat deoparte, într-o perioadă de mare depresie pentru Nixon, și i-a spus cu sinceritate: „Dick, e timpul să înveți realitățile vieții. Vezi tu, există de fapt doar două tipuri de oameni în lume: cei care mănâncă și cei care sunt mâncați. Trebuie doar să te hotărăști în ce grup vrei să fii."

Într-o perioadă în care Nixon avea perspective reduse sau deloc, Bobst s-a dus la avocatul său, Matt Herold, partenerul senior al firmei de pe Wall Street Mudge, Rose și Stern. Warner Lambert era cel mai mare client al lor, iar când Bobst i-a „sugerat" lui Herold să-l aducă pe Nixon din California ca partener al firmei, Herold a fost mai mult decât fericit să-i facă pe plac. Cu această rampă de lansare, Nixon a reușit să-și lanseze campania de succes pentru președinție.

Mișcarea s-a dovedit a fi o investiție înțeleaptă din toate punctele de vedere. După ce Nixon a câștigat alegerile, guvernatorii republicani ai statelor New Jersey, Nebraska, Kentucky și Virginia de Vest au transferat toate afacerile lor cu obligațiuni scutite de impozit către Mudge Rose, oferind firmei un venit suplimentar de un milion de dolari pe an. În ianuarie 1971, în cadrul procesului „ ", Mudge Rose a comparut în fața Departamentului de Justiție în legătură cu fuziunea dintre Warner-Lambert și Parke-Davis, o decizie care însemna milioane de dolari pentru Bobst. Procurorul general John Mitchell, de asemenea un protejat al lui Bobst, s-a recuzat; adjunctul său, Richard Kleindienst, a aprobat apoi fuziunea. Acestea au fost singurele tranzacții care au devenit de domeniu public; fără îndoială că au existat multe altele. Într-o mișcare fiscală genială, Mitchell l-a sfătuit pe Bobst să doneze 11.000.000 de dolari Universității din New York pentru Biblioteca Bobst.

În 1973, Bobst și-a publicat autobiografia la David McKay Company din New York. O lucrare evident „laudativă", era o relatare entuziastă a realizărilor lui Bobst, neștirbită de niciun comentariu nefavorabil. Când Bobst a murit în 1978, nu a apărut niciun necrolog în *New York Times*. Aceasta a fost o circumstanță uimitoare în ceea ce privește unul dintre cei mai proeminenți magnați din New York. *Times* comemora în mod obișnuit chiar și pe directorii de rang inferior ai firmelor din New York. Ciudat, totuși, o declarație publică despre Bobst a apărut în *Times*, un elogiu comemorativ al prietenului său de lungă durată, Laurance Rockefeller, președintele Sloan Kettering. Rockefeller a spus: „Eforturile sale în lupta împotriva cancerului i-au adus recunoştinţa sinceră a pacienţilor cu cancer şi a cercetătorilor, precum şi a publicului larg." Poate că adevăratul monument comemorativ al lui Bobst este eticheta Listerine, care încă poartă mesajul: „Pentru respiraţie urât mirositoare, muşcături de insecte, mătreaţă infecţioasă; 26,9% alcool."

Rockefeller se referea la revitalizarea Societăţii Americane de Cancer de către Bobst. Sub conducerea sa, aceasta a obţinut un nou statut la 23 iunie 1944 şi a suferit o reorganizare completă. Personalul a fost extins la 300 de angajaţi, iar cei doi negustori au lansat o campanie naţională pentru a recruta două milioane şi jumătate de „voluntari" care să patruleze fiecare centimetru al ţării pentru a strânge fonduri pentru „lupta împotriva cancerului". Deoarece ordinele de a se angaja în această campanie veneau întotdeauna de la magnaţi ai afacerilor, lideri sociali şi politicieni, masele nu aveau altă alternativă; trebuiau să se supună. Talentele de negustori ale lui Bobst şi Lasker au dus la spectacolul adesea ridicol al milioanelor de ţărani adunaţi pe străzi într-o marş anual pentru a zgâlţâi cutii de conserve şi a cerşi donaţii pentru super-bogaţi. Singura campanie care se putea compara cu aceasta d a a fost probabil campania anuală a Partidului Nazist din Germania pentru strângerea de fonduri pentru campania Winterhilfe. Campania ACS funcţiona pe aceleaşi principii. Milioanele de „voluntari" s-au aruncat în această sarcină anuală deoarece slujbele lor, poziţia lor socială şi familiile lor depindeau de disponibilitatea lor de a face sacrificii pentru Zeul lui Mammon, care se deghiza în acel moment în „Fantoma Cancerelor Trecute şi Viitoare".

Preşedintele Societăţii Americane de Cancer, Clarence D. Little, fusese numit în această funcţie în 1929 de către familia Rockefeller, asociaţi de lungă durată care îi înfiinţaseră un laborator la reşedinţa lor de vară de pe Mt. Desert Island. Părea să nu aibă niciun interes pentru cancer, petrecându-şi cea mai mare parte a timpului ca preşedinte al Ligii Americane pentru Controlul Naşterilor, al Societăţii pentru Eutanasie şi al Societăţii pentru Eugenică, aceasta din urmă fiind un proiect preferat al familiei Harriman. El a recunoscut că, în 1943, Societatea Americană de Cancer nu a cheltuit nimic pentru cercetare. Little fusese preşedinte al Universităţii din Michigan şi acum ocupa funcția de supraveghetor al Universității Harvard. Sub conducerea sa, grupul dedicat cancerului nu fusese altceva decât un mic grup de elitiști care se întâlneau ocazional la New York.

În ciuda reorganizării sale pe o bază mai comercială, Societatea Americană de Cancer, mult după plecarea lui Little, a continuat să acumuleze un record uimitor de eșecuri. Un critic, un funcționar federal de lungă durată, a declarat public că ar trebui să se numească „societatea infantilă pentru paralizia națională". Cu toate acestea, incapacitatea societății de a găsi un leac pentru cancer nu a fost deloc întâmplătoare. Influența Bobst-Lasker a adus-o ferm în orbita Institutului Sloan Kettering, al cărui motto fusese de multă vreme „Milioane pentru cercetare, dar niciun cent pentru un leac". Charles McCabe, editorialistul iresponsabil al *San Francisco Chronicle*, a scris pe 27 septembrie 1971: „Poate vă întrebați dacă personalul Societății Americane de Cancer, al fundațiilor de cercetare a cancerului și al altor organizații sfinte este cu adevărat interesat de un leac pentru cancer. Sau dacă ar prefera o problemă care să le permită să continue să existe."

Noul consiliu de administrație Bobst-Lasker al Societății Americane de Cancer includea obișnuita pleiadă de colaboratori ai familiei Rockefeller: Anna Rosenberg, Eric Johnston, fostul președinte de lungă durată al Camerei de Comerț, și, actualul președinte al Asociației Industriei Cinematografice, purtător de cuvânt al magnatilor de la Hollywood; John Adams, partener la Lazard Freres și șef al Standard Brands; generalul William Donovan, avocatul de pe Wall Street care a fost ales de Serviciul de Informații Britanic pentru a conduce noul Birou de Servicii Strategice, rețeaua de spionaj a națiunii; el a fost trimis mai târziu în Thailanda ca ambasador al SUA pentru a supraveghea operațiunile rețelei mondiale de trafic de droguri; Emerson Foote, protejatul lui Lasker în domeniul publicității; Ralph Reed, președintele American Express Company; Harry von Elm, super-bancherul care a fost președinte al Manufacturers Trust; și Florence Mahoney, moștenitoarea averii de milioane de dolari a ziarului Cox și prietenă de lungă durată a lui Mary Lasker.

În 1958, conducerea Societății Americane de Cancer era formată din Alfred P. Sloan, președinte; Monroe J. Rathbone, preşedinte al Standard Oil; doamna Anna Rosenberg Hoffman de la Fundaţia Rockefeller; generalul Donovan şi Eric Johnston. Senatorul Ralph Yarborough din Texas, un susţinător de lungă durată al medicinei socializate, a înfiinţat un Comitet Naţional de Consultanţi pentru Învingerea Cancerului, format din 26 de membri, prezidat de Benno Schmidt, şeful firmei de investiţii bancare J. H. Whitney; alţi membri erau Laurance Rockefeller, dr. Sidney Farber, fost preşedinte al Societăţii Americane de Cancer, G. Keith Funston, preşedintele firmei de muniţii Olin, şi Mathilde J. Krim, o fostă teroristă sionistă.

O notă de subsol interesantă a istoriei este dezvăluirea relaţiilor strânse care s-au dezvoltat între înalţii oficiali nazişti şi fondatorii reţelei teroriste sioniste, Haganah şi Irgun Zvai Leumi, în ultimele zile ale celui de-al Doilea Război Mondial. Sioniştii lucrau pentru a-i alunga pe britanici din Palestina; naziştii erau, de asemenea, în război cu Anglia, ceea ce a dat naştere celei mai curioase alianţe politice a secolului al XX-lea. Unul dintre principalii susţinători ai colaborării cu Abwehr, serviciul de informaţii german, a fost Yitzhak Shamir, actualul premier al Israelului. După război, sioniştii au angajat mulţi foşti nazişti pentru a-i ajuta să-şi organizeze opoziţia militară împotriva britanicilor. Liderul acestei alianţe era veteranul vechii bande teroriste Stern, care era acum Irgun Zvai Leumi, nimeni altul decât Menachem Begin. Una dintre protejatele lui Begin era o tânără pe nume, cunoscută în cercurile teroriste sub numele de Mathilde J. Ea s-a născut în Elveţia după ce tatăl ei a părăsit Italia din cauza „condiţiilor economice precare" – fără nicio ideologie politică. Actuala doamnă Krim este descrisă de *Current Biography* ca „geneticiană" şi „filantropă". Ea a fost biologul rezident al Societăţii Americane de Cancer timp de mulţi ani. În tinereţe, s-a alăturat Irgun Zvai Leumi, căsătorindu-se cu un coleg terorist într-un gest de solidaritate. A devenit curând favorita lui Begin şi a divorţat de soţul ei. Begin a fost cel căruia i s-a adresat un zâmbitor Mike Wallace în cadrul emisiunii „Sixty Minutes": „Chiar aţi introdus terorismul în politica Orientului Mijlociu?" Begin a răspuns cu emfază: „Nu doar în Orientul Mijlociu – în întreaga lume". El se referea la operaţiunile teroriste la nivel mondial ale Mossadului, grupul de informaţii israelian care este finanțat în întregime de CIA cu fonduri provenite de la contribuabilii americani.

Mathilde J. a început apoi să lucreze la Institutul Weizmann din Israel. Într-o zi, a fost prezentată unuia dintre cei mai bogați directori americani ai institutului, magnatul cinematografic Arthur Krim. S-au căsătorit, iar ea a devenit cetățean american. Krim a fost timp de mulți ani principalul lobbyist la Washington pentru marile companii de film; el este, de asemenea, unul dintre principalii strângători de fonduri pentru rețeaua sionistă de propagandă. În calitate de strângător de fonduri, el era și un prieten apropiat al președintelui Lyndon B. Johnson. Krim și soția sa erau oaspeți ai lui Johnson la Casa Albă când israelienii au atacat nava de linie americană U.S.S. Liberty, ucigând mulți membri ai echipajului. Când alte nave americane au trimis avioane pentru a ajuta nava Liberty, de la Casa Albă au fost trimise ordine imediate ca avioanele să se întoarcă. Israelienii au avut libertatea de a-și continua atacul încă câteva ore, într-o încercare disperată de a scufunda nava Liberty, pentru a distruge dovezile radio pe care aceasta le adunase, conform cărora israelienii începuseră Războiul de Șase Zile. Deși se crede în general că Krim a dat ordinul ca avioanele americane să se întoarcă, nu s-a făcut niciodată vreo anchetă.

Johnson a murit, iar ei sunt singurii martori în viață ai acestui exemplu îngrozitor de înaltă trădare din partea Casei Albe. CIA știa de douăzeci și patru de ore că era planificat un atac împotriva navei Liberty, în speranța de a atrage SUA în război de partea Israelului; fuseseră deja plantate dovezi false conform cărora atacul urma să vină din partea „egiptenilor".

Mathilde Krim este acum directoare a Fundației Rockefeller; ea și soțul ei sunt directori ai Institutului Afro-American.

Arthur Krim are o lungă istorie de susținere a cauzelor de stânga în New York, la Școala de Cercetări Sociale din New York, la Henry Street Settlement și la Fundația Field. Krim este președintele United Artists (acum Orion Films). În calitate de avocat personal al lui Armand Hammer, a cărui faimă se datorează faptului că a fost prieten cu teroristul însângerat, Lenin, Krim este, de asemenea, director al celor două firme principale ale lui Hammer, Iowa Beef și Occidental Petroleum. Krim a fost, de asemenea, președinte al Comitetului Financiar Democrat; el este președinte al consiliului de administrație al Universității Columbia și director al Fundației Lyndon B. Johnson.

Criticii au remarcat în 1976 că cel puțin optsprezece membri ai Consiliului de Administrație al Societății Americane de Cancer erau directori executivi ai unor bănci. ACS a cheltuit 114 milioane de dolari în acel an, dar avea active de 181 de milioane de dolari. La 31 august 1976, 42% din numerarul și investițiile ACS, aproximativ 75 de milioane de dolari, erau deținute în bănci cu care acești directori erau afiliați. Bugetul ACS din 1975 arăta că 570 de milioane de dolari erau destinați administrației; suma alocată cercetării era mai mică decât salariile celor 2.900 de angajați ai săi. Societatea Americană de Cancer controla, practic, Institutul Național al Cancerului, o agenție guvernamentală. Fostul director al NCI, Frank J. Rauscher, a devenit vicepreședinte senior al ACS, salariul său dublându-se la 75.000 de dolari pe an. Un purtător de cuvânt al ACS a recunoscut că 70% din bugetul de cercetare al organizației pentru 1976 a fost alocat „persoanelor sau instituțiilor" cu care erau afiliați membrii consiliului de administrație. Pat McGrady, care a ocupat timp de douăzeci și cinci de ani funcția de redactor științific al ACS, i-a spus scriitorului Peter Chowka: „Medicina a devenit venală, fiind depășită doar de drept. Sloganul ACS, „combateți cancerul cu un control medical și un cec", este fals, pentru că nu combatem cancerul. Acel slogan reprezintă limita cunoștințelor științifice, medicale și clinice ale ACS. Nimeni din departamentele științifice și medicale de acolo nu este capabil să facă știință adevărată. Sunt profesioniști minunați care știu cum să strângă bani. Nu știu cum să prevină cancerul sau să vindece pacienții; în schimb, închid ușa ideilor inovatoare. Banii ACS se duc către oamenii de știință care pun în scenă cel mai bun spectacol pentru a obține granturi sau care au prieteni în comisiile de acordare a granturilor."

Aceasta este probabil cea mai credibilă sinteză a modului în care sunt folosite contribuțiile dumneavoastră către Societatea Americană de Cancer. Așa cum am subliniat mai devreme, este vorba despre masele care fac donații către „marii bogătași", care știu cum să împartă aceste fonduri între ei, prietenii lor și organizațiile lor preferate scutite de impozite, care, în multe cazuri, constituie refugii pentru membrii mai incompetenți ai familiilor lor. Directorii ACS sunt selectați dintre „cei mai buni oameni" din New York, jet set-ul, mulțimea la modă de pe Park Avenue, care a fost caricaturizată de romancierul Tom Wolfe ca fiind „radical chic". La un moment dat, Black Power era la modă; acum sunt homosexualitatea și cancerul. Acest grup se promovează constant ca fiind obsedat de „compasiune și grijă", ceea ce se face întotdeauna cu banii altora. Propriile lor portofele rămân lipite de fundurile lor. Acest lucru este ilustrat de inimile sângerânde din emisiunile de știri naționale, care ne delectează în fiecare seară cu versiunea lor despre persoanele fără adăpost, cei care mor de foame în Africa sau oriunde pot găsi o victimă fotogenică pe care să se cațere muștele. Acești „jurnaliști", care sunt plătiți cu milioane de dolari pe an, nu au fost niciodată cunoscuți pentru că ar fi aruncat monede acestor victime. În politică, morala este exemplificată de playboy-ul gras și îmbătrânit, senatorul Teddy Kennedy; la Hollywood, de la fel de dolofana Elizabeth Taylor.

Mathilde Krim este acum geniul care stă în spatele nou-înființatei Fundații Americane pentru Cercetarea SIDA; datorită legăturilor sale puternice la Hollywood, a reușit cu ușurință să o convingă pe Elizabeth Taylor și pe alte vedete să strângă milioane pentru proiectul ei preferat. De asemenea, a recrutat-o pe vechea sa prietenă Mary Lasker ca prim membru al consiliului de administrație al Fundației. Mary Lasker l-a plătit pe actualul „geniu al publicității", Jerry della Femina, pentru a crea o campanie publicitară națională de bun gust pentru distribuirea și utilizarea prezervativelor.

Memorial Sloan Kettering Cancer Center continuă să fie cea mai „la modă" organizație caritabilă printre mondenii din New York; cu siguranță este cea mai influentă. Este listată în cartierul de lux Upper East Side ca „Societatea Memorial Sloan Kettering Cancer Center". De mulți ani, acesta operează un magazin second-hand popular pe Third Avenue d, care este plin de donații de la familii înstărite. La fel ca mulți alți tineri scriitori și artiști, autorul prezentului articol și-a cumpărat hainele de acolo timp de ani de zile, toate fiind de la cele mai scumpe magazine din New York.

Deoarece „lupta împotriva cancerului" este controlată în totalitate de monopolul medical Rockefeller, se acordă în mod obișnuit subvenții care nu sunt altceva decât escrocherii. Un glumeț susține că ACS va acorda o subvenție de cercetare numai dacă beneficiarul semnează un document prin care jură că nu va găsi un leac pentru cancer. Deși a fost dezvăluită doar vârful aisbergului, au existat numeroase dezvăluiri care atestă că cea mai mare parte a „cercetării în domeniul cancerului" este falsă, plină de rezultate falsificate. Într-unul dintre incidentele cele mai mediatizate, Institutul Național al Cancerului a acordat 980.000 de dolari unui cercetător de la Universitatea din Boston, care a fost forțat să demisioneze după ce a fost acuzat că și-a falsificat datele de cercetare; un alt incident binecunoscut, petrecut chiar la prestigiosul Memorial Center, a scos la iveală faptul că șoarecii erau vopsiți în culori diferite pentru a „verifica" anumite teste de cancer. Dr. William Summerlin de la Sloan Kettering a recunoscut că a vopsit șoarecii pentru a-i face să pară că s-au efectuat grefe de piele reușite.

Biroul Național de Standarde raportează că jumătate sau mai mult din datele numerice publicate de oamenii de știință în articolele din Journal sunt inutilizabile, deoarece nu există dovezi că cercetătorii au măsurat cu precizie ceea ce credeau că măsoară. Alarmați de aceste statistici, oficialii au inițiat un sondaj; 31 de autori de rapoarte științifice au primit chestionare prin care li se cereau datele brute. Cei 21 care au răspuns au spus că datele lor au fost „pierdute" sau „distruse accidental". Ce pierdere pentru profesia de cercetător!

Credibilitatea cercetătorilor din țară a fost grav afectată de o dezvăluire fulminantă difuzată în cadrul emisiunii „Sixty Minutes" pe 17 ianuarie 1988, sub titlul „Faptele erau ficțiune". Subiectul reportajului era „unul dintre cei mai importanți oameni de știință" din țară. Acesta susținea că a efectuat cercetări ample asupra persoanelor cu retard mental într-o instituție de stat, însă documentele arătau clar că el lucrase doar cu peștișori aurii. Reportajul „Sixty Minutes" estima că între zece și treizeci la sută din toate proiectele de cercetare desfășurate în Statele Unite sunt complet falsificate, din cauza cerințelor pentru a câștiga cursa pentru „obținerea de granturi". Trebuie prezentate rezultate „surprinzătoare" înainte ca cererile de finanțare să fie luate în considerare cu seriozitate, iar sumele în sine nu sunt deloc mici; adesea se ridică la subvenții de milioane de dolari. Un cercetător științific intervievat în emisiunea „Sixty Minutes" a declarat: „M-aș gândi de două ori înainte să cred ce citesc în revistele medicale... sunt informații necinstite, frauduloase." Spiritul motor din spatele tuturor acestor falsuri este refuzul celor bogați să-și vadă profiturile periclitate de orice progres real în medicină. Prin urmare, cu cât se fac mai multe cercetări false, cu atât sunt mai mici șansele ca un medicament aflat acum pe piață, care aduce 100.000.000 de dolari pe an sau mai mult, să fie scos de pe piață. Falsificarea în masă din cercetarea americană se datorează aproape în întregime presiunilor exercitate de monopolul medical Rockefeller și de firmele farmaceutice aflate sub controlul acestuia, care prezintă în mod obișnuit „teste" falsificate în mod elaborat către Food and Drug Administration pentru a obține aprobarea pentru produse noi, ascunzând efectele secundare dăunătoare, care includ adesea leziuni hepatice și renale sau decesul. Controlul universităților de către Monopolul Medical creează un teren propice pentru mai mulți slujitori robotici, dispuși să se umilească în orice fel pentru o bursă sau un loc de muncă care necesită puțină sau deloc performanță. O lungă istorie a cercetării falsificate este un „Panama" ideal sau un mijloc de control pentru a-i ține pe acești slujitori în linie.

Este înfricoșător să ne gândim că astfel de cercetări falsificate constituie de obicei baza pentru acceptarea sau respingerea noilor medicamente, protejând în același timp Establishment-ul, care continuă să culeagă profituri din panacee și proceduri demult depășite și discreditate. Totuși, acesta este contextul, precum și *rațiunea de a fi*, a „Brave New Budget" (Bugetul Curajos Nou) al președintelui Reagan pentru 1989, care alocă 64,6 miliarde de dolari pentru „cercetare și dezvoltare". Deși aceasta reprezintă doar o creștere de 4% față de 1988, ea reprezintă o creștere de 52% de când Reagan a preluat funcția.

Bugetul Institutului Național de Sănătate s-a dublat, ajungând la 6,2 miliarde de dolari; cercetarea în domeniul cancerului va primi 1,5 miliarde de dolari, în timp ce pentru SIDA sunt alocați 2 miliarde de dolari. Mathilde Krim trebuie să fie foarte fericită.

Criticii au subliniat că Memorial Sloan Kettering nu a făcut practic nicio cercetare privind prevenirea cancerului, ci doar privind modalitățile sale preferate de „tratament". Premisa de bază a cercetătorilor săi, că celula este singura responsabilă pentru multiplicarea celulelor canceroase, este probabil eronată; cu toate acestea, ea stă la baza întregii lor activități, inclusiv a promovării chimioterapiei. De fapt, celula reacționează probabil la infecții sau presiuni externe, iar vina nu este a celulei. Abordarea Sloan Kettering promite un „leac miraculos", care va readuce celula la un regim sănătos prin medicamente sau chimioterapie. Medicamentele pentru chimioterapie includ agenți alchilanți care inhibă de fapt creșterea celulară. Aceștia sunt alcaloizi, care împiedică mitoza celulară sau diviziunea celulară. Sloan Kettering ignoră, de asemenea, posibilitatea de a stimula sistemul imunitar să răspundă la creșterea cancerului, care este metoda normală pe care organismul o folosește pentru a combate boala. Această instituție primește 70 de milioane de dolari pe an de la diverse fundații scutite de impozite, inclusiv Fundația Alfred P. Sloan, ceea ce înseamnă că contribuabilul american subvenționează toată această cercetare. O sută treizeci de cercetători cu normă întreagă desfășoară activități de cercetare la Centru; toți cei 345 de medici de la Centru sunt, de asemenea, puternic implicați în cercetare. Și care sunt rezultatele tuturor acestor activități? O dependență continuă de tehnicile acum învechite de „tăiere, secționare și ardere", care încă amintesc de practicile „medicilor nebuni" ai regretatilor doctori J. Marvin Sims și James Ewing, decedați de mulți ani. În timp ce sunt atașați de respectarea ritualică a acestor proceduri costisitoare, dureroase și inutile, „oamenii de știință" de la Sloan Kettering mențin o falangă hotărâtă de opinii care denunță diverse proceduri holistice care se bazează pe dietă, nutriție și vitamine.

Dr. Muriel Shimkin, de la Institutul Național de Sănătate, scria în 1973, în ghidul oficial al institutului privind cancerul, că „tratarea cancerului doar prin dietă ține de domeniul șarlataniei".

Cu toate acestea, Societatea Americană de Cancer, confruntată cu o cantitate tot mai mare de dovezi care demonstrează contrariul, a publicat un Raport special în 1984, recomandând următorul program: „1. Evitați obezitatea. 2. Reduceți aportul total de grăsimi la 30% din totalul caloriilor. 3. Consumați mai multe alimente bogate în fibre. 4. Consumați alimente bogate în vitaminele A și C. 5. Includeți în dietă legume crucifere, verdețuri etc. 6. Consumați alcool cu moderație. 7. Consumați cu moderație alimente sărate, afumate și conservate cu nitriți." Acesta este un regim foarte rațional; cu toate acestea, el nu a fost subliniat de ACS sau de Institutul Național de Sănătate (, NIH), și nici mulți medici nu includ acest sfat în recomandările pe care le fac pacienților lor.

Societatea Americană de Cancer a avut întotdeauna o obsesie, laetrile. Dr. Lewis Thomas, director de lungă durată al Sloan Kettering, a declarat la Seminarul Scriitorilor Științifici al Societății Americane de Cancer din 2 aprilie 1975: „Laetrile nu a avut absolut nicio valoare în combaterea cancerului." Acest lucru contrazicea munca depusă de propriii oameni de știință ai Centrului, ale căror rezultate reale fuseseră ascunse. Dr. Thomas a declarat din nou în 1975: „După doi ani de teste, s-a demonstrat că laetrile este inutil în lupta împotriva cancerului". Dr. Robert Good, președintele Sloan Kettering, a declarat, de asemenea, în ianuarie 1974: „În acest moment nu există dovezi că laetrile are un efect asupra cancerului". Proprii săi oameni de știință finalizaseră studii care arătau contrariul; doi cercetători, dr. Lloyd Schoen și dr. Elizabeth Srockett, care lucrau amândoi independent la Centru, descoperiseră că enzimele de ananas combinate cu Laetrile au dus la regresia totală a tumorii în 50% din experimentele lor pe 34 de animale de laborator de acolo.

Unul dintre cei mai faimoși beneficiari ai tratamentului cu laetrile a fost actorul Steve McQueen. El fusese declarat de către medici ca fiind un caz terminal când a încercat laetrile. Răspundea bine la tratament până când un medic l-a convins să se supună unei intervenții chirurgicale pentru o tumoare; a murit apoi pe masa de operație din cauza unei embolii. Establishmentul a proclamat că acest lucru dovedea că tratamentul cu laetrile era inutil.

Harold Manner, de la Centrul de Cancer, a descoperit, de asemenea, că o combinație de laetrile, enzime și vitamina A a avut un efect pozitiv similar asupra șoarecilor cu cancer. Dr. Kinematsu Suiguira, care lucra la Memorial din 1917, după ce anterior lucrase în domeniul cancerului la Institutul Harriman, obținuse, de asemenea, rezultate remarcabile care dovedeau că laetrile era eficient împotriva cancerului la animalele de laborator. La 13 iunie 1973, rezultatele testelor asupra cancerului cu laetrile efectuate de dr. Kinematsu Suiguira pe o perioadă de nouă luni au arătat că „rezultatele demonstrează clar că amigdalinul inhibă semnificativ apariția metastazelor pulmonare la șoareci". Deși acest lucru fusese anunțat de Institutul Sloan Kettering, pe 10 ianuarie 1974, dr. Robert Good, președintele Sloan Kettering, a denunțat știrea despre descoperiri ca fiind „o scurgere prematură de informații". ul dr. Ralph Moss, care era atunci director de relații publice la Centrul de Cancer, a considerat munca lui Suiguira o adevărată descoperire și o schimbare binevenită față de lipsa singulară de succes a Institutului Sloan Kettering în activitatea sa privind cancerul. Pe 17 noiembrie 1977, el a ținut o conferință de presă la Hotelul Hilton din New York. În loc să fie lăudat pentru că a făcut public succesul Centrului, a fost concediat a doua zi. Ulterior, el a scris o carte excelentă, „The Cancer Syndrome", care expune multe dintre evenimentele ciudate de la Sloan Kettering. Cartea sa este foarte factuală și este scrisă fără ranchiună împotriva celor care l-au dat afară.

Deoarece Elmer Bobst jucase un rol crucial în a-i permite lui Nixon să devină președinte, nu a avut mari dificultăți în a-l convinge pe Nixon să autorizeze un nou și costisitor „război împotriva cancerului". La instigarea lui Bobst, Nixon a semnat Legea Națională privind Cancerul în 1971, care a transformat Institutul Național al Cancerului din Bethesda într-o nouă birocrație guvernamentală monolitică. În următorii cincisprezece ani, NCA urma să cheltuiască peste zece miliarde de dolari pentru finanțarea diverselor programe de combatere a cancerului, dintre care niciunul nu a avut vreun efect în vindecarea sau prevenirea cancerului. În 1955, NCI înființase un Centru Național de Servicii de Chimioterapie cu o subvenție de 25 de milioane de dolari, pentru a promova utilizarea chimioterapiei.

Un anunț publicitar pe o pagină întreagă în *New York Times*, din 9 decembrie 1969, proclama că „Vindecarea cancerului este la îndemână”. Articolul promitea că vindecarea cancerului până în 1976 era o „posibilitate distinctă”. Președintele Comitetului Național pentru Cancer al Președintelui a prezentat un raport în care recunoștea că primii cinci ani ai Programului Național pentru Cancer au fost un eșec; numărul victimelor cancerului a crescut în fiecare an de funcționare a acestuia. Până în 1985, numărul anual al victimelor era de 485.000.

Peste 43.000 de oameni l-au inundat pe Nixon cu cereri ca NCI să testeze laetrilul. Benno Schmidt a ales apoi un grup de oameni de știință pentru a efectua testele; toți erau cunoscuți ca fiind fanatic opuși laetrilului. Când a cerut rezultatele științifice, el a spus: „Nu am putut convinge pe nimeni să-mi arate munca sa”. Dacă testele lor ar fi arătat că laetrilul este inutil, ar fi fost prea fericiți să-și publice concluziile. Lupta împotriva laetrilului a continuat printr-o campanie la nivel național. Un lobbyist, Charles Ofso, avea un loc de muncă cu normă întreagă în Sacramento, California, la o organizație num, care făcea lobby împotriva laetrilului; era plătit cu 25.000 de dolari pe an. Proprietarii de farmacii care expuneau cărți favorabile laetrilului au fost informați că niciun membru al AMA nu le va mai trimite rețete până când aceste cărți nu vor fi retrase. Din 1963, Comisia Federală pentru Comerț a exercitat presiuni asupra editorilor de cărți pro-laetril. Legile guvernamentale nu numai că interzic transportul interstatal al laetrilului, ci chiar și al cărților care îl recomandă!

După chiropractică, laetrilul a fost cea mai importantă țintă a operațiunii criminal-sindicaliste a Conferinței de Coordonare a Informațiilor de Sănătate, conspirația lansată de Societatea Americană de Cancer, Asociația Medicală Americană și Administrația Alimentelor și Medicamentelor. A continuat să fie în mare parte un război de cenzură și intimidare, al cărui scop era să împiedice orice discuție publică despre laetril. Emisiunile TV care programau forumuri despre laetril, pentru a discuta ambele părți ale controversei, au fost brusc anulate.

Testele care demonstrau eficacitatea laetrilului au fost ascunse; ele nu au ajuns niciodată la cunoștința publicului.

Disperarea cu care s-a dus campania împotriva laetrilului a avut motive exclusiv financiare; acesta reprezenta cea mai mare amenințare la adresa profiturilor monopolului medical Rockefeller. Tratamentul spitalicesc pentru cancer costa multe mii de dolari. În ciuda celor 70 de milioane de dolari pe an alocați de Centrul de Cancer pentru „cercetare", spitalul său, Memorial Hospital, percepea 470 de dolari pe zi pentru un pat; o ședere de zece zile costa aproape 5.000 de dolari, la care se mai adăugau încă 4.000 de dolari pentru tratament și îngrijire medicală.

Datele privind tratamentele de tip „taie, taie și arde" erau în mod obișnuit distorsionate și falsificate. Dr. Hardin James, profesor de fizică medicală la Universitatea din California la Berkeley, a luat cuvântul la Conferința Scriitorilor de Știință a ACS în 1969; el a dezvăluit că cele mai grave cazuri de cancer erau de obicei catalogate ca „inoperabile" și lăsate în mod deliberat netratate. Studiile publicate privind vindecarea sau remisiunea cancerului erau cazurile „preferate", care aveau o rată ridicată de recuperare. Cu toate acestea, dr. James a raportat că „speranța de viață a acestor cazuri netratate era de fapt mai mare decât speranța de viață a celor care au fost tratați".

În ciuda dezvăluirilor dr. James, spitalele au continuat să selecteze cazurile de cancer pe care le tratau; chiar și renumitul Centru de Cancer a menționat că politica sa este de a nu accepta anumite cazuri terminale; pacienții sunt îndrumați politicos către un azil de bătrâni unde pot muri. De fapt, astfel de refuzuri ar fi putut fi o binecuvântare pentru cei pe moarte, întrucât tratamentul la care ar fi fost supuși la Memorial Hospital l-ar fi făcut pe Contele Dracula să saliveze de invidie. Dr. Ralph Moss a dezvăluit unele dintre tehnicile chirurgicale predominante de acolo. El a raportat că cancerul de cap și gât era tratat printr-o operație numită „comando", după o tehnică de luptă folosită de comando în cel de-al Doilea Război Mondial; aceasta presupunea îndepărtarea întregii maxilare. Cancerul pancreatic era tratat prin îndepărtarea majorității organelor din zona glandei infectate; rata de supraviețuire, în ciuda acestui tratament drastic, a rămas aceeași, de doar trei la sută. În 1948, dr. Alex Brunschweig a inventat o operație numită „exenterație totală", care presupunea îndepărtarea rectului, a stomacului, a vezicii urinare, a ficatului, a ureterului, a tuturor organelor reproductive interne, a planșeului și a peretelui pelvian, a pancreasului, a splinei, a colonului și a multor vase de sânge. Dr. Brunschweig însuși a numit această tehnică de golire „o procedură brutală și crudă" *(New York Times,* 8 august 1969).

Epitomul operațiilor „medicului nebun" era cunoscut sub numele de hemicorporectomie. Inițiată de dr. Theodore Miller la Centrul de Cancer, aceasta presupunea tăierea tuturor părților de sub pelvis. Aceste tehnici amintesc mai mult decât de anumite proceduri folosite de revoluționarii comuniști din America Latină; revoluționarii sandiniști s-au inspirat din dictonul poetic al liderilor lor, conform căruia „Libertatea nu se cucerește cu flori, ci cu gloanțe, și de aceea folosim TĂIETURA VEST, TĂIETURA TIGVĂ și TĂIETURA BLOOMERS". În cazul tăieturii vest, capul victimei era tăiat cu o macetă, iar brațele îi erau secționate la umeri; în cazul tăieturii gourd, victimei i se tăia partea de sus a capului; tăietura bloomers presupunea tăierea ambelor picioare la genunchi, lăsând victima să sângereze până la moarte.

Înregistrările sindromului „doctorului nebun" ar umple mai multe cărți. Un raport special al Congresului a urmărit aproximativ 31 de experimente pe „cobai umani" pe o perioadă de treizeci de ani. Comitetul „ ", prezidat de Woodward D. Markey, D.Ma., a comentat că descoperirile sale „șochează conștiința și reprezintă o pată neagră în istoria cercetării medicale". Raportul a arătat că, între 1945 și 1947, în cadrul Proiectului Manhattan, oamenii de știință au injectat în mod obișnuit plutoniu la optsprezece pacienți; între 1961 și 1965, la MIT, douăzeci de pacienți vârstnici au fost injectați sau hrăniți cu radiu sau toriu. Între 1946 și 1947, la Universitatea din Rochester, șase pacienți cu rinichi sănătoși au fost injectați cu săruri de uraniu „pentru a determina concentrația care ar putea produce leziuni renale"; între 1953 și 1957, la Spitalul General din Massachusetts, din Boston, doisprezece pacienți au fost injectați cu uraniu pentru a determina doza care ar provoca leziuni renale. Între 1963 și 1971, 67 de deținuți din Penitenciarul de Stat din Oregon și 64 de deținuți din Penitenciarul de Stat din

Washington au fost supuşi unor radiografii la testicule pentru a determina efectul radiaţiilor asupra fertilităţii umane.

Între 1963 şi 1965, la Staţia Naţională de Testare a Reactorilor a Comisiei pentru Energie Atomică din Idaho, s-a eliberat în mod intenţionat iod radioactiv în şapte ocazii separate, iar şapte subiecţi umani au băut în mod intenţionat lapte de la vaci care păşteau pe terenuri contaminate cu iod. Între 1961 şi 1963, la Universitatea din Chicago şi la Laboratorul Naţional Argonne din Illinois, 102 subiecţi umani au fost hrăniţi cu particule radioactive simulate provenite de la poligonul de testare din Nevada, precum şi cu soluţii de cesiu şi stronţiu radioactiv. La sfârşitul anilor 1950, doisprezece pacienţi de la spitalele Presbyterian şi Montefiore din New York au fost injectaţi cu particule radioactive de calciu şi stronţiu utilizate în tratamentul cancerului. Închisoarea de stat din Oregon a administrat doze de radiu de 600 de roentgeni în expuneri unice asupra organelor reproductive, când doza sigură era de 5 roentgeni pe an. Timp de un deceniu, oamenii de ştiinţă au fost hrăniţi cu materiale radioactive, astfel încât alţi oameni de ştiinţă să-şi poată calibra instrumentele de măsurare a acestor doze.

Indiferent de satisfacţia pe care aceşti medici nebuni ar fi putut-o obţine din aceste experimente, rata de cancer a rămas aceeaşi sau a crescut.

Congresmanul Wydner a subliniat că „Mi s-au adus la cunoştinţă informaţii care arată că, în urmă cu douăzeci de ani, în 1957, se vindeca aceeaşi proporţie de cazuri de cancer, adică unul din trei. Acest lucru ridică întrebarea de ce, în ciuda tuturor fondurilor şi eforturilor dedicate cercetării în domeniul cancerului... rata de vindecare a rămas neschimbată." În ciuda acestor critici, NCI a continuat să irosească miliarde de dolari pe programe inutile. S-a raportat că George R. Pettit de la Universitatea din Arizona din Tempe a petrecut şase ani şi a cheltuit 100.000 de dolari pentru a extrage substanţe chimice de la un sfert de milion de fluturi, ca parte a unui program al NCI; nu au existat rezultate identificabile. Alţi cercetători au continuat să considere războiul împotriva cancerului un război profitabil.

Saturday Review a raportat în numărul său din 2 decembrie 1961 că un important susținător financiar al Societății Americane de Cancer din Massachusetts era supărat pentru că nu reușea niciodată să-l găsească pe directorul de stat în biroul său. I s-a spus în cele din urmă că directorul, James V. Lavin, se afla probabil în celălalt birou al său de peste drum, unde conducea o companie privată de strângere de fonduri, James C. Lavin Company; el reprezenta un grup select de clienți. Urat de această revelație, vicepreședintele executiv al Societății Americane de Cancer, Lane W. Adams, a scris o scrisoare către *Saturday Review*, la 6 iunie 1962, după cum urmează: „Aranjamentul prin care James C. Lavin desfășura activități private de strângere de fonduri în timp ce ocupa funcția de director executiv al Societății Americane de Cancer din Massachusetts era cunoscut de Societatea Națională.” Adams a spus că salariul lui Lavin era de 17.000 de dolari, plus încă zece mii pe an plătiți companiei sale. Saul Naglin, de la Lavin Company, a fost controlorul filialei din Massachusetts a ACS timp de mai mulți ani. Cheltuielile generale anuale ale filialei din Massachusetts erau de 548.000 de dolari în 1960, cu venituri totale de 1,1 milioane de dolari.

Scrisoarea lui Adams se lăuda, de asemenea, că „am contribuit la susținerea cercetărilor dr. Sterling Schwartz, care injecta extract de creier uman cu leucemie la subiecți umani, și ale dr. Chester Southam, care injecta celule canceroase vii sub pielea oamenilor.” Adams, care lucra la Societatea Americană de Cancer din 1948, conduce acum birourile naționale de la 90 Park Avenue, în New York. El a primit Premiul Albert Lasker pentru Serviciu Public de la ACS; este, de asemenea, vicepreședinte al Zion First National Bank din Salt Lake City, director al Paul Revere Investors și al Energy Fund. Avocatul lui Lavin, James Mountzos, a fost secretar al ACS din Massachusetts și a făcut parte, de asemenea, din consiliul național.

În 1978, Societatea Americană de Cancer a avut venituri de 140 de milioane de dolari, din care mai puțin de 30% au fost cheltuiți pentru cercetarea cancerului,, iar 56% au fost folosiți pentru acoperirea costurilor administrative. Societatea avea investiții în valoare de 200 de milioane de dolari. Înainte de preluarea de către Bobst-Lasker în 1944, veniturile sale nu depăşiseră niciodată 600.000 de dolari pe an; în anul următor, a strâns 5 milioane de dolari. În 1982, Allan Sonenshein a publicat un avertisment: „Atenție; Societatea Americană de Cancer poate fi periculoasă pentru sănătatea dumneavoastră!” În 1955, într-o mişcare de putere, ACS a preluat toate activitățile de cercetare de la Consiliul Național de Cercetare, executând o lovitură de stat strălucită prin crearea unui nou Consiliu Consultativ Științific care să reprezinte spitalele şi universitățile americane. Dr. Samuel Epstein, în cartea sa, „The Politics of Cancer”, a remarcat că „în afară de faptul că nu se implică în prevenirea cancerului, cu excepția, într-o măsură limitată, a tutunului, oficialii de rang înalt (ai ACS) au creat societății o reputație de indiferență, dacă nu chiar de ostilitate activă, față de necesitățile de reglementare pentru prevenirea expunerii la substanțe chimice cancerigene în mediul general şi la locul de muncă”. Epstein a raportat că ACS s-a opus reglementării unor potențiali agenți cancerigeni precum colorantul roşu nr. 2, TRIS şi DES. ACS a refuzat să susțină Legea privind apa curată şi a dat vina pe victime pentru cancer. EPA a raportat că poluanții din interior cauzează şase mii de decese prin cancer pe an şi că 38 de milioane de americani beau apă cu niveluri nesigure de plumb şi alte substanțe toxice, inclusiv produse secundare ale clorului. DES, dietilstilbestrolul, a fost utilizat pe scară largă din anii 1940 până la începutul anilor 1970 ca hormon feminin sintetic, care era prescris în mod obişnuit de medici pentru a preveni avortul spontan; acesta nu a fost testat pentru posibile efecte secundare şi nimeni nu ştia care erau acestea. În cele din urmă, un student de la Centrul Medical al Universității din Chicago a demonstrat că nu numai că era ineficient în prevenirea avorturilor spontane, dar că putea avea efecte secundare. Această descoperire nu a reuşit să oprească utilizarea sa. În 1972, au început să apară efectele sale pe termen lung: cancer de sân, cancer vaginal la fiicele pacienților tratați cu DES, precum şi alte malformații şi anomalii genitale. De asemenea, a fost asociat cu leziuni hepatice.

Lee Edson, în „The Cancer Rip-off”, notează că 74 de companii private din apropierea Institutului Național de Sănătate din Bethesda percepeau guvernului 144% cheltuieli generale plus 9% profit pentru a efectua cercetări în domeniul virusurilor. Nixon îl numise pe protejatul său, dr. Frank Rauscher, la conducerea NCI; acesta era un virolog care a început să promoveze chimioterapia ca răspuns la cancer. Dr. Rauscher a susținut că programul de chimioterapie al NCI „a oferit un tratament eficient pentru pacienții cu cancer din toată țara și din întreaga lume". Această afirmație a fost contestată imediat de Dean Burk, șeful secției de ciclochimie a NCI, care a subliniat că „practic toți agenții chimioterapeutici aprobați în prezent de FDA pentru utilizare sau testare la pacienții umani cu cancer sunt extrem de toxici, având un efect imunosupresiv pronunțat și fiind foarte cancerigeni la șobolani și șoareci, provocând ei înșiși apariția cancerului într-o mare varietate de organe ale corpului". În ciuda acestei critici, Rauscher a fost numit șef al Consiliului Național Consultativ pentru Cancer al Președintelui.

Efectele secundare ale chimioterapiei au fost descrise în detaliu de multe dintre victimele sale: greața teribilă, căderea părului, pierderea bruscă în greutate și mulți alți factori adversi. O carte scrisă de M. Morra, „Choices; Realistic Alternatives in Cancer Treatment" (Avon, 1980), prezintă în mod favorabil toate tehnicile de tăiere, secționare și ardere ale sistemului medical. Morra menționează dieta doar în legătură cu greața provocată de chimioterapie; el sfătuiește sobru să „lăsați pe altcineva să gătească, astfel încât mirosul mâncării să nu vă provoace greață". Morra nu a dat niciun sfat despre cum să serviți mâncarea fără miros.

De când primul binefăcător al Memorial Sloan Kettering, James Ewing, s-a sinucis prin expunere la radiu în 1913, această metodă a rămas tratamentul preferat la acest centru oncologic. Ziarul *„The New York Times"* menționa la 4 iulie 1979 că 70% dintre toți pacienții cu cancer de la Memorial beneficiază de tratamente cu radiații, la un cost de 500.000 de dolari pe an. În prezent, centrul efectuează 11.000 de intervenții chirurgicale și 65.000 de tratamente cu radiu pe an. În 1980, Memorial a achiziționat echipamente noi pentru tratamentul cu radiu, o cheltuială de 4,5 milioane de dolari. Cu toate acestea, tratamentul cu radiu continuă să fie un tratament îngrozitor prin efectele sale.

În 1937, dr. Percy Furnivall, un chirurg renumit de la London Hospital, și-a diagnosticat propria tumoare ca fiind cancer. Pe 26 februarie 1938, el a publicat în *British Medical Journal* un apel pasionat ca urmare a experienţei sale: „Tragediile cauzate de tratamentul cu radiu sunt frecvente, iar publicitatea acordată tratamentului cu radiu al cancerului este o ruşine pentru ministrul sănătăţii şi pentru grupurile de interese care percep preţuri exorbitante pentru această substanţă care distruge organismul. Nu-i doresc nici celui mai înverşunat duşman al meu d ul să treacă prin iadul prelungit prin care am trecut eu, cu nevrita şi mialgia cauzate de radiu, timp de peste şase luni. Această relatare a propriului meu caz este un apel la o analiză foarte atentă a tuturor factorilor înainte de a decide care este cea mai potrivită formă de tratament." El a murit la scurt timp după aceea, însă apelul său nu a avut niciun efect asupra continuării utilizării tratamentelor cu radiu pentru cancer.

Răposatul senator Hubert Humphrey, care a murit de cancer, este adesea citat ca o reclamă pentru tratamentul cu radiu. Jane Brody, în cartea sa *din New York Times*, „You Can Fight Cancer and Win" (Poţi lupta împotriva cancerului şi poţi câştiga), scrisă în colaborare cu vicepreşedintele Societăţii Americane de Cancer, Holleb, în 1977, îl citează pe Hubert Humphrey ca „un beneficiar faimos al radioterapiei moderne". Ea trece cu vederea faptul că „acest faimos beneficiar" era complet deziluzionat de terapia cu radiu înainte de moartea sa. În 1973 i s-a descoperit cancer la vezică; a fost tratat cu raze X, iar în 1976, medicul său, dr. Dabney Jarman, a raportat triumfător că „Din punctul nostru de vedere, senatorul este vindecat." *(New York Times,* 6 octombrie 1976). Humphrey a continuat să se ofilească, supunându-se la mai multe sesiuni de chimioterapie, până când a refuzat categoric să se întoarcă la Memorial Cancer Center pentru continuarea tratamentului.

Citat în *Daily News,* 14 ianuarie 1978, el a numit chimioterapia „moarte îmbuteliată".

Washington Post a publicat în februarie 1988 un articol intitulat „Tratamentul cancerului este toxic". „Suntem foarte puţin cruţaţi când vedem oameni care par sănătoşi transformându-se sub ochii noştri în fiinţe tremurânde, frisoase, cu greaţă, pline de suferinţă. Succesele, deşi puţine, au fost spectaculoase."

Un factor care a fost ignorat în mod constant în evoluția cancerului este rolul stresului neobișnuit. Cu toții ne confruntăm cu stresul zilnic în viețile noastre, cu care ne descurcăm cât putem de bine. Cu toate acestea, stresul neobișnuit și prelungit pune o presiune mai mare asupra sistemului nostru decât am putea face față. Acest lucru este valabil în special astăzi, când forțe sinistre ascunse ne otrăvesc toate comunicările cu propaganda lor umbroasă, în timp ce ne asigură că ele reprezintă doar „compasiune și grijă". Un scriitor pe nume Morley Roberts a avansat o teorie surprinzătoare despre cancer în 1926. Om de știință englez, Roberts nu aparținea niciunei școli de gândire cunoscute d, iar datorită independenței sale, lucrările sale au fost în mare parte ignorate. Teoria sa despre materialismul organic susține următoarele puncte:

„Malignitate și evoluție: Malignitatea este devierea energiei de la diferențierea înaltă către proliferarea epiteliilor de calitate inferioară, care pot suporta iritația, dar se diferențiază cu dificultate." Epiteliomul, o formă comună de cancer, este multiplicarea celulelor de tipul cel mai simplu din corp, care, la fel ca cele ale pielii exterioare, epiderma, au o durată de viață relativ scurtă și sunt incapabile să se diferențieze. Un organism afectat de cancer este incapabil să se diferențieze pentru a face față condițiilor de existență, deoarece energia sa a fost deviată către multiplicarea celulelor de grad inferior. Cancerul este proliferarea coloniilor de celule de grad inferior în organism. Acestea migrează prin corp în căutarea unui loc pentru ele, deși nu au nicio funcție. Oriunde se adună, ele fură hrana celulelor de grad superior, unde sunt adunate în colonii celulare ca organe ale corpului. Aceste organe sunt sufocate și mor de foame, provocând în cele din urmă moartea organismului. Statul modern este un organism malign dedicat proliferării unităților de grad inferior în detrimentul tipurilor superioare, mai diferențiate. Organismele mai productive sunt puternic impozitate pentru a susține un număr mare de excrescențe neproductive și slab diferențiate. Presiunea în continuă creștere asupra membrilor productivi ai statului provoacă moartea lor prematură, la fel cum proliferarea celulelor de grad inferior în organismul canceros ucide celulele mai diferențiate. Roberts pune întrebarea: „Putem merge mai departe și chiar spune că tendința comună spre malignitate este rezultatul rafinamentelor sociologice care cer un rol mai important pentru epiteliu?"

Morley Roberts a propus o teorie a dezvoltării organismului, în care alte celule au început să se adune în jurul coloniilor de celule excretoare ale organismelor primitive, iar ulterior aceste colonii de celule au început să elibereze secreții otrăvitoare pentru organism. În autoapărare, organismul a ridicat fortificații, sau alte colonii de celule, în jurul prezenței vicioase, care, în timp, a devenit parte a organismului și un ă ale cărei secreții i-au devenit utile. Roberts numește aceasta o teorie a dezvoltării organelor corpului.

Rolul nutriției în cancer nu a fost încă cercetat serios de către proiectele de miliarde de dolari ale Institutului Național al Cancerului și ale Fundației Rockefeller. Cu toate acestea, în 1887, un medic din Albany, New York, Ephraim Cutter, M.D., a scris o carte intitulată „Diet in Cancer" (Dieta în cancer), în care afirma: „Cancerul este o boală a nutriției".

Hipocrate a inventat cuvântul „diaitia", care înseamnă „mod de viață" – și asta este, de fapt, o dietă. În lumea antică, termenul „carne" se referea la hrana zilnică și includea ovăz, orz, secară, grâu, fructe și nuci.

Confuzia cu privire la semnificația cuvântului „carne" apare în traducerile Bibliei. În Geneza se spune: „Iată, v-am dat toate plantele care fac sământă, care sunt pe toată fața pământului, și orice pom în care este rod de pom care face sământă; acestea vă vor fi ca hrană." Sfatul lui Hipocrate către medici era ca aceștia să afle mai întâi ce mâncare i se dă unui pacient și cine i-o dă.

Controversa actuală privind laetrilul se învârte în jurul faptului că acesta este o substanță numită nitrilozidă. În 1952, dr. Ernest A. Krebs, Jr., biochimist, a descoperit că cancerul este cauzat de o deficiență de nitrilozide, care se găsesc în mod natural în peste douăsprezece sute de alimente și plante. Animalele caută de obicei instinctiv ierburi și alte plante care conțin nitrilozide, însă atunci când oamenii fac același lucru, sunt atacați de agenții federali. Unii cercetători consideră că efectele adverse ale substanțelor cancerigene, radiațiilor și arsurilor solare asupra oamenilor sunt cauzate de faptul că aceștia suferă de o alimentație deficitară. Acești experți în nutriție susțin că gudronul de cărbune nu provoacă cancer și că soarele nu provoacă cancer de piele.

Mai degrabă, aceste afecțiuni apar din cauza efectului soarelui asupra pielii unei persoane care consumă prea multe zaharuri, grăsimi și produse lactate. Razele soarelui creează o stare acidă care face ca aceste substanțe să urce la suprafața pielii, provocând o iritație care poate deveni apoi un catalizator. Se observă că oamenii din țările tropicale, care sunt expuși la lumina puternică a soarelui, rareori fac cancer de piele deoarece mănâncă puțină carne și grăsimi. De asemenea, s-a descoperit după bombardamentul atomic asupra civililor japonezi că cei care încă consumau dieta lor tradițională de orez brun, sare de mare și legume miso au fost puțin afectați de aceeași cantitate de radiații atomice care i-a ucis pe cei care consumau o dietă mai modernă, bogată în grăsimi și carne.

Unii experți observă că pot detecta cancerul prin mirosul specific al unei persoane în stadiile incipiente, mirosul de descompunere. Alții observă că cancerul poate fi detectat printr-o nuanță verzuie a pielii. Epidemia de cancer de prostată în rândul bărbaților americani pare să fie rezultatul unei diete bogate în alimente, cu consum frecvent de ouă, carne și produse lactate, precum și produse de panificație preparate cu făină rafinată. Un remediu sugerat este o dietă bazată pe fructe și orez, aceeași dietă recomandată pentru scăderea tensiunii arteriale și care a fost promovată la Universitatea Duke de mulți ani. Se spune că carnea de vită este deosebit de periculoasă pentru cancerul de prostată și de colon. Nutriționiștii consideră că cancerul reprezintă un proces evolutiv invers, în care celulele se descompun sau se transformă înapoi într-un tip de viață vegetală mai primitivă. Acest lucru corespunde, în anumite privințe, cu teoriile lui Morley Roberts.

Este de remarcat faptul că doar patru la sută din facultățile de medicină din țară oferă un curs de nutriție. Acest lucru reflectă obsesia monopolului medical Rockefeller pentru medicamente și angajamentul său față de școala alopatică de medicină, în opoziție cu medicina homeopatică sau holistică.

Câştigătorul Premiului Nobel James Watson a declarat la un simpozion despre cancer la MIT că „publicului american i s-a vândut o poveste urâtă despre cancer... o orgie soporifică", după cum a raportat *New York Times* pe 9 martie 1975. În ianuarie 1975, dr. Charles C. Edwards, un cercetător, i-a scris secretarului HEW că războiul împotriva cancerului era motivat politic şi se baza pe cheltuirea banilor. Proeminentul oncolog francez, dr. Lucien Israel, a spus: „Radiul este o metodă nedovedită în multe cazuri. De fapt, nu au existat studii concludente" privind radioterapia. Israel o numeşte „un paliativ pentru ameliorarea durerii etc., de natură temporară". El subliniază, de asemenea, că „comunitatea medicală a fost aruncată în confuzie de studiile recente care au arătat că metastazele pot fi mai frecvente în cazurile care au primit radiaţii". Pe scurt, radiaţiile sporesc răspândirea e ă a cancerului. Se ştie de mult timp că incizia unei tumori determină răspândirea acesteia în întregul corp. Operaţia exploratorie pentru a vedea dacă aveţi cancer garantează, de obicei, că acesta va fi fatal.

Cu toate acestea, Societatea Americană de Cancer continuă să susţină toate metodele ineficiente de tratare a cancerului. Timp de douăzeci de ani, aceasta a repetat în mod evident celebrele sale „Şapte semne de avertizare ale cancerului", care ignoră substanţele chimice din mediu şi nu ţine cont de avertismentele FDA privind gudronul de cărbune şi vopselele de păr. În 1976, ACS a publicat un comunicat de presă intitulat „Mesaj urgent; Mamografie; Beneficii şi riscuri". Dr. John Bailar de la Şcoala de Sănătate Publică Harvard şi redactor al prestigiosului NCI Cancer Journal a fost îngrozit. El i-a scris o scrisoare directorului interimar al NCI, dr. Guy Newell: „Tocmai am aflat de o problemă care are germenii unui dezastru major. Mesajul urgent în sine este o prostie, declaraţia este grav eronată şi, prin urmare, reprezintă un pericol grav pentru acea majoritate a femeilor care ar trebui să evite mamografia. „Cu toate acestea, broşura ACS a ajuns la toate spitalele din New York şi la 15.000 de medici. În ciuda riscurilor cunoscute ale expunerii femeilor la raze X repetate, ACS continuă să pună accentul pe mamografiile anuale ca una dintre cele mai lăudate tehnici de „control" al cancerului. Cartea lui Jane Brody, „You Can Fight Cancer and Win" (Poţi lupta împotriva cancerului și poți câștiga), recomandă acest lucru și multe alte obiective ale ACS.

Societatea Americană de Cancer susține, de asemenea, cu fermitate mastectomia radicală, îndepărtarea totală a sânului în cazurile de cancer de sân la femei. Această tehnică este privită cu dezaprobare ca fiind neobișnuit de brutală și ineficientă; ea a fost abandonată de mult timp în majoritatea țărilor europene, inclusiv în Anglia, Franța și țările scandinave, precum și în vecina Canada. În 1975, când Rose Kuttner și-a publicat lucrarea definitivă, „Breast Cancer" (Cancerul de sân), care critica mastectomia radicală, ACS a refuzat să o includă în lista recomandărilor sau să o recomande.

Scopul lui Elmer Bobst era să facă din Institutul Național al Cancerului o instituție „autonomă", la fel cum este „autonom" Sistemul Rezervei Federale. A reușit să-și atingă acest obiectiv datorită relației personale de lungă durată pe care o avea cu președintele Richard Nixon. În calitate de creier al Societății Americane de Cancer, intenția sa reală era ca acesta să devină „autonom" față de influența de la Washington, făcându-l în același timp complet subordonat Societății Americane de Cancer din New York. Reprezentantul David Obey, democrat din Wisconsin, a remarcat că „Societatea Americană de Cancer dorește să mențină Institutul Național de Cancer puternic din punct de vedere financiar și slab din punct de vedere al personalului, astfel încât să-și poată direcționa cheltuielile fără prea multe interferențe". O observație foarte perspicace. Una dintre directorii săi este Mary Lasker, care, la treizeci și șase de ani de la moartea lui Albeit Lasker, este încă descrisă de observatorii de la Washington ca fiind cea mai puternică femeie din medicina americană. Institutul Național de Sănătate a cumpărat Mănăstirea Vizitației din Bethesda de la Biserica Catolică pentru 4,4 milioane de dolari; aceasta găzduiește acum Centrul Mary Lasker. Prin accesul său la finanțare, ACS menține lobbyiști cu normă întreagă la Washington, conduși de colonelul Luke Quinn și ajutați de Mike Gorman. Asociația Producătorilor Farmaceutici, cu lobbyistul de la Washington Lloyd Cutler, colaborează, de asemenea, cu Mary Lasker.

Orice s-ar mai spune despre Societatea Americană de Cancer, nu există nicio îndoială că aceasta rămâne bine izolată de realitate. Un reporter de frunte din Washington, Daniel S. Greenberg, a scris în *Columbia Journalism Review* în 1975 că ratele de cancer pentru majoritatea tipurilor de cancer au rămas neschimbate din anii 1950; unele rate au scăzut de fapt, probabil deoarece utilizarea chimioterapiei toxice a crescut rata mortalității. Un cercetător i-a spus lui Greenberg că au existat puține îmbunătățiri din 1945. Dr. Frank Rauscher l-a contestat pe Greenberg la Seminarul Scriitorilor de Știință al ACS din 1975, susținând că aceste cifre erau depășite; cu toate acestea, când au fost publicate noile cifre, acestea au confirmat concluziile lui Greenberg. Acest lucru sună fals în comparație cu promisiunile anuale de „descoperiri revoluționare" atunci când cei două milioane și jumătate de „voluntari" invadează America, scuturând cutii de conserve și cerșind de la bogați. Ei fac aceleași promisiuni și strâng aceleași sume de bani, sau chiar mai mult, de aproape cincizeci de ani. Laurance Rockefeller a notat în *Reader's Digest,* februarie 1957, un comentariu exultant: „Există, pentru prima dată, un miros de victorie finală în aer", pe măsură ce descria „progresul împotriva cancerului". Directorul Sloan Kettering, C. P. Dusty Rhodes, a fost citat în Denver Post, pe 3 octombrie 1953: „Sunt convins că în următorul deceniu, sau poate mai mult, vom avea o substanță chimică la fel de eficientă împotriva cancerului precum sunt sulfanilamida și penicilina împotriva infecțiilor bacteriene." Ei bine, poate mai mult. În 1956, dr. Wendell F. Stanley, laureat al Premiului Nobel, a raportat într-un discurs la convenția anuală a AMA: „Virusurile sunt cauza principală a majorității tipurilor de cancer." Nu s-a mai auzit nimic despre acest subiect în ultimii treizeci de ani.

Un medic, dr. Cecil Pitard, a fost informat că are cancer în stadiu terminal și că mai are doar câteva săptămâni de trăit. Medicul din Knoxville, Tennessee, a fost diagnosticat la Clinica Mayo cu limfom. Cancerul limfatic apare deoarece organismul nu mai este capabil să se detoxifice sau să se curețe. Amigdalectomiile inițiază adesea o deteriorare a sistemului limfatic, ducând la inflamația glandelor limfatice și, în cele din urmă, la cancer limfatic. N-având nimic de pierdut, dr. Pitard a experimentat pe propria persoană cu antigenul bacterian antigripal, lizatul de stafilococ și butiratul de sodiu, un acid gras prezent în lapte și unt. Curând a constatat că se vindecase complet. Cu toate acestea, establishmentul cancerului a ignorat raportul său și a devenit și mai vehement în campania sa împotriva „remediilor nedovedite". În majoritatea cazurilor, precum cel al dr. Pitard, cei care profită de pe urma cancerului râd batjocoritor, spunând că probabil a fost diagnosticat greșit și că el nu a avut niciodată cancer, sau că a avut o „remisie spontană", care este răspunsul lor cel mai des repetat. S-ar părea că ar manifesta un oarecare interes în a afla cum se obține o „remisie spontană", deoarece vorbesc despre aceasta de jumătate de secol, și totuși nu am auzit nimic despre remisia spontană din partea programului de cercetare de 70 de milioane de dolari pe an de la Sloan Kettering.

După ce dr. Ralph Moss a fost concediat de la Sloan Kettering pentru că a dezvăluit rezultatele pozitive ale experimentelor cu laetrile, el a făcut public faptul că institutul ascundea multe alte rezultate privind tratarea cu succes a cancerului, inclusiv peste o mie de cazuri pozitive de răspuns la tratamentul Coley începând din 1906. Moss a relatat că dr. James Ewing, „dușmanul și rivalul de moarte al lui Coley, a transformat Memorial Hospital într-o filială medicală a trustului Radium." Dr. William E. Koch, profesor de fiziologie la Detroit Medical College și la Universitatea din Michigan, a prefigurat tratamentul patologiilor cu radicali liberi prin dezvoltarea Glyoxylidei, care stimula organismul să oxideze toxinele. Deși tratamentul său nu a fost niciodată infirmat științific, Koch, care a început studiile privind oxidarea în 1915 și a folosit acest tratament încă din 1918, a fost persecutat timp de șaisprezece ani de către Monopolul Medical. În cele din urmă, a fost alungat din țară și a murit în Brazilia în 1967. FDA începuse să-l hărțuiască încă din 1920; Societatea Medicală din Wayne County a format în 1923 un „Comitet pentru Cancer" format din medici care au condamnat tratamentul lui Koch. Tratamentul său de stimulare a oxidării celulare se bazează pe o dietă atent planificată care curăța organismul, însă acest tratament dovedit este denunțat și astăzi de către cei care profită de pe urma cancerului ca fiind „șarlatanie".Koch a încercat să-și continue munca în Mexic și Brazilia, dar FDA a refuzat să renunțe la urmărirea sa. A fost judecat în 1942 și 1946;

FDA a obținut în cele din urmă o interdicție permanentă împotriva tratamentului Koch în 1950. Mai mulți medici care trataseră cu succes cancerul cu tratamentul Koch au fost expulzați din societatea medicală. Era încă permis să ucizi un pacient, dar era de neiertat să-l vindeci.

Un alt medic independent, dr. Max Gerson, a descoperit că o dietă vegetariană, cu fructe și legume crude și fără sare, vindeca migrenele și lupusul. El și-a continuat studiile până când a descoperit că detoxifierea organismului putea vindeca cancerul. În 1958, și-a publicat descoperirile în cartea sa, „A Cancer Therapy”, punând accentul pe o dietă săracă în grăsimi, fără sare și cu un minim de proteine. În 1964, a fost invitat să depună mărturie în fața unei subcomisii a Senatului, care a elaborat un raport de 227 de pagini, cu numărul de document 89471. Copiile acestui raport nu au fost niciodată distribuite de Senat; acesta nu a beneficiat de nicio acoperire în revistele medicale, iar dr. Gerson nu a primit niciun cent de la vreo organizație caritabilă, cum ar fi Societatea Americană de Cancer, pentru a-și dovedi sau infirma descoperirile, chiar dacă aceste grupuri susțineau că „cercetau” un leac pentru cancer.

Un alt caz celebru a fost cel al lui Harry Hoxsey, care a folosit un tratament pe bază de plante, inspirat din remediile indiene, pentru cancer timp de treizeci și cinci de ani. Într-un proces mediatizat, Hoxsey a câștigat un proces de calomnie împotriva lui Morris Fishbein; bunul doctor a fost forțat să recunoască în timpul interogatoriului că el, cel mai faimos doctor din Statele Unite, nu practicase medicina nici măcar o zi în viața sa.

Dr. Robert E. Lincoln a descoperit metoda bacteriofagică de combatere a cancerului, în care virușii se atașează parazitar și distrug bacterii specifice. El a primit atenție națională când l-a vindecat pe fiul senatorului Charles Tobey cu această metodă. Tobey a fost uimit să afle că dr. Lincoln fusese expulzat din Societatea Medicală din Massachusetts pentru că vindeca oamenii de cancer. El a condus o anchetă a Congresului, în cadrul căreia consilierul său special de la Departamentul de Justiție, Benedict Fitzgerald, a scris, la 28 aprilie 1953: „Presupusele mașinații ale dr. J. J. Moore (în ultimii zece ani trezorier al Asociației Medicale Americane) ar putea implica AMA și alții într-o conspirație de proporții alarmante. În spatele și deasupra tuturor acestor lucruri se află cel mai ciudat conglomerat de motive corupte, intrigi, egoism, gelozie, obstrucție și conspirație pe care l-am văzut vreodată. Ancheta mea de până acum ar trebui să convingă această Comisie că există într-adevăr o conspirație menită să oprească libera circulație și utilizare a medicamentelor în comerțul interstatal care ar avea o valoare terapeutică solidă. Fonduri publice și private au fost aruncate ca confetiile la un târg de țară pentru a închide și distruge clinici, spitale și laboratoare de cercetare științifică care nu se conformează punctului de vedere al asociațiilor medicale. Cât timp va mai suporta poporul american acest lucru?"

Treizeci și cinci de ani, și încă o mai suportă. Rezultatul audierilor Tobey este instructiv. Senatorul Tobey a murit subit în urma unui atac de cord, așa cum se întâmplă la Washington când un politician pășește pe un teren periculos. El a fost succedat în comisie de senatorul John Bricker din Ohio. Bricker a fost considerat timp de mulți ani un conservator devotat de către milioane de americani. În realitate, el era avocatul unui număr de mari producători de medicamente și bancheri, figura supremă a establishmentului. El l-a concediat imediat pe consilierul special Benedict Fitzgerald; audierile au fost apoi închise.

Dr. Robert Lincoln a avut curajul să dea în judecată Societatea Medicală din Massachusetts pentru calomnie; și el a murit înainte ca procesul să ajungă în instanță.

Dr. Andrew C. Ivy, vicepreședinte al Universității din Illinois, a început să utilizeze un preparat pe care l-a numit Krebiozen. A reușit să vindece cancerul cu acesta; AMA a publicat imediat în „ " un raport despre Krebiozen în care se afirma că acesta „nu are niciun beneficiu". A urmat un proces de 289 de zile, în urma căruia dr. Ivy a fost achitat de toate acuzațiile aduse împotriva sa. Dr. Peter de Marco, absolvent al Școlii de Medicină Hahnemann, a tratat cu succes peste 800 de pacienți cu PVY, procaină polivinilpirolidonă; i-a fost revocată licența de a practica medicina în New Jersey.

O recomandare preferată a Societății Americane de Cancer este testul „Pap" pentru depistarea cancerului, în ciuda numeroaselor sale dezavantaje. Revista *Insight*, din 11 ianuarie 1988, a criticat multe laboratoare de diagnostic pentru munca neglijentă, citând *Wall Street Journal* din noiembrie 1987, care afirma că „testele Pap au o rată de fals negativ de 20-40%; un fals negativ înseamnă moartea prin cancer". Afectat de această expunere a unei metode pe care ACS o promovase frenetic timp de mulți ani, dr. Harmon J. Eyre, președintele Societății Americane de Cancer, a convocat o conferință de presă comună a ACS, AMA și NCI, pentru a reînnoi recomandarea lor comună ca toate femeile între 20 și 60 de ani să efectueze anual un test Papanicolau. La această conferință de presă relatată de AP, pe 20 ianuarie 1988, Eyre a fost citat: „Unul dintre principalele motive pentru convocarea conferinței de presă a fost încercarea de a contracara confuzia cu privire la valoarea testului Papanicolau, în lumina publicității recente despre procentul de rezultate fals negative din unele laboratoare." Deși a declarat public că susține fără rezerve testele Papanicolau, Eyre nu a oferit niciun răspuns la problema rezultatelor fals negative sau la amenințarea teribilă pe care aceasta o reprezenta pentru multe femei.

Unele grupuri de femei încep să conștientizeze faptul că monopolul medical condamnă inutil la moarte numeroase femei. Ziarul „*Washington Post*" a relatat, pe 16 februarie 1988, despre un proces privind sănătatea femeilor, în cadrul căruia 300 de femei au solicitat efectuarea unor teste cu regim alimentar sărac în grăsimi, în care conținutul de grăsimi din dietă urma să fie redus de la 40% la 20%, scopul fiind reducerea incidenței cancerului de sân. Ele au solicitat finanțare din partea NCI, dar Consiliul științific al NCI a refuzat să acorde orice finanțare pentru acest proiect. Purtătoarea de cuvânt a femeilor a subliniat că „NCI se angajează mai degrabă în controlul cancerului de sân decât în prevenirea acestuia".

Ce ar fi spus cea mai puternică femeie din medicina americană despre acest lucru? Mary Lasker s-a mulțumit să joace rolul grațioasei Lady Bountiful cu banii pe care soțul ei d, i-a câștigat ca cel mai faimos negustor al națiunii. La seminariile pentru scriitori de știință ale Societății Americane de Cancer, care se țin în fiecare an într-un hotel exotic în timpul lunilor grele de iarnă, *revista Science* a remarcat pe 18 mai 1973 că aceste seminarii de primăvară, organizate anual din 1949, au loc întotdeauna în zone cu climă caldă, fiind excursii gratuite pentru redactorii de știință de la ziare și reviste cu tiraj mare. *Science* a subliniat că aceste seminarii, care costă ACS aproximativ 25.000 de dolari, generează aproximativ 300 de articole de presă favorabile și au ca rezultat strângerea de către ACS a aproximativ 85 de milioane de dolari în donații suplimentare. Aceasta este probabil una dintre cele mai bune investiții existente. În 1957, romanciera Han Suyin, purtând o haină de blană rafinată, a prezentat scriitorilor *de știință* un raport entuziast despre cât de mult bine au făcut producătorii de produse chimice pentru sănătatea cetățenilor noștri. Pentru a fi corect față de Han, Love Canal nu fusese descoperit în 1957. Seminarul s-a reunit recent (1973) la fabulosul Rio Rico Inn, lângă Tucson, Arizona. Nu numai că toate cheltuielile sunt acoperite pentru jurnaliștii complianți, dar o surpriză suplimentară, o Happy Hour la bar la sfârșitul fiecărei „zile de lucru", se asigură că jurnaliștii vin la cină într-o dispoziție foarte jovială. Happy Hour-ul este plătit de amabila Mary Lasker. *Saturday Review* a remarcat la 10 aprilie 1965 că ACS avea un departament de relații publice neobișnuit de eficient. Secretul relațiilor publice este de a obține spațiu gratuit în publicațiile majore, în loc să cumpere publicitate. Legătura cu familia Lasker asigură, de asemenea, că agențiile majore din New York, precum McCann Erickson, pregătesc campanii publicitare pentru ACS fără niciun cost.

Este ironic faptul că Albert Lasker, cofondatorul American Cancer Society așa cum o cunoaștem astăzi, și a instituției sale subsidiare, National Cancer Institute, și-a construit o mare parte din averea sa prin promovarea fumatului. După moartea sa din cauza cancerului, American Cancer Society a ajuns cu reticență la concluzia că „fumatul dăunează sănătății". Numărul tot mai mare de decese cauzate de cancerul pulmonar a forțat companiile producătoare de țigări să ia în considerare alternative; una dintre acestea a fost filtrul. La 1 ianuarie 1954, țigările Kent au publicat un anunț în 80 de ziare, afirmând că testele AMA au dovedit că filtrele Kent erau cele mai eficiente în eliminarea gudronului din țigări. Deoarece această „dovadă era la fel de credibilă ca majoritatea celorlalte afirmații ale AMA, AMA a fost nevoită să protesteze la Lorillard, producătorul. Revista *Time* a comentat, în numărul din 12 aprilie 1954, „AMA, de obicei soporifică, a interzis reclamele la țigările Kent". Când chirurgul general a publicat raportul său din 1964 privind efectele nocive ale fumatului, industria a intrat în panică, chiar dacă acest lucru fusese anunțat de mult timp de studiile anterioare. În iunie 1954, dr. Daniel Horn și Edward Cuyler Hammond au prezentat un raport la convenția AMA, care făcea legătura între fumat și cancerul pulmonar. Horn și Hammond conduceau departamentul de statistică al ACS. American Tobacco, una dintre principalele participații ale lui Lasker, a scăzut cu cinci puncte într-o singură zi după această prezentare. Hammond era un epidemiolog renumit care fusese consultant pentru NIH, Marina SUA, Forțele Aeriene ale SUA și Laboratorul Brookhaven. Era vicepreședinte al ACS și director al departamentului de cercetare al acesteia. Deși efectuase cercetări ample privind efectele fumatului, a refuzat cu fermitate să împărtășească aceste informații cu alte organizații. În 1971, a primit o invitație de a se alătura unui grup de oameni de știință pentru a discuta despre fumat; el a refuzat, afirmând că politica ACS din 1952 era de a nu împărtăși date cu alți cercetători. *Current Biography* a raportat în 1957 că Hammond fuma patru pachete de țigări pe zi; soția sa fuma trei pachete pe zi. Amândoi au murit de cancer pulmonar.

În ciuda dezvăluirilor ACS, interesele industriei tutunului, care erau strâns legate de Monopolul Medical Rockefeller, au dus o luptă hotărâtă de apărare împotriva campaniei împotriva cancerului pulmonar. Una dintre cele mai influente lobbyiste din Washington, Patricia Firestone Chatham, văduva reprezentantului R. T. Chatham, președintele firmei textile Chatham Mills, a blocat timp de cinci ani, între 1964 și 1969, plasarea avertismentului „Fumatul poate fi periculos pentru sănătatea dumneavoastră" pe pachetele de țigări. Ea locuiește într-un conac de două milioane de dolari în Georgetown, fosta reședință a lui James Forrestal.

Furia provocată de cancerul pulmonar și fumat ignoră un fapt pertinent, și anume că triburile primitive fumează tutun de mii de ani, fără efecte secundare neplăcute. În Virginia, locul de origine al autorului acestui articol, indienii fumau tutun când căpitanul John Smith a debarcat la Jamestown. Dr. Richard Passey, cercetător la Institutul de Cercetare Chester Beattie din Londra, a condus o cercetare de douăzeci de ani privind problema tutunului. El nu a găsit nicio legătură semnificativă între tutunul uscat tradițional la aer și cancerul pulmonar.

Cu toate acestea, industriile americane și engleze de tutun, dominate de familia Rothschild, folosesc zahăr în tutunul lor, pentru a obține un efect îndulcit, de uscare cu zahăr. Anglia folosește 17% zahăr, iar Statele Unite 10%. Anglia are cea mai mare rată de cancer pulmonar din lume. Dr. Passey a concluzionat că adăugarea de zahăr în tutun creează o substanță cancerigenă în gudronul de nicotină; în tutunul uscat la aer, acest agent cancerigen nu este activat. El nu a constatat cazuri de cancer pulmonar în Uniunea Sovietică, China și Taiwan, țări care produc toate tutun uscat la aer.

Revista *Esquire* a publicat un articol amplu despre activitatea Clinicii Janker din Bonn, Germania, arătând că această clinică a tratat 76.000 de cazuri de cancer începând din 1936, înregistrând remisie completă sau parțială la 70% dintre pacienți. Reporterul *Esquire* a fost uimit să afle că „Institutul Național al Cancerului refuză să utilizeze izofosfamida Clinicii Janker, A. Mulsin, enzimele Wobe și alte tehnici de succes ale Clinicii Janker, deoarece acestea refuză să utilizeze doze suficiente. Societatea Americană de Cancer este și mai rigidă. Se mândrește cu faptul că ține tehnicile Janker în afara Statelor Unite." Reporterul *de la Esquire* a continuat să se plângă că „Societatea Americană de Cancer a devenit o parte majoră a problemei. Ea evită sponsorizarea inovațiilor chimice și de cercetare și, în schimb, se dedică propagandei (țigările sunt dăunătoare, cele șapte semnale de pericol, spoturi radio și TV cu vedete) și practic condamnă și suprimă metodele neortodoxe pe care, întâmplător, nici măcar nu se obosește să le investigheze amănunțit."

Reporterul nu știa că Societatea Americană de Cancer are un interes direct în formele consacrate de tratament al cancerului; de exemplu, deține 50% din drepturile de brevet pentru 5-FU (5-fluorouracil), unul dintre medicamentele toxice aflate acum la modă ca tratament „acceptabil" pentru cancer. 5-FU și o versiune ulterioară, 5-4-FU, sunt produse de Laboratoarele Hoffman LaRoche.

Knight Ridder News Service a raportat în 1978 că ACS a refuzat să ia o poziție cu privire la pesticidele suspectate că ar provoca cancer. Consiliul de administrație al ACS și organizația sa aliată, Sloan Kettering, au mulți membri care sunt șefi ai celor mai mari firme chimice din Statele Unite. Războiul împotriva poluării nu va câștiga adepți acolo. ACS a fost rugată să ia o poziție cu privire la alte substanțe periculoase, precum colorantul roșu nr. 2, substanța ignifugă TRIS, utilizată în îmbrăcămintea pentru copii (care a fost interzisă între timp), și forme de estrogen sintetic. Cu toate acestea, ACS a refuzat din nou să-și exprime poziția cu privire la aceste substanțe. Pentru a contracara influența sa dăunătoare, Comitetul pentru Libertatea de Alegere în Medicină a planificat să depună o acțiune în 1984 în fața Comitetului Permanent pentru Drepturile Omului al Națiunilor Unite, acuzând că establishmentul medical american a încălcat Declarația Națiunilor Unite privind Drepturile Omului și Acordul Internațional privind Drepturile Omului din 1966. Declarația pregătită de comitet menționa că „americanii au fost măcelăriți și incriminați în mod inutil deoarece o serie de produse utile, medicamente și abordări nutriționale metabolice în medicină au fost zdrobite de interesele de grup". Comitetul a numit situația actuală „un Medigate".

Eșecul de a reduce rata mortalității cauzate de cancer este o acuzație gravă la adresa obstacolelor insurmontabile pe care ACS le-a pus în calea unei abordări viabile a acestei probleme. John Bailar de la Școala de Sănătate Publică de la Harvard, adresându-se Asociației Americane pentru Progresul Științei în 19867, a subliniat că „programul național de combatere a cancerului al guvernului, vechi de cincisprezece ani, nu a redus rata mortalității pentru formele majore de cancer și ar trebui, prin urmare, considerat un eșec. Acesta nu a produs rezultatele pe care trebuia să le producă." Bailar era pe deplin calificat să facă această observație; fusese redactor al Jurnalului NCI timp de douăzeci și cinci de ani. El a fost susținut de un coleg de la facultatea Școlii de Sănătate Publică, dr. John Cairns, care a raportat că „în ultimii douăzeci de ani, cancerul a crescut; nu au existat progrese semnificative în lupta împotriva cancerului din anii 1950."

Dr. Hardin James s-a adresat Comitetului ACS în 1969. Profesor de fizică medicală la Universitatea din California, Berkeley, el a afirmat că studiile sale au demonstrat în mod concludent că victimele cancerului netratate trăiesc de fapt de până la patru ori mai mult decât persoanele tratate. „Pentru un tip tipic de cancer, persoanele care au refuzat tratamentul trăiesc în medie doisprezece ani și jumătate. Cei care au acceptat intervenția chirurgicală și alte tipuri de tratament au trăit în medie doar trei ani. Atribui acest lucru efectului traumatic al intervenției chirurgicale asupra mecanismului natural de apărare al organismului. Organismul are un tip natural de apărare împotriva fiecărui tip de cancer."

În februarie 1988, Institutul Național al Cancerului a publicat raportul său definitiv, care rezuma „războiul împotriva cancerului". Acesta raporta că, în ultimii treizeci și cinci de ani, atât incidența generală, cât și rata mortalității cauzate de cancer au crescut, în ciuda „progreselor" în detectare și tratament. *Washington Post*, 9 februarie 1988. Problema ar putea fi că, la fel ca în alte războaie în care ne-am angajat în secolul al XX-lea, prea mulți dintre cei „de partea noastră" lucrează de fapt pentru inamic.

CAPITOLUL 4

VACCINAREA

Unul dintre puţinii medici care a îndrăznit să se pronunţe împotriva monopolului medical, dr. Robert S. Mendelsohn, şi-a dramatizat poziţia împotriva medicinei moderne, definind-o ca o Biserică care are patru ape sfinte. Prima dintre acestea a fost enumerată de el ca fiind vaccinarea. Dr. Mendelsohn a calificat vaccinarea ca fiind „de o siguranţă discutabilă". Cu toate acestea, alţi medici au fost mai expliciţi. Este de remarcat faptul că interesele familiei Rockefeller au luptat pe tot parcursul secolului al XIX-lea pentru a face aceste patru ape sfinte obligatorii în întreaga Statele Unite, ignorând toate protestele şi avertismentele privind pericolele lor.

Dintre aceste patru elemente, care ar putea fi numite pe bună dreptate „Cei patru călăreţi ai Apocalipsei", deoarece şi ele sunt cunoscute pentru că aduc moarte şi distrugere în urma lor, cea mai dăunătoare din punctul de vedere al efectelor pe termen lung ar putea fi chiar practica vaccinării. Această practică contrazice în mod direct descoperirile experţilor în medicina holistică modernă, potrivit cărora organismul dispune de un sistem natural de apărare imunitară împotriva bolilor. Biserica medicinei moderne susţine că putem fi absolviţi de pericolul infecţiei doar prin apa sfinţită a vaccinării, injectând în organism un corp străin de infecţie, care va realiza apoi un miracol medical şi va conferi imunitate pe toată durata vieţii, de unde şi termenul de „imunizare". Cea mai mare erezie pe care o poate comite un medic este să-şi exprime public vreo îndoială cu privire la oricare dintre cele Patru Ape Sfinte, dar cea mai adânc înrădăcinată în practica medicală modernă este, fără îndoială, numeroasele programe de vaccinare. Acestea sunt, de asemenea, operaţiunile cele mai profitabile ale Monopolului Medical. Cu toate acestea, un medic, dr. Henry R. Bybee, din Norfolk, Virginia, a declarat public: „Părerea mea sinceră este că vaccinul este cauza a mai multor boli și suferințe decât orice altceva aș putea numi. Cred că boli precum cancerul, sifilisul, herpesul labial și multe alte afecțiuni sunt rezultatul direct al vaccinării d. Cu toate acestea, în statul Virginia și în multe alte state, părinții sunt obligați să-și supună copiii acestei proceduri, în timp ce profesia medicală nu numai că primește plata pentru acest serviciu, dar își asigură și pacienți minunați și promițători pentru viitor."

Autorul acestui articol își amintește bine anii 1920, când, ca copil în Virginia, mergea la școală de câteva săptămâni fără să se fi supus vaccinării obligatorii ordonate de autoritățile statale. În fiecare dimineață, profesorul începea orele zilei întrebând: „Clarence, ai adus astăzi certificatul de vaccinare?" Evident, aceasta era cea mai urgentă problemă a sistemului educațional, având prioritate față de chestiuni precum lecțiile și studiul. În fiecare dimineață, trebuia să răspund: „Nu, nu l-am adus astăzi." Ceilalți copii se întorceau și se uitau fix la acest coleg de clasă periculos, care i-ar fi putut infecta pe toți cu vreo boală teribilă. Mama mea fusese asistentă medicală autorizată și nu m-a îndemnat niciodată să merg să mă vaccinez. Bănuiesc că știa mai multe decât doctorii despre posibilele efecte ale vaccinului. După ce am amânat această încercare temută câteva săptămâni, am fost dus în cele din urmă la doctor ca un animal condus pe scândură pentru a fi asomate, și am primit injecția. Desigur, m-a îmbolnăvit extrem de grav, pe măsură ce corpul meu lupta împotriva infecției, dar clasa a fost salvată de pericol, iar eu am fost acceptat ca membru al societății, marcat cum se cuvine. În „Blestemul Canaanului", am scris despre eliberarea copiilor noștri destinați sacrificiului ritual, o practică care se pare că a încetat odată cu distrugerea cultului lui Baal acum vreo cinci mii de ani. Din păcate, Cultul lui Baal pare să fie ferm înrădăcinat în actualul Establishment, care este adesea cunoscut sub porecla Frăția Morții. Este tulburător să vedem cum pedagogii îmbrățișează cu entuziasm fiecare nouă ofensă adusă copiilor în școlile noastre, protestând împotriva oricărei mențiuni despre moralitate sau religie, în timp ce îi îndoctrinează solemn pe copiii de șase ani cu privire la avantajele „unui stil de viață alternativ" în preferințele lor sexuale. Obiectivul actual al Asociației Naționale pentru Educație pare să fie ca profesorii să împartă prezervative clasei înainte de a începe activitățile zilnice.

Urgența vaccinării mele nu a fost că ar fi existat vreo epidemie care să facă ravagii în orașul Roanoke, și nici nu a existat una d ă în cei șaizeci de ani care au urmat. Urgența era ca niciun copil să nu fie scutit de îngrijirile Cultului lui Baal, sau să renunțe la sacrificiul pe altarul pedofililor. Monopolul medical nu-și poate permite ca niciun elev să scape de ofranda monetară care trebuie plătită pentru vaccinarea obligatorie, tributul sclavilor către stăpânii lor.

Din Londra vine o observație alarmantă din partea unui medic cu o reputație excelentă și o lungă experiență. Dr. Herbert Snow, chirurg senior la Spitalul de Cancer din Londra, și-a exprimat îngrijorarea: „În ultimii ani, mulți bărbați și femei în floarea vârstei au murit subit, adesea după ce au participat la o petrecere sau la un banchet. Sunt convins că aproximativ optzeci la sută din aceste decese sunt cauzate de inocularea sau vaccinarea la care au fost supuși. Se știe bine că acestea provoacă boli grave și permanente la inimă. Medicul legist le trece mereu sub tăcere ca fiind «cauze naturale»."

Nu veți găsi niciun avertisment de acest fel în niciun manual medical sau carte populară despre sănătate. De fapt, autorul acestui articol a reușit să-l găsească într-un mic volum îngropat adânc în rafturile Bibliotecii Congresului. Cu toate acestea, o observație atât de amenințătoare din partea unui medic consacrat ar trebui să fie difuzată cât mai larg posibil, măcar pentru a fi contestată de cei care pot respinge premisa sa. Cel puțin nu poate fi atacată de establishment ca fiind șarlatanie, deoarece dr. Snow nu încearcă să vândă un substitut pentru vaccinare, ci doar avertizează asupra pericolelor acesteia.

Un alt medic, dr. W. B. Clarke din Indiana, constată că „Cancerul era practic necunoscut până când a început să fie introdusă vaccinarea obligatorie cu vaccinul împotriva variolei bovine. Am avut de-a face cu cel puțin două sute de cazuri de cancer și nu am văzut niciodată un caz de cancer la o persoană nevaccinată."

În sfârșit, avem descoperirea pe care Societatea Americană de Cancer a căutat-o, cu cheltuieli atât de mari și de atâția ani. Dr.

Clarke nu a văzut niciodată un caz de cancer la o persoană nevaccinată. Nu este aceasta o pistă care ar trebui explorată?

Cu un astfel de impuls, ACS ar putea face din nou să sune telefoanele în campaniile de strângere de fonduri, pentru a iniția o cercetare pozitivă d ă cu privire la posibila legătură dintre vaccinare și incidența cancerului. Cumva, bănuim că ACS nu va urma această pistă. De asemenea, ar arăta bine gravat în piatră deasupra intrării impunătoare a Memorial Sloan Kettering Cancer Center: „Nu am văzut niciodată un caz de cancer la o persoană nevaccinată." Cu toate acestea, este puțin probabil ca Marii Preoți ai Medicinii Moderne să poată renunța la una dintre cele Patru Porunci. Va fi necesar ca un public indignat să exercite presiuni pentru a abandona ritualul modern de sacrificare a copiilor noștri lui Baal într-un ritual vechi de cinci mii de ani numit, în versiunea sa modernă, „imunizare obligatorie".

În țara unde răsună libertatea, sau unde ar trebui să răsune, este cu atât mai surprinzător să constatăm că fiecare cetățean este obligat să se supună unui ritual de vaccinare obligatorie. Și aici vorbim despre o civilizație care este acum lovită de două epidemii, epidemia de cancer și epidemia de SIDA, însă vaccinarea obligatorie nu oferă nicio protecție împotriva acestor epidemii care ne amenință. Adio tuse convulsivă, adio difterie și bun venit SIDA. Monopolul medical caută cu disperare un fel de „imunizare" împotriva acestor plăgi și, fără îndoială, va veni în cele din urmă cu un fel de „vaccin" care va fi mai îngrozitor decât boala. Încă de la început, cei mai distinși experți medicali ai noștri ne-au informat cu mândrie că SIDA este incurabilă, ceea ce nu este deloc abordarea pe care o așteptăm de la cei care ne cer să le acceptăm infailibilitatea în toate lucrurile legate de medicină.

Un alt medic renumit, dr. J. M. Peebles din San Francisco, a scris o carte despre vaccin, în care spune: „Practica vaccinării, promovată cu insistență în toate ocaziile de către profesia medicală prin complicitatea politică și impusă de stat, a devenit nu numai principala amenințare și cel mai mare pericol pentru sănătatea generației viitoare, ci și cea mai gravă încălcare a libertăților personale ale cetățeanului american; vaccinarea obligatorie, otrăvind fluxurile roșii ale sistemului uman cu limfă extrasă brutal, sub ciudata iluzie că ar preveni variola, a fost una dintre cele mai întunecate pete care au desfigurat secolul trecut."

Dr. Peebles se referă la faptul că vaccinul împotriva variolei bovine a fost una dintre cele mai ciudate „invenții sau descoperiri ale Epocii Iluminismului". Cu toate acestea, așa cum am subliniat în „*The Curse of* Canaan" (*Blestemul Canaanului*),[1], Epoca Iluminismului a fost doar cel mai recent program al Cultului lui Baal și al ritualurilor sale de sacrificare a copiilor, care, sub o formă sau alta, ne însoțește de aproximativ cinci mii de ani. Din cauza acestui obiectiv, Monopolul Medical este cunoscut și sub numele de „Societatea pentru schilodirea copiilor".

Poate că cel mai elocvent comentariu al criticii dr. Peebles este referirea sa la „limfa extrasă brutal". Ar putea exista o legătură între injectarea acestei substanțe și răspândirea unei forme de cancer până acum necunoscute, cancerul ganglionilor limfatici?

Acest tip de cancer nu este doar una dintre cele mai frecvente forme ale acestei boli; este, de asemenea, una dintre cele mai dificil de tratat, deoarece se răspândește rapid în întregul organism. Un diagnostic de cancer al glandelor limfatice înseamnă acum practic o condamnare la moarte.

Dacă presupunem că medici precum dr. Snow și dr. Peebles trâmbițează pericole inexistente atunci când scriu despre vaccinare, nu trebuie decât să ne uităm la dosarele judiciare ale multor cazuri din toată țara. Wyeth Laboratories a fost pârâtul într-un caz în care un juriu din Wichita, Kansas, a acordat recent despăgubiri de 15 milioane de dolari unei fetițe de opt ani. Ea a suferit leziuni cerebrale permanente după ce a primit un vaccin împotriva difteriei, tusei convulsive și tetanosului. Michelle Graham a fost vaccinată la vârsta de trei luni și a suferit leziuni cerebrale grave care au lăsat-o cu dizabilități permanente. Avocații ei au dovedit că leziunile au fost atribuite exclusiv vaccinului, deși avocații Wyeth au încercat să nege acest lucru.

---

[1] Publicat de Omnia Veritas Ltd.

Din cauza perspectivelor financiare, medicii solicită vaccinarea copiilor la o vârstă din ce în ce mai mică în fiecare an. Comitetul de vaccinare al Academiei Americane de Pediatrie a solicitat recent ca vârsta la care copiii pot primi vaccinul antigripal să fie redusă de la 24 de luni la 18 luni. Aceştia promovează o nouă versiune a vaccinului antigripal despre care se spune că a fost testată pe copii în Finlanda.

Într-un articol din *revista Science*, din 4 martie 1977, Jonas şi Darrell Salk avertizează că „vaccinurile cu virus viu împotriva gripei sau poliomielitei pot produce, în fiecare caz, boala pe care intenţionează să o prevină... virusul viu împotriva rujeolei şi oreionului poate produce efecte secundare precum encefalita (leziuni cerebrale)".

Dacă vaccinurile prezintă un pericol atât de clar şi de prezent pentru copiii care sunt obligaţi să le accepte, trebuie să examinăm forţele care cer ca aceştia să se supună. În Statele Unite, vaccinurile sunt promovate activ şi neîncetat ca soluţie pentru toate bolile infecţioase de către agenţii guvernamentale precum Centrul pentru Controlul Bolilor din Georgia, HEW, USPHS, FDA, AMA şi OMS. Este mai mult decât interesant faptul că agenţiile federale sunt susţinătoare atât de pasionate ale utilizării obligatorii a vaccinurilor şi că, de asemenea, trec prin „uşa rotativă" către marile firme farmaceutice ale căror produse le-au promovat atât de asiduu, de-a lungul anilor lor de serviciu în folosul publicului. Aceşti agenţi federali sunt cei care au elaborat procedurile care au forţat statele să adopte legislaţia privind vaccinarea obligatorie, care fusese redactată de avocaţii monopolului medical, pentru a deveni „legea ţării". În vremurile îndepărtate ale trecutului, când americanii îşi apărau mai mult libertăţile care acum dispar, a existat o opoziţie sporadică faţă de atrocitatea ameninţătoare pe care un guvern central dictatorial a încercat să o impună fiecărui copil din Statele Unite. În 1909, Senatul Commonwealth-ului Massachusetts a introdus Proiectul de lege nr. 8; „O lege pentru interzicerea vaccinării obligatorii. Sec. 1. Este ilegal ca orice consiliu de educaţie, consiliu de sănătate sau orice consiliu public care acţionează în acest stat, în temeiul reglementărilor politice sau în alt mod, să impună prin rezoluţie, ordin sau proceduri de orice fel vaccinarea oricărui copil sau a oricărei persoane de orice vârstă, făcând din vaccinare o condiție prealabilă pentru frecventarea oricărei școli publice sau private, fie ca elev, fie ca profesor."

Fără îndoială, această legislație a fost redactată de un medic care era perfect conștient de pericolele vaccinării. Chiar și în 1909, monopolul medical era suficient de puternic pentru a îngropa acest proiect de lege. A fost un, care nu a fost niciodată supus votului. Cu toate acestea, pericolul ca chiar și o singură legislatură statală să le zădărnicească conspirația criminală a determinat Sindicatul Rockefeller să se concentreze pe perfecționarea unui instrument de control al fiecărei legislaturi statale din Statele Unite. Acest lucru a fost realizat prin înființarea Consiliului Guvernelor Statale în Chicago. Ukazele sale sunt emise în mod obișnuit către fiecare legislator statal, iar controlul său totalitar este atât de puternic încât nici o legislatură nu a eșuat vreodată să-i urmeze dictatele.

Edward Jenner (1796-1839) a „descoperit" că vaccinul împotriva variolei bovine ar fi putut proteja oamenii împotriva flagelului secolului al XVIII-lea, variola. De fapt, variola era deja în declin, iar unii experți consideră că ar fi dispărut până la sfârșitul secolului, datorită mai multor factori care au contribuit la acest lucru. După ce utilizarea vaccinului împotriva variolei bovine s-a generalizat în Anglia, a izbucnit o epidemie de variolă care a ucis 22.081 de persoane. Epidemiile de variolă s-au agravat în fiecare an în care s-a utilizat vaccinul. În 1872, 44.480 de persoane au murit din cauza acesteia. Anglia a interzis în cele din urmă vaccinul în 1948, în ciuda faptului că acesta era una dintre cele mai lăudate „contribuții" pe care țară respectivă le adusese medicinei moderne. Această măsură a fost luată după mulți ani de vaccinare obligatorie, perioadă în care cei care refuzau să se supună pericolelor sale erau trimiși în grabă la închisoare.

Japonia a introdus vaccinarea obligatorie în 1872. În 1892, au existat 165.774 de cazuri de variolă, care au dus la 29.979 de decese.

Japonia încă aplică vaccinarea obligatorie; totuși, întrucât este o națiune ocupată militar, actualul său guvern nu poate fi învinuit pentru că s-a supus monopolului medical Rockefeller.

Germania a instituit, de asemenea, vaccinarea obligatorie. În 1939 (în timpul regimului nazist), rata difteriei a crescut astronomic la 150.000 de cazuri. Norvegia, care nu a instituit niciodată vaccinarea obligatorie, a avut doar cincizeci de cazuri în aceeași perioadă. Poliomielita a crescut cu 700% în statele care au vaccinarea obligatorie. Scriitorul des citat pe teme medicale, Morris Beale, care a editat timp de ani de zile publicația sa informativă „ ”, *Capsule News Digest, de la Capitol Hill,* a oferit o recompensă permanentă în perioada 1954-1960 de 30.000 de dolari, pe care urma să o plătească oricui putea dovedi că vaccinul împotriva poliomielitei nu era un ucigaș și o fraudă. Nu s-a prezentat nimeni.

Istoricii medicinei au ajuns în cele din urmă la concluzia reticentă că marea „epidemie” de gripă din 1918 a fost atribuită exclusiv utilizării pe scară largă a vaccinurilor. A fost primul război în care vaccinarea a fost obligatorie pentru toți militarii. *Boston Herald* a raportat că patruzeci și șapte de soldați au fost uciși de vaccinare într-o lună. Drept urmare, spitalele militare s-au umplut, nu cu răniți de război, ci cu victime ale vaccinului. Epidemia a fost numită „gripa spaniolă”, o denumire deliberat înșelătoare, menită să-i ascundă originea. Această epidemie de gripă a făcut douăzeci de milioane de victime; cei care au supraviețuit au fost cei care au refuzat vaccinul. În ultimii ani, epidemiile anuale recurente de gripă sunt numite „gripa rusă”. Din anumite motive, rușii nu protestează niciodată, poate pentru că familia Rockefeller face călătorii regulate la Moscova pentru a stabili linia partidului.

Pericolele vaccinării erau deja cunoscute. Revista *Plain Talk* notează că „în timpul războiului franco-prusac, fiecare soldat german a fost vaccinat. Rezultatul a fost că 53.288 de bărbați, altfel sănătoși, au contractat variola. Rata mortalității a fost ridicată.”

În ceea ce este cunoscut astăzi drept „Marele Masacru al Gripei Porcine”, președintele Statelor Unite, Gerald Ford, a fost recrutat pentru a convinge publicul să se supună unei campanii naționale de vaccinare. Forța motrice din spatele schemei a fost un profit neașteptat de 135 de milioane de dolari pentru marii producători de medicamente. Aceștia aveau un vaccin împotriva „gripei porcine" pe care crescătorii de porci suspicioși refuzaseră să-l folosească, temându-se că le-ar putea distruge recolta. Producătorii încercaseră doar să obțină 80 de milioane de dolari de la crescătorii de porci; eșuând în această vânzare, s-au orientat către cealaltă piață, cea a oamenilor. Impulsul pentru vaccinul național împotriva gripei porcine a venit direct de la Centrul de Control al Bolilor din Atlanta, Georgia. Poate din coincidență, Jimmy Carter, membru al Comisiei Trilaterale, își planifica atunci campania prezidențială în Georgia. Președintele în exercițiu, Gerald Ford, beneficia de toate avantajele unei birocrații masive care să-l ajute în campania electorală, în timp ce Jimmy Carter, ineficient și puțin cunoscut, nu reprezenta o amenințare serioasă în alegeri. Brusc, din Atlanta a venit planul Centrului de Control al Bolilor pentru o campanie națională de imunizare împotriva „gripei porcine". Faptul că nu exista niciun caz cunoscut de această gripă în Statele Unite nu a descurajat Monopolul Medical de la planul său. Crescătorii de porci fuseseră șocați de demonstrațiile vaccinului pe câțiva porci, care s-au prăbușit și au murit. Ne putem imagina conferințele pline de anxietate din sediile marilor firme farmaceutice, până când un tânăr inteligent a remarcat: „Ei bine, dacă crescătorii de porci nu vor să-l injecteze animalelor lor, singura noastră piață alternativă este să-l injectăm oamenilor."

Campania împotriva gripei porcine sponsorizată de Ford a fost la un pas de a eșua, când un funcționar public conștiincios, dr. Anthony Morris, fost angajat al HEW și pe atunci director al Biroului pentru Viruși din cadrul Administrației Alimentelor și Medicamentelor, a declarat că nu putea exista un vaccin autentic împotriva gripei porcine, deoarece nu existaseră niciodată cazuri de gripă porcină pe care să-l poată testa. Dr. Morris a făcut apoi publică declarația sa că „vaccinurile împotriva gripei porcine nu au fost eficiente în niciun moment". A fost concediat imediat, dar răul fusese deja făcut.

Măsurile de limitare a pagubelor au constat în faptul că marele umanitar Walter Cronkite și președintele Statelor Unite și-au unit forțele pentru a veni în ajutorul monopolului medical. Walter Cronkite l-a invitat pe președintele Ford în emisiunea sa de știri pentru a îndemna poporul american să se supună vaccinării împotriva gripei porcine. CBS nu a găsit nici atunci, nici mai târziu, vreun motiv pentru a difuza vreo analiză sau critică științifică a vaccinului împotriva gripei porcine, care a fost identificat ca conținând multe substanțe toxice, inclusiv particule de proteine virale străine, formaldehidă, reziduuri de substanțe din embrioni de pui și ouă, zaharoză, timerosal (un derivat al mercurului otrăvitor), polisorbat și alte aproximativ optzeci de substanțe.

Între timp, înapoi la laboratoarele de virusuri, după ce dr. Anthony Morris a fost concediat sumar, o echipă specială de muncitori a fost trimisă în grabă să curețe cele patru camere în care el își desfășurase testele științifice. Laboratorul era plin de animale ale căror dosare îi confirmau afirmațiile, reprezentând aproximativ trei ani de cercetare constantă. Toate animalele au fost distruse imediat, iar dosarele lui Morris au fost arse. Nu au mers până la a presăra sare în toată zona, deoarece credeau că treaba lor era terminată.

La 15 aprilie 1976, Congresul a adoptat Legea publică 94-266, care aloca 135 de milioane de dolari din fondurile contribuabililor pentru finanțarea unei campanii naționale de vaccinare împotriva gripei porcine. Departamentul Sănătății, Educației și Bunăstării (HEW) urma să distribuie vaccinul gratuit agențiilor de sănătate de la nivel statal și local, pe întreg teritoriul țării, în vederea vaccinării. Agențiile de asigurări au făcut apoi public avertismentul că nu vor asigura firmele farmaceutice împotriva eventualelor procese care ar putea rezulta din vaccinarea împotriva gripei porcine, deoarece nu fuseseră efectuate studii care să poată prezice efectele acesteia. Pentru a contracara companiile de asigurări, CBS l-a pus pe Gerald Ford să lanseze un apel pasionat către 215.000.000 de americani să se salveze cât încă mai era timp și să se grăbească la departamentul local de sănătate pentru a se vaccina împotriva gripei porcine, absolut gratuit. Acesta a fost probabil momentul de glorie al CBS în distinsa sa carieră de „serviciu public".

Abia se încheiase campania împotriva gripei porcine, că au început să curgă rapoartele privind victimele. În câteva luni, au fost depuse cereri de despăgubire în valoare totală de 1,3 miliarde de dolari de către victimele care suferiseră paralizie din cauza vaccinului împotriva gripei porcine. Autoritățile medicale s-au dovedit la înălțimea provocării; au sărit în apărarea monopolului medical, etichetând noua epidemie drept „sindromul Guillain-Barré". De atunci, au apărut tot mai multe speculații că epidemia de SIDA care a urmat, și care a început la scurt timp după asigurările publice ale lui Gerald Ford, a fost doar o variantă virală a vaccinului împotriva gripei porcine. Și ce s-a întâmplat cu autorul Marelui Masacru al Gripei Porcine, președintele Gerald Ford? Fiind persoana logică de vină pentru catastrofă, Ford a trebuit să suporte un torent de critici publice, ceea ce a dus, în mod firesc, la înfrângerea sa în alegeri (el fusese numit anterior, când agenții operațiunilor internaționale de droguri îl îndepărtaseră pe Richard Nixon din funcție). Necunoscutul Jimmy Carter, cunoscut doar de membrii super-secreți ai Comisiei Trilaterale, a fost propulsat în funcție de valul de furie împotriva lui Gerald Ford. Carter s-a dovedit a fi un dezastru național aproape la fel de grav c ul epidemiei de gripă porcină, în timp ce Gerald Ford s-a retras definitiv din politică. Nu numai că a pierdut alegerile, dar a fost și condamnat să-și petreacă restul anilor mergând obosit în sus și în jos pe întinderile de nisip fierbinte ale terenului de golf din Palm Springs.

La seminarul anual al scriitorilor de știință ACS, dr. Robert W. Simpson, de la Universitatea Rutgers, a avertizat că „programele de imunizare împotriva gripei, rujeolei, oreionului și poliomielitei ar putea, de fapt, să introducă în organismul uman ARN care formează provirusuri, care vor deveni apoi celule latente în tot corpul. Acestea pot fi apoi activate sub forma unei varietăți de boli, inclusiv lupus, cancer, reumatism și artrită."

Aceasta a fost o confirmare remarcabilă a avertismentului anterior transmis de dr. Herbert Snow din Londra cu mai bine de cincizeci de ani în urmă. El observase că efectele pe termen lung ale vaccinului, care se depune în inimă sau în alte părți ale corpului, ar duce în cele din urmă la leziuni fatale ale inimii. Vaccinul devine o bombă cu ceas în organism, putrezind sub forma a ceea ce se numeşte „viruşi lenti", care pot dura între zece şi treizeci de ani până devin virulenţi. Când vine momentul, victima este doborâtă de un atac fatal, adesea fără niciun avertisment prealabil, fie că este vorba de un atac de cord sau de o altă boală.

Health Freedom News, în numărul său din iulie/august 1986, a menţionat că „Vaccinul este asociat cu leziuni cerebrale. 150 de procese sunt în curs împotriva producătorilor de vaccinuri DPT, solicitând despăgubiri de 1,5 miliarde de dolari."

Când autorul acestui articol era adolescent în Virginia, fiecare vară devenea un coşmar pentru părinţii îngrijoraţi, pe măsură ce epidemiile de poliomielită, denumită în general paralizie infantilă, măturau naţiunea. Pe tot parcursul verii, beam sticlă după sticlă de suc rece ca gheaţa pentru a ne spăla gustările de după-amiază constând în batoane de ciocolată, fără să bănuim că ne pregăteam organismele pentru înmulţirea virusului poliomielitei. Cea mai faimoasă victimă a poliomielitei a fost guvernatorul statului New York, Franklin D. Roosevelt. În 1931, în timpul epidemiei anuale de poliomielită, Roosevelt a aprobat oficial un aşa-numit „ser imun", un precursor al vaccinurilor împotriva poliomielitei din anii 1950. Acesta a fost sponsorizat de dr. Lindsley R. Williams, ginerele partenerului de conducere al băncii de investiţii Kidder Peabody. Fundaţiile Rockefeller şi Carnegie au insistat pentru construirea unui nou edificiu medical care urma să se numească Academia de Medicină din New York. Aşa cum se întâmpla adesea, ele nu au furnizat fondurile, ci au planificat campania prin care publicul a fost îndemnat să contribuie cu milioane de dolari pentru aceasta. Dr. Williams a fost apoi numit director al acestei Academii, în ciuda faptului că abilităţile sale medicale erau o glumă în New York. Williams a folosit această funcţie pentru a deveni apostolul medicinei socializate în Statele Unite, un obiectiv pe care monopolul medical Rockefeller îl dorea cu ardoare şi care a fost în cele din urmă atins când programul Medicare a fost adoptat mulţi ani mai târziu. În realitate, aşa cum a subliniat dr. Emanuel Josephson,

Williams susţinea dominaţia politică şi comercială a profesiei medicale sub un sistem socializat.

Roosevelt şi-a anunţat apoi candidatura la preşedinţia Statelor Unite, o funcţie pentru care părea fizic inapt. Din cauza handicapului său, nu mai putea sta în picioare sau merge de mulţi ani. Îşi desfăşura activitatea dintr-un scaun cu rotile. Părea incredibil că ar fi capabil să ducă o campanie naţională pentru funcţia de preşedinte. Pentru a risipi aceste îndoieli, dr. Williams a scris un articol care a fost publicat în revista *Collier's*, a doua cea mai mare revistă din Statele Unite la acea vreme. În acest articol, dr. Williams a certificat că guvernatorul Franklin D. Roosevelt era apt fizic şi mental pentru a fi preşedinte al Statelor Unite. S-a zvonit apoi că un nou post în Cabinet, cel de secretar al Sănătăţii, urma să fie creat special pentru dr. Williams în viitoarea administraţie Roosevelt.

„Serul imun" împotriva poliomielitei era cunoscut ca fiind periculos şi inutil atunci când Roosevelt l-a aprobat. Institutul Naţional de Sănătate al Serviciului de Sănătate Publică al SUA experimentase pe maimuţe timp de trei ani, folosind acest ser identic. Institutul a declarat că studiul serului fusese realizat la recomandarea dr. Simon Flexner, directorul institutului. Serul a fost apoi utilizat, iar mulţi copii au murit din cauza lui. Comisarul pentru Sănătate al statului New York, dr. Thomas Parran (care a fost numit ulterior chirurg general al Statelor Unite), care îşi datora numirea recomandării „ " a dr. Williams către guvernatorul Roosevelt, a refuzat să organizeze audieri pentru validarea serului, în timp ce Roosevelt continua să culeagă roadele „carităţii" din partea Fundaţiei sale Warm Springs şi a balurilor anuale de ziua sa de naştere, care sărbătoreau epidemia de poliomielită.

În 1948, un anume dr. Sandier, care ocupa pe atunci funcţia de expert în nutriţie la Spitalul Administraţiei Veteranilor din SUA din Osteen, Carolina de Nord, a devenit îngrijorat de cantităţile enorme de băuturi cu un conţinut ridicat de zahăr, bomboane şi alte dulciuri consumate de copii în lunile toride de vară, în acelaşi timp cu izbucnirea anuală a epidemiei de poliomielită. El a efectuat teste care l-au condus la concluzia că consumul de zahăr al copiilor avea o legătură directă cu virulenţa focarelor de poliomielită. Apoi a emis un avertisment urgent către părinți pentru a interzice consumul oricărui produs cu zahăr rafinat, în special bomboane, băuturi răcoritoare și înghețată în timpul lunilor de vară. Rezultatul campaniei dr. Sandler a fost că numărul cazurilor de poliomielită a scăzut în Carolina de Nord cu 90% într-un singur an, de la 2.498 în 1948 la doar 229 în 1949. Stârniți de efectul pe care campania de avertizare a dr. Sandler l-a avut asupra vânzărilor lor de vară din Carolina de Nord, distribuitorii de băuturi răcoritoare și producătorii de dulciuri au venit în anul următor cu o campanie promoțională la nivel de stat, oferind mostre gratuite și alte promoții. Până în 1950, numărul victimelor poliomielitei a crescut din nou la nivelul din 1948. Ce s-a întâmplat cu dr. Sandler? O analiză a publicațiilor din Carolina de Nord nu mai menționează nimic despre el sau despre programul său.

Herbert M. Shelton a scris în 1938 în cartea sa, „Exploatarea suferinței umane", că „Vaccinul este puroi – fie septic, fie inert – dacă este inert, nu va prinde – dacă este septic, produce infecție." Acest lucru explică de ce unii copii trebuie să se întoarcă și să primească o a doua vaccinare, deoarece prima nu a „prins" – nu a fost suficient de otrăvitoare și nu a infectat organismul. Shelton spune că vaccinările provoacă boala somnului, paralizia infantilă, hemiplegia sau tetanosul.

Chirurgul general al Statelor Unite, Leonard Scheele, a subliniat la convenția anuală a AMA din 1955 că „Niciun lot de vaccin nu poate fi dovedit sigur înainte de a fi administrat copiilor". James R. Shannon, de la Institutul Național de Sănătate d, a declarat că „Singurul vaccin sigur este un vaccin care nu este folosit niciodată".

Odată cu apariția vaccinului împotriva poliomielitei al dr. Jonas Salk în anii 1950, părinții americani au fost asigurați că problema a fost rezolvată și că copiii lor sunt acum în siguranță. Procesele care au urmat împotriva producătorilor de medicamente au beneficiat de puțină publicitate. „David v. Wyeth Labs", un proces privind vaccinul Sabin împotriva poliomielitei de tip 3, a fost judecat în favoarea reclamantului, David. Un proces împotriva Lederle Lab privind vaccinul Orimune a fost soluționat în 1962 cu o despăgubire de 10.000 de dolari. În două cazuri privind Quadrigen de la Parke-Davis, produsul a fost găsit defect. În 1962, Parke-Davis a oprit toată producția de Quadrigen. Medicul nonconformist, dr. William Koch, a declarat că „Injectarea oricărui ser, vaccin sau chiar penicilină a arătat o creștere foarte marcată a incidenței poliomielitei, cu cel puțin 400%."

Centrul pentru Controlul Bolilor a stat deoparte o vreme după Marele Masacru al Gripei Porcine, doar pentru a reapărea mai vehement ca niciodată cu un nou program național de alarmare privind pericolele unei alte epidemii, care a fost numită „Boala Legionarilor" după o epidemie la Hotelul Bellevue Stratford din Philadelphia. Se pare că acest virus s-a multiplicat în sistemele de aer condiționat și încălzire ale unor hoteluri mai vechi din marile orașe, probabil pentru că orificiile de ventilație nu erau niciodată curățate. În câteva cazuri izolate, acesta a cauzat moartea celor afectați. Din anumite motive, aceste victime erau de obicei legionari în vârstă, care participaseră la o adunare la unul dintre aceste hoteluri. Pe măsură ce hotelurile mai vechi au fost înlocuite treptat de moteluri noi, mai moderne, Boala Legionarilor a dispărut în liniște, fără ca Centrul pentru Controlul Bolilor să poată realiza o altă lovitură de 135 de milioane de dolari pentru Monopolul Medical Rockefeller.

Vaccinarea împotriva poliomielitei a fost acum acceptată ca un fapt al vieții de către publicul american, care trage un confort considerabil din dispariția treptată a campaniei anuale de sperietură de la începutul fiecărei veri... Cu toate acestea, *Washington Post* din 26 ianuarie 1988 a publicat un articol care a creat câteva reflecții ulterioare derutante. La o conferință națională ținută la Washington s-a anunțat că toate cazurile de poliomielită din 1979 au fost cauzate de vaccinul împotriva poliomielitei. Citat: „De fapt, toate cazurile din America provin de la vaccin. Nu s-a demonstrat că virusul poliomielitei care apare în mod natural (sau de tip sălbatic) ar fi cauzat vreun caz de poliomielită în Statele Unite din 1979." Pentru a face față acestui fapt neplăcut, Institutul de Medicină, sub contract cu Serviciul de Sănătate Publică al SUA, a convocat un comitet la Washington pentru a revizui utilizarea actuală a vaccinului împotriva poliomielitei. V-ați gândit, poate, că vor vota pentru întreruperea utilizării acestuia? Aceasta ar fi o concluzie logică. Din păcate, logica nu joacă niciun rol în astfel de deliberări. The *Post* a raportat că „Nu se așteaptă nicio schimbare radicală. «Status quo-ul este foarte atrăgător», a spus președintele conferinței, dr. Frederick Robbins, de la Universitatea Case Western Reserve din Cleveland.

Această poveste ridică mai multe întrebări decât oferă răspunsuri. De asemenea, ea scoate la iveală prăpastia adâncă dintre mentalitatea medicului și cea a omului de rând. Un om de rând ar spune: „Dacă toate cazurile de poliomielită din Statele Unite începând cu 1979 au fost cauzate de vaccinul împotriva poliomielitei, nu este acesta un motiv întemeiat pentru a-l opri?" Un astfel de raționament este întotdeauna calificat drept „simplist" de către profesioniștii noștri supraeducați. La urma urmei, trebuie să ne gândim la economia națională și la producătorii de medicamente pregătiți pentru producția continuă a unui vaccin pentru o epidemie care a dispărut. Gândiți-vă la șomaj și la diminuarea dividendelor pentru deținătorii de acțiuni ai Drug Trust. La urma urmei, cea mai mare parte a veniturilor lor este donată „carității". Dacă nu puteți vedea logica acestui raționament, nu veți obține niciodată un loc de muncă la Serviciul de Sănătate Publică al SUA.

CAPITOLUL 5

FLUORIZAREA

Al doilea punct de pe lista doctorului Robert Mendelsohn privind cele Patru Ape Sfinte ale Bisericii moderne a Medicinii este fluorizarea apei potabile a națiunii. Deși doctorul Mendelsohn o respinge și pe aceasta, considerând-o de „valoare discutabilă”, puțini îndrăznesc să o pună la îndoială. Ni se spune că aceasta conferă beneficii nemăsurate generației tinere, garantându-i libertatea perpetuă de carii dentare și eliminând necesitatea oricăror intervenții stomatologice. În mod surprinzător, campania națională de fluorizare este susținută cu entuziasm de profesia stomatologică din țară, chiar dacă ne-am putea aștepta ca aceasta să îi lase fără loc de muncă. Și aici, cei avizați sunt perfect conștienți că programul de fluorizare, departe de a amenința să îi lase pe stomatologi fără loc de muncă, le va oferi de fapt mult de lucru în viitor.

Sursa principală a fluorizării este o substanță chimică otrăvitoare, fluorura de sodiu, care a fost mult timp ingredientul principal al otrăvii pentru șobolani. Dacă adăugarea acestui compus în apa potabilă face parte, de asemenea, dintr-un program de combatere a șobolanilor nu a fost niciodată discutată public. EPA a publicat cea mai recentă estimare a sa, conform căreia 38 de milioane de americani beau în prezent apă nesigură, care conține niveluri nesigure de clor, plumb și alte substanțe toxice. Fluorura nu este menționată printre substanțele toxice. EPA, la fel ca alte agenții guvernamentale, s-a abținut cu grijă fie de la testarea apei potabile publice pentru a determina efectele fluorizării, fie de la a încălca teritoriul monopolului Rockefeller, care a lansat campania națională de fluorizare.

Produsul secundar al fabricării aluminiului, fluorura de sodiu, a reprezentat mult timp o problemă. Cu excepția utilizării sale limitate ca otravă pentru șobolani, alte utilizări populare erau limitate de natura sa extrem de otrăvitoare. De asemenea, era foarte costisitor pentru companiile de al are să o elimine, din cauza persistenței sale (nu se degradează — este, de asemenea, cumulativă în organism, astfel încât în fiecare zi adăugați puțin mai mult la rezervele dvs. de fluorură de sodiu de fiecare dată când beți un pahar de apă). Este deci surprinzător să constatăm că documentele istorice arată că principalul susținător și promotor al fluorizării apei potabile la nivel național a fost Serviciul de Sănătate Publică al SUA. Și aici începe povestea.

Ne putem aminti de zilele efervescente ale anilor 1950, când oficialii din domeniul sănătății publice erau trimiși în mod obișnuit de la Washington pentru a participa la întâlniri în care comunitățile dezbăteau cu anxietate argumentele pro și contra fluorizării apei. Fără excepție, acești funcționari publici nu numai că i-au liniștit pe cetățenii îngrijorați, ci au cerut în mod categoric ca comunitățile să fluoreze apa potabilă de atunci. Deși au susținut fără echivoc fluorizarea rezervelor de apă, niciunul dintre acești oficiali din domeniul sănătății publice nu efectuase vreodată studii asupra apei fluorizate și nici nu realizase experimente cu privire la posibilele beneficii sau pericole ale acesteia. Cu toate acestea, la întâlnire după întâlnire, în întreaga Statele Unite, ei s-au ridicat pentru a garanta solemn că nu existau pericole, nici efecte secundare, ci doar beneficii pozitive pentru copiii cu vârsta sub doisprezece ani. Fluorizarea, chiar și potrivit celor mai entuziaști susținători ai săi, nu conferă beneficii nimănui cu vârsta peste doisprezece ani. Nu s-a avansat niciodată un motiv rezonabil pentru care toate rezervele de apă ar trebui fluorurate, în beneficiul unei minorități a populației. Știau acești funcționari publici ce făceau? Desigur că nu. Ei urmau o tradiție a birocrației, care primește ordine de la Monopolul Medical. Cum au primit aceste ordine? Și asta este o poveste interesantă.[2]

---

[2] Serviciul de Sănătate Publică al SUA continuă să promoveze (pe cheltuiala contribuabililor) extinderea fluorizării. Washington Post a menționat pe 20 aprilie 1988 că „Serviciul de Sănătate Publică estimează că în fiecare an se economisesc 2 miliarde de dolari prin fluorizarea apei." Serviciul nostru de Sănătate Publică refuză să ofere orice justificare statistică pentru această afirmație. Oare oficialii Serviciului de Sănătate Publică sugerează că

Şeful Serviciului de Sănătate Publică al SUA pe durata întregii campanii de fluorizare a fost un anume Oscar Ewing. Absolvent al Facultăţii de Drept de l, Ewing a fost antreprenor în industria aeronautică în timpul Primului Război Mondial. Apoi s-a alăturat influentei firme de avocatură Sherman, Hughes şi Dwight, o companie prestigioasă de pe Wall Street. „Hughes" nu era altul decât Charles Evans Hughes, recentul candidat la preşedinţia Statelor Unite. Hughes a pierdut campania împotriva lui Woodrow Wilson deoarece Wilson a făcut campanie pe baza realizărilor sale, şi anume că „ne-a ţinut departe de război". Imediat ce a fost reales în siguranţă, Wilson a declarat război. Hughes a devenit mai târziu preşedinte al Curţii Supreme. Firma se numea atunci Ewing şi Hughes.

La sfârşitul celui de-al Doilea Război Mondial, Ewing s-a numit singur procuror special al Departamentului de Justiţie; numirea a fost făcută exclusiv pentru a conduce două procese împotriva monopolului Rockefeller, cazurile guvernului împotriva a doi radiodifuzori, William Dudley Pelley şi Robert Best. Ambii scriitori, activişti de lungă durată în America First, făcuseră campanie pentru a ţine Statele Unite în afara a ceea ce se dovedise a fi un război foarte profitabil. Acum trebuiau pedepsiţi pentru ameninţarea pe care o reprezentau pentru monopolisti.

Ewing i-a condamnat pe amândoi şi i-a trimis la închisoare. Pentru acest serviciu, a fost numit preşedinte al Comitetului Naţional Democrat. În anul următor, în 1946, preşedintele Truman l-a numit şef al Agenţiei Federale de Securitate. În această calitate, el era responsabil nominal de un alt realizator de emisiuni radio, Ezra Pound, care era deţinut ca prizonier politic la Spitalul St. Elizabeth, o instituţie psihiatrică federală care făcea parte, de asemenea, din reţeaua Agenţiei Federale de Securitate. Pound a fost deţinut mai mult de treisprezece ani fără a fi judecat. Mult timp după plecarea lui Ewing, guvernul a

---

producătorii de aluminiu economisesc 2 miliarde de dolari pe an prin fluorizarea apei?

renunțat la toate acuzațiile împotriva lui Pound, iar acesta a fost eliberat.

Cu toate acestea, Ewing nu fusese numit administrator al Agenției Federale de Securitate doar pentru a-l urmări penal pe Ezra Pound. Se urmăreau obiective mai serioase. Congresmanul Miller a afirmat că Ewing primise o sumă de 750.000 de dolari pentru a renunța la practica sa profitabilă de pe Wall Street și a prelua conducerea Agenției Federale de Securitate. Această sumă fusese plătită de grupurile de interese ale familiei Rockefeller. Scopul era de a desfășura o campanie națională de fluorizare. Ewing a fost numit șef al Agenției Federale de Securitate deoarece această funcție îl făcea cel mai puternic birocrat din Washington. Această agenție cuprindea Serviciul de Sănătate Publică al SUA, Administrația Securității Sociale și Oficiul pentru Educație. În calitate de șef al FSA, el era responsabil de vastele programe guvernamentale de cheltuieli postbelice, de programele federale de sănătate, educație și asistență socială. Din această funcție, Ewing a militat pentru un control guvernamental mai mare asupra cetățenilor Statelor Unite. Era deosebit de interesat să sporească controlul asupra educației medicale, un obiectiv principal al intereselor Rockefeller încă din 1898. La 17 februarie 1948, Ewing a solicitat public subvenții guvernamentale pentru burse medicale și a cerut ca facultățile de medicină să funcționeze sub subvenții guvernamentale, cu controlul inevitabil care le însoțea. La 30 martie 1948, Ewing a prezidat o Conferință a Copiilor, menită să coordoneze toate agențiile federale care aveau de-a face cu tineretul națiunii. De asemenea, a devenit liderul național al unei campanii împotriva cancerului, ca urmare a asocierii sale îndelungate cu Drug Trust – fusese secretar al gigantului Merck Drug Company din birourile sale de la One Wall Street.

Una dintre primele măsuri luate de Ewing în calitate de șef al Serviciului de Sănătate Publică a fost înlăturarea chirurgului general de lungă durată, Thomas Parran, înlocuindu-l cu un prieten al său, dr. Leonard Scheele de la Institutul Național al Cancerului. În 1948, Ewing s-a alăturat Societății Americane de Cancer într-o Campanie Națională Împotriva Cancerului, o încercare flagrantă de a forța Congresul să cheltuiască mai mult pe diverse proiecte inutile legate de cancer decât cheltuiala modestă de atunci de paisprezece milioane și jumătate de dolari pe an. La 1 mai 1948, Ewing a convocat o Convenție Națională a Sănătății la Washington, la care au participat aproximativ 800 de delegați. Convenția a aprobat cu o majoritate covârșitoare pledoaria lui Ewing de a înscrie Statele Unite în Organizația Mondială a Sănătății a Națiunilor Unite. Ewing a militat, de asemenea, cu înverșunare pentru asigurarea națională de sănătate, sau medicina socializată, dar, în ciuda puterii sale mari la Washington, nu a reușit să învingă opoziția continuă a lui Morris Fishbein și a Asociației Medicale Americane. A publicat apoi un raport oficial al Agenției Federale de Securitate, intitulat „Sănătatea națiunii", un raport de 186 de pagini care solicita un program intensiv de zece ani pentru a-și atinge obiectivul de a introduce medicina socializată în Statele Unite. Apogeul puterii sale politice a venit atunci când, d, a orchestrat campania de succes a lui Harry Truman pentru alegerea la președinție în 1948 (Truman reușise anterior să devină moștenitorul aparent după moartea stranie a lui Franklin D. Roosevelt (vezi cartea dr. Emanuel Josephson cu acest titlu). Ewing obținuse deja, de unul singur, numirea lui Truman ca candidat la vicepreședinție în cadrul Convenției de la Chicago din 1944 — s-ar putea spune că l-a adus pe Truman la Casa Albă la fel de sigur cum Bobst l-a adus mai târziu pe Richard Nixon. Alegerea lui Truman în 1948 i-a garantat lui Ewing că putea avea orice își dorea la Washington. Ceea ce dorea el, și pentru ce fusese plătit să realizeze, era fluorizarea la nivel național a apei potabile.

Oscar Ewing este un nume total necunoscut americanilor de astăzi.

Nu a lăsat niciun monument, pentru că a fost întruchiparea secolului al XX-lea a birocratului nemilos și dedicat, în stil sovietic, care răspundea doar în fața stăpânilor săi și disprețuia masele anonime asupra cărora exercita puteri dictatoriale. El a exercitat un control absolut asupra celor mai importante componente ale noii birocrații socialiste pe care Roosevelt o construise la Washington și a pregătit aceste birouri pentru statutul de cabinet. Dintre numeroasele sale mandate birocratice, probabil că niciunul nu a avut un efect mai direct asupra tuturor americanilor decât fluorizarea rezervelor noastre de apă.

Congresmanul Miller a declarat că „Principalul susținător al fluorizării apei este Serviciul de Sănătate Publică al SUA. Acesta face parte din Agenția Federală de Securitate a domnului Ewing. Domnul Ewing este unul dintre avocații foarte bine plătiți ai Aluminum Company of America." Nu a fost deloc o coincidență faptul că Washington, D.C., unde Oscar Ewing era rege, a fost unul dintre primele mari orașe americane care și-a fluorizat rețeaua de alimentare cu apă. În același timp, congresmenii și alți politicieni din Washington au fost avertizați în particular de către acoliții lui Ewing că ar trebui să fie atenți la consumul de apă fluorizată. Aprovizionarea cu apă îmbuteliată din izvoare montane a apărut atunci în fiecare birou de pe Capitol Hill; aceasta a fost menținută continuu de atunci, pe cheltuiala contribuabililor. Un senator, care a mers atât de departe încât a purtat cu el o mică sticlă cu apă de izvor atunci când a luat cina la cele mai la modă restaurante din Washington, asigurându-și tovarășii de masă că „Nici o picătură de apă fluorizată nu-mi va trece vreodată prin buze." Așa sunt păzitorii națiunii noastre.

Chiar și fără aditivi guvernamentali precum clorul și fluorul, apa în sine poate reprezenta o amenințare serioasă pentru sănătate. Pionierii americani se îmbolnăveau adesea de o boală pe care o numeau „boala laptelui", care pare să fi provenit din apa pe care o consumau. Dr. N. M. Walker avertizează că, pe parcursul unei durate de viață medii de șaptezeci de ani, organismul ingerează aproximativ 4.500 de galoane de apă care conțin circa 300 de livre de calcar. Acest aport de calcar osifică treptat structura scheletică. În 1845, un medic englez a avertizat asupra pericolului osificării cauzate de consumul de apă naturală sau de izvor.

Când congresmanul Miller a raportat în plenul Congresului că Oscar Ewing promova fluorizarea deoarece fusese avocatul companiei Aluminum Company of America (ALCOA) și că acceptase o „remunerație" de 750.000 de dolari pentru a-l convinge să întreprindă acest program de „serviciu guvernamental", s-ar fi putut crede că această expunere publică a motivelor lui Ewing l-ar fi făcut de rușine și l-ar fi influențat, poate, să se retragă și să lase pe altcineva să preia campania Serviciului de Sănătate Publică al SUA de a impune fluorizarea poporului american. Aceasta ar fi subestimat aroganța și încrederea de sine a birocratului secolului al XX-lea. El a ignorat remarcile congresmanului Miller și a dublat presiunea Serviciului de Sănătate Publică al SUA pentru a impune fluorizarea. El a beneficiat de sprijinul devotat al subalternilor săi, deoarece Serviciul de Sănătate Publică al SUA nu a fost niciodată în slujba publicului. Dimpotrivă, oficialii săi au fost întotdeauna la dispoziția Drug Trust, promovând ultimele moduri ale monopolului medical și menținând acele idealuri de serviciu public care au cumpărat atâtea proprietăți frumoase în zona suburbană la modă din Leesburg pentru cei care s-au aflat la locul potrivit, la momentul potrivit. Puterea politică se traduce în bani; bani pentru cei care își vând obiectivele politice.

După ce a coordonat instalarea echipamentelor de fluorurare cu sodiu în majoritatea marilor orașe ale țării – proiect pentru care Chase Manhattan Bank a manifestat un interes crucial –, Oscar Ewing s-a retras la Chapel Hill, Carolina de Nord, în 1953. Aici s-a ocupat personal de construirea unui complex de clădiri de birouri de 7.800 de acri sub numele de Research Triangle Corporation (triunghiul fiind un simbol masonic cheie). Aceste birouri au fost închiriate prompt unui amestec de agenții federale și de stat, cu multe dintre acestea, în mod deloc surprinzător, având relații de afaceri anterioare, pe când era șeful lor la Washington. Un fost șef al Comitetului Național Democrat nu are de obicei dificultăți în a închiria spații agențiilor guvernamentale.

Fostul partener de avocatură al lui Ewing, Charles Evans Hughes, Jr., a devenit procuror general al Statelor Unite, în timp ce tatăl său era încă președinte al Curții Supreme. Ulterior, el a devenit director al New York Life Insurance Co., o firmă controlată de J. P. Morgan, al cărei sediu se afla la One Wall Street. Aceasta fusese, de asemenea, fosta adresă de afaceri a lui Oscar Ewing.

Fluorurile au fost mult timp o sursă de contaminare în Statele Unite. Cantități mari din această substanță chimică sunt produse și de marile firme chimice, American Agricultural Products

Corporation și Hooker Chemical. Hooker Chemical a devenit parte a rețelei Rockefeller când Blanchette Hooker s-a căsătorit cu John D. Rockefeller III, intrând astfel în familia Rockefeller. Fabrica din Florida a American Agricultural produce cantități enorme de deșeuri de fluoruri în procesul de preparare a îngrășămintelor din rocă fosfatică.

O parte din deșeurile de fluoruri au fost utilizate în pesticide, până când Departamentul Agriculturii a interzis utilizarea lor, considerându-le prea periculoase pentru public. Deșeurile au fost apoi aruncate în ocean, în ciuda unor decizii specifice ale Departamentului Agriculturii care interziceau acest lucru. Hooker Chemical este cunoscută de majoritatea americanilor pentru deșeurile chimice periculoase pentru viață găsite la Love Canal.

Studiile realizate de Academia Națională de Științe arată că industriile din Statele Unite, precum Hooker Chemical, pompează 100.000 de tone de fluoruri în atmosferă în fiecare an; ele introduc încă 500.000 de tone de fluoruri în rețeaua națională de alimentare cu apă în fiecare an (aceasta se adaugă la cantitatea de fluoruri utilizată pentru „tratarea" apei potabile). Acest raport științific analizează în detaliu efectele acestor fluoruri asupra organismului uman. Efectul cel mai periculos este acela că încetinește activitatea enzimelor de reparare a ADN-ului, care sunt vitale pentru sistemul imunitar. Fluorurile au acest efect chiar și la concentrații de doar o parte pe milion, doza standard stabilită de Serviciul de Sănătate Publică al SUA pentru apa noastră potabilă. La această concentrație, s-a demonstrat că fluorurile provoacă leziuni cromozomiale grave. Concentrația de o parte la un milion recomandată de funcționarii noștri publici conștiincioși s-a dovedit, de asemenea, în experimente de laborator, că transformă celulele normale în celule canceroase. Studiile Academiei Americane de Științe din 1963 au arătat că aceste niveluri „scăzute" de fluoruri au dus la o creștere semnificativă a tumorilor melanomatoase, de la 12% la 100% la animalele de laborator experimentale. De asemenea, au provocat interferențe cu producția de neurotransmițători importanți de către organism și au scăzut nivelul acestora în creier. Acești neurotransmițători au funcția vitală de a proteja împotriva convulsiilor, deschizând astfel posibilitatea unei creşteri semnificative a accidentelor vasculare cerebrale şi a leziunilor cerebrale din cauza fluorurilor din apă. Efectele mai puţin grave ale fluorurilor, care au fost observate în testele de laborator, sunt schimbări bruşte de dispoziţie, dureri de cap severe, greaţă, halucinaţii, respiraţie neregulată, spasme nocturne, leziuni la fături şi diverse forme de cancer.

Obiecţiile guvernului faţă de aceste descoperiri de laborator au fost ridicate de birocratul prin excelenţă, dr. Frank J. Rauscher, directorul Institutului Naţional al Cancerului, când a afirmat că „Oamenii de ştiinţă din cadrul şi din afara Programului Naţional al Cancerului au constatat din nou că fluorizarea apei potabile nu contribuie la creşterea incidenţei cancerului la oameni." Această afirmaţie, pentru care nu a oferit nicio verificare ştiinţifică, a fost contestată vehement de un cercetător de lungă durată al controversei privind fluorizarea, dr. John Yiamouyiannis, Dean Burk şi alţi oameni de ştiinţă. În lucrarea sa de referinţă, „Fluoride: The Aging Factor" (Fluorul: factorul de îmbătrânire), care nu a fost niciodată infirmată de vreun studiu ştiinţific, dr. Yiamouyiannis constată că între treizeci şi cincizeci de mii de decese pe an pot fi atribuite direct fluorizării, dintre care zece până la douăzeci de mii sunt cauzate de cancer indus de fluor.

Deşi unele comunităţi şi-au revocat între timp acordurile de a permite fluorizarea rezervelor publice de apă potabilă, campania naţională continuă neabătut. Niciun oficial guvernamental nu a recunoscut vreodată că ar putea exista pericole asociate cu mita Ewing, care a dus la fluorizarea „ " a apei potabile a naţiunii. Germania de Vest a interzis fluorizarea la 18 noiembrie 1971, ceea ce a fost surprinzător, deoarece aceasta este o naţiune ocupată militar, condusă de foarte secretul German Marshall Fund şi de Fundaţia John J. McCloy. Se pare că nu mai puteau reduce la tăcere oamenii de ştiinţă germani care au demonstrat că fluorizarea reprezintă o ameninţare mortală pentru populaţie. Suedia a urmat exemplul Germaniei de Vest în interzicerea fluorizării, iar Ţările de Jos au interzis-o oficial pe 22 iunie 1973, prin ordinul celei mai înalte instanţe a lor.

Este destul de interesant să analizăm procesul prin care birocrații guvernamentali au ajuns la doza recomandată pentru fluorizarea apei potabile publice, adică o parte la un milion.

Probabil că au fost efectuate studii ample și s-au ținut deliberări cu oameni de știință renumiți pe parcursul mai multor ani, înainte de a se stabili în cele din urmă că aceasta era doza corectă. De fapt, nu s-au făcut niciodată astfel de studii. Se pare că cifra de o parte la un milion a fost aleasă în mod arbitrar. Se știa că zece părți la un milion era mult prea puternică; după câțiva ani de utilizare a dozei de o parte la un milion, birocrații guvernamentali și-au dat seama că au făcut o greșeală teribilă. Doza era de cel puțin două ori mai puternică decât ar fi trebuit. Ratele de mortalitate în rândul persoanelor în vârstă din cauza bolilor renale și cardiace au început să crească constant în primele orașe care au început să-și fluoreze apa. Un critic consideră că aceasta a fost o decizie deliberată, „soluția finală" la problema plăților de securitate socială. Când oamenii de știință au descoperit că o doză de fluorizare de o parte la un milion transformă celulele normale în celule canceroase, programul de fluorizare ar fi trebuit oprit imediat. Agențiile guvernamentale și-au dat seama că, dacă ar fi făcut acest lucru, ar fi deschis ușa pentru mii de procese împotriva guvernului.

Prin urmare, otrăvirea ascunsă a generației noastre mai în vârstă continuă. Chiar Oscar Ewing, când i s-au oferit mai multe doze din care să aleagă, de la o valoare maximă de zece părți pe milion la una minimă de 0,5 părți pe milion, a crezut că este în siguranță alegând o doză din intervalul inferior. S-a dovedit că s-a înșelat. Monopolul medical, poate pentru că profită de creșterea constantă a numărului de decese în rândul persoanelor în vârstă cauzate de consumul de apă fluorizată, refuză să cedeze în această chestiune. Fluorizarea rămâne una dintre cele patru ape sfinte ale Bisericii Medicinii Moderne.

Ewing și acoliții săi erau, de asemenea, la curent cu studiile sovietice care arătau că fluorurile erau extrem de importante pentru a induce o ascultare docilă, asemănătoare cu cea a oilor, în rândul populației generale. Se știa de mult timp că, de ani de zile, crescătorii de tauri de rasă pură foloseau doze de fluoruri pentru a-și calma taurii mai neastâmpărați, făcându-i mult mai uşor de mânuit. Uniunea Sovietică şi-a menţinut lagărele de concentrare din 1940 prin administrarea de doze crescânde de fluoruri populaţiei deţinuţilor din vastul său imperiu, Arhipelagul Gulag, cea mai mare reţea de lagăre de concentrare din lume şi invidiată de fiecare birocrat din Washington. Totalitariştii americani, asemănători în toate privinţele cu omologii lor sovietici, doresc, de asemenea, ca orice disensiune să fie înăbuşită, orice rezistenţă să înceteze şi o populaţie de sclavi care să plătească sume tot mai mari de impozite, fără a avea niciun cuvânt de spus în propriul guvern. Campania de fluorizare a reprezentat un pas important către acest obiectiv. S-ar putea dovedi că a fost pasul crucial în sovietizarea completă a Americii. Ştim că, în ultimii ani, poporul american a fost afectat de o pasivitate ciudată, ignorând fiecare nouă atrocitate care i se inflige de către agenţii federali lacomi care năvălesc în hoarde pe proprietăţile lor private, fluturând arme automate pe care nu au nevoie să le folosească, adunând victimele speriate în ţarcuri şi umilindu-le într-un mod pe care niciun american nu s-ar fi gândit vreodată să-l vadă. Această pasivitate şi refuzul de a contesta orice autoritate sunt doar prima realizare a campaniei de fluorizare. Acesta este efectul său iniţial asupra sistemului nervos central. Din păcate, efectele letale asupra rinichilor, efectul cumulativ asupra inimii şi a altor organe, precum şi dezvoltarea pe scară largă a unor tipuri noi de cancer cu răspândire rapidă, urmează să apară. Pentru a grăbi atingerea acestui obiectiv preţuit, copiilor americani nu numai că li se dă apă fluorizată, ci li se spune şi să se spele pe dinţi de cel puţin trei ori pe zi cu pastă de dinţi puternic fluorizată, care conţine 7% fluorură de sodiu. Studiile arată că copiii ingerează în mod obişnuit aproximativ 10% din această soluţie la fiecare spălare, ceea ce le asigură o doză zilnică de 30% din soluţia de 7% din pasta de dinţi.

Fără îndoială, acest lucru va grăbi atingerea obiectivului sovietic. Pentru a combate această nedreptate, un antreprenor intenţionează să comercializeze în curând o pastă de dinţi nefluorurată, care se va numi Morgan's Guaranty Toothpaste — „Puteţi avea încredere în garanţia noastră că această pastă de dinţi nu conţine fluoruri dăunătoare”.

Sursa unei mari părți din această substanță este Aluminum Company of America, o întreprindere cu o cifră de afaceri de cinci miliarde de dolari pe an. Președintele actual al acesteia este Charles W. Parry, director al think tank-ului presupus „de dreapta", American Enterprise Institute, al cărui membru cel mai lăudat și principalul ornament este Jeane Kirkpatrick. Fostul președinte și încă director al ALCOA, William H. Krome George, este un director activ al binecunoscutului Consiliu Economic și Comercial SUA-URSS, care are ca scop salvarea Uniunii Sovietice de la uitarea economică.

George este, de asemenea, membru al consiliului de administrație al mai multor companii de top din domeniul apărării, precum TRW, Todd Shipyards, International Paper și Norfolk and Southern Railway. Președintele ALCOA este William B. Renner, care este membru al consiliului de administrație al Shell Oil Company, o firmă controlată în prezent de interesele familiei Rothschild. Alți membri ai consiliului de administrație al ALCOA sunt William R. Cook, președintele Union Pacific Railroad, sursa averii familiei Harriman; Alan Greenspan, acum președinte al Consiliului Guvernatorilor Rezervei Federale, a cărui acțiune de a crește rata dobânzii la câteva zile după preluarea funcției a precipitat Lunea Neagră, cea mai gravă prăbușire a pieței bursiere din istoria americană. Numele lui Greenspan nu este familiar pentru majoritatea americanilor, deși ar trebui să fie; el a fost președintele unei Comisii Speciale pentru Securitate Socială, care a orchestrat o creștere îngrozitoare a impozitului reținut la sursă pentru fiecare american care muncește. Greenspan a reușit să facă acest lucru deoarece era un „consultant" foarte bine plătit de pe Wall Street, ceea ce înseamnă că putea jongla cu cifrele pentru a obține orice rezultat dorea monopolul Rockefeller. El a condus o campanie înșelătoare pentru a convinge poporul american că programul de securitate socială era falimentar, când de fapt acesta avea fonduri de rezervă de 22 de miliarde de dolari, plus 25 de miliarde de dolari pe care Congresul îi împrumutase direct din sistem și care constituiau un activ recuperabil. Greenspan și-a bazat, de asemenea, cererea de creștere uriașă a impozitului reținut la sursă pentru asigurarea socială, care nu era altceva decât un impozit, pe o creștere prognozată de 9,6% a ratei inflației, când, de fapt, aceasta a fost de doar 3,5%. Publicul alarmat, speriat de afirmațiile absurde ale președintelui Reagan că principalii beneficiari ai sistemului de asigurări sociale erau bogații leneși, a fost păcălit să renunțe la obiecțiile sale față de creșterea impozitului. Cu toate acestea, cifrele reale disponibile la acea vreme arătau că doar 3% dintre vârstnici aveau venituri de peste 50.000 de dolari pe an, ceea ce în sine nu era deloc o sumă princiară în aceste vremuri de inflație, o inflație care a fost creată în mare parte de politicile fiscale ale guvernului. Greenspan a fost vedeta marii „crize" a asigurărilor sociale din 1983, profitând cu abilitate de barajul propagandistic potrivit căruia sistemul de asigurări sociale se îndrepta rapid spre faliment. Prima sa constatare a fost că fondurile de asigurări sociale ar fi în deficit cu 150-200 de miliarde de dolari până în 1990; în același timp, le spunea clienților săi corporativi, care îl plăteau generos, că suma ar fi doar o treime din aceasta. Creșterea finală a fost cea pe care o comunicase clienților săi. De asemenea, el a „prevăzut" că indicele prețurilor de consum va crește la 9,2% până în 1985; în același timp, îi informa pe clienții săi corporativi că aceasta va fi doar o treime din acea cifră. Creșterea reală a fost de 3,6%. Această performanță i-a adus lui Greenspan o poziție prestigioasă ca partener al companiei J. P. Morgan. Acum este președintele Consiliului Guvernatorilor Rezervei Federale. Revista The New Republic a definit funcția acestui organism pe 25 ianuarie 1988, afirmând clar: „Consiliul Rezervei Federale protejează interesele celor bogați." Nimeni nu a contestat încă această afirmație. Greenspan este, de asemenea, director al gigantului conglomerat media Capital Cities ABC Network, precum și administrator al renumitului think tank de dreapta, Hoover Institution, care a furnizat forța motrice din spatele „Revoluției Reagan" și care este dominat de Liga Troțkistă pentru Democrație Industrială, un grup de propagandă finanțat de Rockefeller. Vicepreședintele ALCOA este Forrest Shumway, care este, de asemenea, director al Transamerica, Ampex Corporation, Garrett Corporation, Mack Trucks, The Wickes Companies, Gold West Broadcasters, United California Bank și Natomas, Inc.; un amestec amețitor de interese bancare, industrie grea și participații media, tipic pentru monopoliștii de astăzi; aceștia au descoperit că cel mai bun modus operandi este controlul mass-mediei, al sectorului bancar și al industriei de apărare într-un gigant combinat. Alți directori ai ALCOA d, sunt Paul H. O'Neill, care este membru al influentului Consiliu de vizitatori al Universității Harvard, președinte al International Paper și director al National Westminster Bank, una dintre cele „Cinci Mari" bănci din Anglia. O'Neill a fost șef al Departamentului de Resurse Umane al Guvernului SUA între 1971 și 1977; Paul H. Miller, consilier senior al prestigiosului First Boston Investment Group, director al Celanese Corporation, Cummins Engine, Congoleum Corporation, Seamans Bank for Savings, New York, și Ogilvy & Mather, Inc., una dintre cele mai importante firme de publicitate din țară; Franklin H. Thomas, singurul reprezentant de culoare care a fost procuror federal pentru New York, iar apoi a fost numit șef al Fundației Ford; el este, de asemenea, director al Citicorp, Citibank, Allied Stores și Cummins Engine; Sir Arvi Parbo, un magnat australian care este președinte al Western Mining Company; el este, de asemenea, director al Zurich Insurance, a doua cea mai mare firmă din Elveția, Munich Reinsurance și Chase Manhattan Bank; Nathan Pearson, care de mulți ani este administratorul financiar al familiei Mellon, gestionând investițiile majore ale acesteia; John P. Diesel, președinte al gigantului conglomerat Tenneco; el este, de asemenea, director al Consiliului Economic și Comercial SUA-URSS alături de Armand Hammer și director al First City Bancorp, una dintre cele trei bănci Rothschild din Statele Unite; John D. Harper, director al Paribas New York, Metropolitan Life și președinte al Coke Enterprises și al altor companii de combustibili; John A. Mayer, director al H. J. Heinz Company, al Mellon Bank și al Norfolk and Western Railway — fiul său, John Jr., este director general al băncii Morgan Stanley din Anglia și vicepreședinte al Morgan Guaranty International.

Astfel, vedem că originea controversei privind fluorura de sodiu provine de la aliații apropiați ai Chase Manhattan Banks și ai altor interese ale familiei Rockefeller.

Activitatea trustului aluminiului a dat naștere unei noi epidemii în Statele Unite. Două milioane și jumătate de americani suferă în prezent de o boală ciudată și incurabilă numită boala Alzheimer. Victimele acesteia necesită acum îngrijiri medicale în valoare de peste 50 de miliarde de dolari în fiecare an, iar prognosticul devine din ce în ce mai sumbru, datorită naturii progresive a acestei boli. Aceasta afectează neurotransmițătorii creierului, care, așa cum s-a menționat deja în „ ”, sunt afectați negativ de fluor; cu toate acestea, agentul principal pare să fie acumularea de depozite de aluminiu pe nervii principali ai creierului. Aproximativ 70% din costurile acestei boli sunt suportate de familiile celor afectați, deoarece majoritatea programelor Medicare și de asigurări private de sănătate refuză să le acopere. Monopolul medical a încercat frenetic să găsească un alt agent al acestei boli, cheltuind milioane pentru a studia factori precum predispoziția genetică, virusul lent, toxinele din mediu și modificările imunologice, în ciuda faptului că originile sale au fost atribuite cantităților mari de aluminiu pe care majoritatea americanilor au început să le ingereze odată cu alimentele încă din anii 1920. Boala Alzheimer provoacă în prezent peste 100.000 de decese anual și este a patra cauză principală de deces la adulți în Statele Unite; cu toate acestea, în mod semnificativ, nu a existat nicio fundație națională, precum Societatea Americană de Cancer sau Fundația pentru Artrită, care să investigheze cauzele acesteia, deoarece monopolul medical cunoaște deja răspunsul.

Creșterea incidenței bolii Alzheimer a fost inițial pusă pe seama „îmbătrânirii”; ulterior, a fost diagnosticată drept „senilitate prematură” (adesea se manifestă la vârsta de aproximativ 55 de ani). Era vorba despre bărbații și femeile care crescuseră în America în anii 1920, o perioadă în care vasele tradiționale de gătit din fontă și ceramică fuseseră înlocuite aproape peste tot cu vasele de aluminiu, mai moderne și aparent mai practice. Părinții autorului acestui articol au crescut amândoi la ferme din zonele rurale ale statului Virginia. Mâncarea lor, aproape în întregime cultivată acasă, era preparată în oale de fier pe sobe alimentate cu lemne. Americanii născuți după 1920 își preparau mâncarea în oale de aluminiu, care erau de obicei încălzite pe flăcări de gaz, mai târziu electrice. Mama autorului remarca adesea că mâncarea gătită pe flacără de gaz nu avea niciodată gustul mâncării gătite pe foc de lemne. Motivul este că arderea combustibilului otrăvitor eliberează inevitabil unele toxine în aer și în mâncare. Se spune că și căldura electrică afectează în mod semnificativ mâncarea, din cauza vibrațiilor electrice emise de căldură.

Până în anii 1930, gospodinele americane învățaseră că era potențial periculos să lase multe alimente în oale de aluminiu mai mult de câteva minute. Se știa că verdele, roșiile și alte legume cu conținut ridicat de acid se decolorau și deveneau otrăvitoare într-un timp scurt.

Roșiile puteau de fapt să corodeze interiorul oalelor de aluminiu într-un timp scurt; multe alimente înnegriseră oalele. Ciudat, nimeni nu a interpretat aceste semne de avertizare evidente ca o indicație că gătitul alimentelor în oale de aluminiu, chiar și pentru câteva minute, ar putea produce rezultate nefericite. Se știe acum că gătitul oricărui aliment într-o oală de aluminiu, în special cu apă fluorizată, formează rapid un compus extrem de otrăvitor. Mărturia dr. McGuigan într-o faimoasă audiere judiciară privind efectele aluminiului, cazul Royal Baking Powder, a revelat că cercetări ample au arătat că fierberea apei în oale de aluminiu producea otrăvuri hidroxidice; fierberea legumelor în aluminiu producea, de asemenea, o otravă hidroxidică; fierberea unui ou în aluminiu producea o otravă fosfatică; fierberea cărnii într-o oală de aluminiu producea o otravă clorurică. Orice aliment gătit în recipiente de aluminiu ar neutraliza sucurile digestive, ar produce acidoză și ulcere. Poate că utilizarea oalelor de aluminiu a produs indigestia răspândită în America, care a necesitat apoi ingerarea unor cantități mari de antiacide conținând și mai mult aluminiu!

După ce au consumat alimente gătite în oale de aluminiu pe o perioadă de douăzeci până la patruzeci de ani, mulți americani au început să sufere de pierderi grave de memorie; capacitățile lor mentale s-au deteriorat apoi rapid, până când au devenit total incapabili să se descurce singuri sau să-și recunoască soții de mulți ani. S-a descoperit apoi că concentrațiile de aluminiu din anumite zone ale creierului au cauzat deteriorarea permanentă a celulelor cerebrale și a conexiunilor nervoase; leziunile nu erau doar incurabile, ci și progresive și nu răspundeau la niciun tratament cunoscut. Această epidemie a devenit curând cunoscută sub numele de boala Alzheimer. Șapte la sută din toți americanii peste 65 de ani au fost diagnosticaţi acum cu această boală. Mulţi alţii nu au fost diagnosticaţi; sunt pur şi simplu consideraţi senili, incompetenţi sau bolnavi mintal.

Dr. Michael Weiner şi alţi medici au descoperit că epidemia a fost cauzată nu numai de vasele de gătit din aluminiu, ci şi de ingestia zilnică tot mai mare de aluminiu din multe produse de uz casnic obişnuit. Comercianţii insaţiabili d ul de aluminiu au extins anual utilizarea acestuia în multe produse, consumatorii acestora neavând nicio idee că ingerează vreun tip de aluminiu. Duşurile vaginale pentru femei conţin acum soluţii de aluminiu, care îl introduc direct în organism. Cele mai utilizate analgezice, precum aspirina tamponată, conţin cantităţi impresionante de aluminiu; Ascriptin A/D (Rorer) conţine 44 mg de aluminiu per comprimat; Cama (Dorsey) conţine 44 mg de aluminiu per comprimat. Cu toate acestea, cea mai mare sursă de aluminiu provine din consumul zilnic de produse antiacide, prescrise pe scară largă sau fără prescripţie medicală, pentru tulburări stomacale.

Amphojel (Wyeth) conţine 174 mg de hidroxid de aluminiu per doză; Alternagel (Stuart) conţine 174 mg de hidroxid de aluminiu per doză; Delcid (Merrel National) conţine 174 mg de aluminiu per doză; Estomil-M (Riker) conţine 265 mg de aluminiu per doză; Mylanta II (Stuart) conţine 116 mg de aluminiu per doză. Un studiu asupra victimelor actuale ale bolii Alzheimer ar arăta probabil că majoritatea dintre ele, la sfatul medicilor, au ingerat zilnic cantităţi mari din aceste antiacide timp de ani de zile.

Medicamentele antidiareice fără prescripţie medicală conţin, de asemenea, cantităţi semnificative de aluminiu; Essilad (Central) conţine 370 mg de săruri de aluminiu pe ml; Kaopectate Concentrate (Upjohn) conţine 290 mg de aluminiu pe ml.

Sulfatul de amoniu şi aluminiu este utilizat pe scară largă ca agent tampon şi neutralizant de către producătorii de cereale şi praf de copt. Sulfatul de potasiu şi aluminiu, cunoscut sub numele de făină de aluminiu sau făină de aluminiu, este utilizat pe scară largă în praful de copt şi în zahărul rafinat.

Utilizarea anuală a fosfatului de sodiu și aluminiu a ajuns acum la 19 milioane de kilograme pe an; acesta este utilizat în cantități mari în amestecurile pentru prăjituri, aluatul congelat, făina cu praf de copt și alimentele procesate, într-o cantitate medie pe produs de la trei la trei și jumătate la sută. Aproximativ 300.000 kg de sulfați de sodiu și aluminiu sunt utilizați în praful de copt de uz casnic în fiecare an, reprezentând în medie între 21 și 26% din volumul acestor produse.

Foliile de aluminiu sunt acum peste tot; pasta de dinți este ambalată în tuburi căptușite cu aluminiu; există sigilii de aluminiu pe multe produse alimentare și băuturi de tip „ ”; iar băuturile răcoritoare sunt acum ambalate peste tot în cutii de aluminiu. Deși cantitatea de aluminiu ingerată într-o zi din toate aceste surse poate fi infinitezimală, parada de produse acoperite cu sau amestecate cu aluminiu disponibile zilnic este înfricoșătoare. Efectele sale sunt echivalente cu cele ale unui virus lent, deoarece metalul se acumulează în puncte vitale ale organismului, în special în creierul uman. Astfel, numărul victimelor bolii Alzheimer este probabil depășit de numărul victimelor potențiale, care vor fi afectate ulterior de simptomele sale teribile.

CAPITOLUL 6

ÎNCOTRO SE ÎNDREAPTĂ SIDA?

Cel mai discutat fenomen medical al anilor 1980 este SIDA, „sindromul imunodeficienței dobândite". Denumirea este destul de interesantă. În primul rând, se spune că este „dobândit", presupunând o anumită acțiune din partea victimei în contractarea acestei boli. În al doilea rând, aceasta duce la sau se caracterizează printr-o „deficiență imunitară", ceea ce înseamnă că sistemul uman își pierde capacitatea de a lupta împotriva acestor prezențe ostile și de a le învinge. Rezultatul este că sistemul devine pradă unei varietăți de infecții, dintre care unele vor fi fatale. Prevalența acestor infecții se manifestă prin două boli dominante: sarcomul Kaposi, evidențiat prin leziuni mari pe piele, și o formă de pneumonie. Este de remarcat faptul că pneumonia, care fusese o boală fatală, fusese în mare parte învinsă. Era numită „prietena bătrânilor", deoarece lua viața multor persoane în vârstă care, probabil, nu mai aveau dorința de a trăi.

Categoria de infecții care s-au răspândit pe scară largă prin ceea ce se numește SIDA a fost identificată pentru prima dată de medici, veterinari și biologi în urmă cu aproximativ cincizeci de ani. La acea vreme, multe oi din Irlanda erau afectate de o epidemie mortală numită Maedi-Visma. Biologii au stabilit că Maedi-Visma era cauzată de o nouă categorie de virusuri. Datorită timpului necesar pentru a deveni virulente, aceste virusuri au fost denumite „virusuri lente". Apariția acestor viruși lenți prevesteste o nouă eră în istoria medicală a omenirii. Până în acel moment, oamenii nu fuseseră afectați de viruși lenți, deși aceștia fuseseră descoperiți la animale, fiind transmisibili între maimuțe și primate. Virușii lenți sunt, de asemenea, un tip cunoscut sub numele de „retrovirusuri". Când pătrund într-o celulă infectată, se integrează în structura genetică a celulei, aparent în timpul procesului celular de mitoză, sau diviziune celulară, această diviziune fiind un proces normal de creștere sănătoasă. Mitoza este una dintre cele două alternative cu care se confruntă fiecare celulă e ă din corpul uman; fie se divide și crește prin mitoză ca proces de viață, fie se supune replicării virale și morții celulare rezultate ca parte a unui proces de boală. Astfel, găsim în centrul problemei SIDA întrebarea fundamentală privind viața sau moartea întregului organism. Acesta este motivul pentru care SIDA, odată ce ajunge în stadiul virulent, este considerată incurabilă, ducând la moartea organismului gazdă.

Într-un corp sănătos, aproximativ zece milioane de celule mor în fiecare secundă; în aceeași secundă, ele sunt de obicei înlocuite de procesele organismului. O astfel de înlocuire imediată nu poate fi orchestrată de procesele obișnuite ale organismului, precum teoriile informației genetice, cromozomii, enzimele sau semnalele impulsurilor nervoase. Natura instantanee a procesului impune ca acesta să fie comandat de fenomene de bioradiație. Acestea sunt declanșate de emisii coerente de fotoni ultra-slabi din țesuturile vii, cu lungimi de undă variabile. Aceste emisii de fotoni, în funcție de lungimile lor de undă, controlează funcțiile biologice care sunt în activitate constantă, precum fotoreympararea, fotoaxismul, ceasurile fotoperiodice, mitoza și evenimentele multifotonice. Emisiile de fotoni ultra-slabi din celulele vii prezintă o distribuție spectrală de la infraroșu (900 nm) la ultraviolet (200 nm). Această intensitate fotonică se corelează cu stările conformaționale ale ADN-ului, în timpul cărora intensitățile spectrale ale biofotoniilor ating magnitudini de aproximativ 10/40 de ori mai mari decât cele ale echilibrului termic la temperaturi fiziologice. Biomolecula cu cea mai mare densitate de informație, ADN-ul, pare a fi sursa radiației de reglare a biofotoniilor, funcționând ca un laser „exciplex" și comparându-se favorabil cu domeniile laserelor artificiale.

Astfel, problema SIDA ne conduce la proprietățile cele mai fundamentale ale funcției celulare. Capacitatea celulei vii de a răspunde la microunde fără variații perceptibile de temperatură indică aparent un mecanism non-termic, precum un cristal activat. Astfel, SIDA ne poate ajuta să înțelegem mecanismul de reglare al celulelor, care indică starea de sănătate sau de boală a acestora, îmbunătățind astfel înțelegerea noastră asupra tuturor bolilor care afectează organismul. Un studiu amplu asupra celulelor vii, de la bacteriile primitive până la cele umane, arată că aceste celule produc câmpuri naturale de curent alternativ (AC) care, în intervale de frecvență mai mici de 100 MHz, prezintă o oscilație electrică maximă la sau în apropierea mitozei. Din nou, sistemele acordate declanșează acțiuni biologice într-un mod care nu este încă pe deplin înțeles. Astfel, moartea lui Rock Hudson, unul dintre cei mai promiscui psihopați homosexuali de la Hollywood, ar putea duce la rezultatul fericit de a inspira noi descoperiri în înțelegerea noastră a celor mai elementare funcții celulare. Din păcate, profitorii de pe urma cancerului și monopolul medical insistă să trateze SIDA ca pe o disfuncție a celulei înseși, ceea ce, desigur, necesită „glonțul magic", chimioterapia care va fi furnizată la un preț de către trustul farmaceutic. De fapt, chimioterapia atacă sistemul imunitar, crescând astfel mortalitatea bolii. Abordarea establishmentului este de a ataca virusul, nu de a ajuta sistemul să-l învingă, ocolind astfel nu numai sistemul imunitar care este deja atacat de această boală, ci contribuind efectiv la cucerirea sa.

Au existat afirmații repetate că SIDA este de fapt un virus creat de om; se pare că acesta era necunoscut înainte de 1976, când au fost descoperite urme ușoare ale acestuia în băncile de sânge africane. Dovezile disponibile indică faptul că acesta a început apoi să se răspândească în toată Africa și, ulterior, în Statele Unite, la mijlocul anilor '70. O posibilă referire la acest virus sau la un alt virus creat apare în *Buletinul OMS*, vol. 47, pagina 251, din 1972. „Ar trebui să se încerce să se vadă dacă virusurile pot exercita, de fapt, efecte selective asupra funcției imunitare. Ar trebui analizată posibilitatea ca răspunsul imun la virusul în sine să fie afectat dacă virusul infectant dăunează, mai mult sau mai puțin selectiv, celulei care răspunde la virus."

Carlton Gadjuske, directorul Institutului Național de Sănătate de la Ft. Detrick, a remarcat: „În cadrul instituției am o clădire în care lucrează mai mulți comuniști buni și loiali, oameni de știință din URSS și China continentală, cu acces deplin la toate laboratoarele, decât sunt americani. Chiar și unitatea de boli infecțioase a Armatei este plină de lucrători străini care nu sunt întotdeauna cetățeni prietenoși."

Acest lucru alimentează speculațiile că un astfel de virus ar fi putut fi creat de oameni de știință străini și ostili care lucrează în inima propriilor noastre laboratoare de apărare, fie ca un plan de a decima populația noastră ă, fie ca un pas în plus către dominația mondială supremă.

Între 1976 și 1981, SIDA a fost identificată public aproape exclusiv ca o boală a homosexualilor; astfel, populația generală nu s-a alarmat în fața unor probleme limitate la un grup relativ mic. Cei câțiva nehomosexuali care s-au îmbolnăvit de SIDA au contractat-o de la băncile de sânge publice, prin intermediul homosexualilor care își vânduseră sângele. SIDA a fost atunci denumită „cancerul gay" de către medicii care îi informau pe pacienți că au boala. De obicei, boala era inconfundabilă datorită petelor mari, violacee, care desfigurau pielea, dovadă a prezenței sarcomului Kaposi. În acea perioadă, mulți medici credeau că boala își avea originea în factorii fizici specifici activității homosexuale, existând dovezi considerabile care indicau utilizarea lubrifianților grași în timpul actului sexual anal. Acești lubrifianți, introduși în zona intestinală în acest mod neobișnuit, ofereau aparent un teren propice pentru atacul infecției. Dr. Lawrence Burton, un renumit specialist în cancer, a ridicat întrebarea: „Ce efect are introducerea repetată și susținută a lubrifianților în cavitatea anală asupra sistemului imunitar?" S-a observat că acest lucru a provocat depresie imunitară la animalele de laborator. Avocatul lui Burton, W. H. Moore, a sugerat că grăsimile hidrogenate, fie consumate oral, fie utilizate anal, ar putea provoca SIDA. Acest lucru ne readuce din nou la rolul pe care îl joacă nutriția în orice boală, cum ar fi în cazul victimelor radiațiilor atomice din Japonia; cei care au urmat o dietă tradițională săracă în grăsimi au suferit un număr substanțial mai mic de decese decât cei care au urmat o dietă modernă bogată în grăsimi. Acest lucru ridică din nou problema grăsimilor hidrogenate și a posibilului lor efect nociv asupra organismului uman, fie că sunt încălzite, ceea ce produce schimbări chimice periculoase, fie că sunt ingerate reci.

Reacția inițială a multor homosexuali, atunci când au aflat că au SIDA, a fost ceea ce psihologii au numit „furia homosexuală", o formă de demență în care pacientul este cuprins de o dorință nebunească de răzbunare. Fenomenul acestei forme de „demență asociată SIDA" a fost observat la aproximativ 60% dintre pacienții cu SIDA, întărind convingerea unor medici că SIDA nu este decât o nouă variantă a vechii infecții cu sifilis. Sifilisul se caracterizează adesea prin pareză, deteriorarea creierului până când schizofrenia preia controlul.

Alți medici au asociat demența SIDA cu toxoplasmoza, un parazit transmis de pisici care provoacă același tip de demență care afectează pacienții cu SIDA. Problema cu urmărirea oricăreia dintre aceste piste este că nu numai că Monopolul Medical așteaptă în culise să culeagă profituri de miliarde de dolari din această nouă epidemie, dar și apărătorii libertăților civile împiedică investigațiile privind SIDA prin apărarea „intimității" victimelor sale. La fel ca alte grupuri care fie au jignit societatea, fie s-au izolat în mod intenționat de ceea ce se numește „societate", homosexualii au dezvoltat o loialitate fanatică față de grup. Mulți activiști homosexuali văd în SIDA încă o reprezentare a diferențelor fundamentale care creează o barieră insurmontabilă între ei și ceilalți oameni. Ca atare, ei o exploatează și poate sunt reticenți să vadă vreo soluție la SIDA.

Această loialitate față de grup s-a manifestat într-un mod revelator, prin determinarea multor homosexuali cu SIDA de a infecta cât mai mulți oameni posibil, nu numai prin extinderea considerabilă a contactelor lor sexuale deja numeroase, ci și prin infectarea altora prin sângele lor vândut. În Los Angeles, un anume James Markowski, care se afla atunci în stadiile finale ale SIDA, a fost arestat pe 23 iunie 1987 pentru că și-a vândut sângele către Los Angeles Plasma Production Associates. El a recunoscut că voia să infecteze cât mai mulți oameni posibil înainte de a muri. Pe 7 ianuarie 1987, un activist homosexual notoriu, Robert Schwab, care era și el pe moarte din cauza SIDA, a făcut un apel public către toți confrații săi, spunând că „bărbații gay" ar trebui să doneze imediat sânge dacă au fost diagnosticați cu SIDA. „Orice acțiune necesară pentru a atrage atenția națională este valabilă", a declarat el. „Dacă asta include terorismul sanguin, atunci așa să fie." S-a observat că, în urma apelului public al lui Schwab, larg mediatizat, donările de sânge au crescut cu 300% în New York și San Francisco, cele două centre regale ale homosexualității americane.

Nimeni altul decât Rock Hudson, când a fost informat că are SIDA, a fost copleșit de „furia homosexuală". El a lansat imediat o campanie frenetică pentru a infecta cât mai mulți oameni d, concentrându-se pe adolescenții care nu aveau nicio idee despre pericolele cu care se confruntau. În determinarea sa nebunească de a părăsi această lume într-un „Gotterdammerung" sexual, Hudson trebuie să fi infectat zeci, dacă nu sute, de tineri neștiutori. Chiar și astăzi, procesele împotriva moștenirii sale sunt încă în curs, ca urmare a orgiei sale de frică și ură.

În timp ce Rock Hudsonii mureau o moarte lentă și agonizantă, majoritatea publicului american îi privea cu un amestec de aprobare și dispreț. Nu exista teamă, deoarece până atunci nu existau indicii de pericol pentru populația generală.

Cu toate acestea, încă din 16 septembrie 1983, la o conferință pe tema sănătății din Washington, D.C., dr. John Grauerholz a ridicat întrebarea: „Va deveni SIDA o altă ciumă bubonică?" Conferința a furnizat concluzia că SIDA „poate fi vestitorul unei serii de epidemii holocaustale". Pe 26 septembrie 1985, dr. William Haseltine de la Harvard Medical School a raportat că aproximativ zece milioane de africani erau acum infectați cu virusul SIDA. Cu toate acestea, autoritățile guvernamentale de aici au continuat să asigure publicul că SIDA era limitată la patru grupuri: homosexualii, haitienii, consumatorii de droguri intravenoase și persoanele de culoare. Deoarece majoritatea cetățenilor americani nu ar fi intrat niciodată în contact direct cu vreunul dintre aceste grupuri, o subclasă fetidă care exista în propria sa lume crepusculară de mizerie și degenerare, părea că epidemia de SIDA nu ar fi devenit niciodată o amenințare pentru clasa de mijloc americană.

Agenția guvernamentală, Centrul pentru Controlul Bolilor din Atlanta, eroii Marelui Masacru al Gripei Porcine, făceau acum tot posibilul să țină poporul american în întuneric în ceea ce privește o posibilă răspândire a SIDA. Au emis comunicate periodice în care afirmau că SIDA nu se poate transmite prin insecte; că SIDA nu se poate contracta prin sărut, deşi recunoşteau că virusul SIDA era prezent în salivă; şi alte asigurări a căror validitate ştiinţifică pare să fi fost preluată direct din paginile Basmelor fraţilor Grimm. Chiar şi aşa, CDC a estimat că, până în 1988, între un milion şi un milion şi jumătate de americani vor fi infectaţi cu virusul SIDA; existau deja 5.890 de membri ai Armatei SUA care erau infectaţi cu SIDA. Dr. David Axelrod, comisarul pentru sănătate d, statul New York, a avertizat solemn că toţi cei care aveau virusul SIDA erau condamnaţi: „Practic, toţi cei infectaţi sunt condamnaţi".

Dr. John Seale, din Richmond, Virginia, a prezidat o conferinţă pe 11 iunie 1987, în cadrul căreia a afirmat categoric că „SIDA nu este o boală cu transmitere sexuală. Este o boală contagioasă care se transmite şi prin sânge". El l-a denunţat pe chirurgul general al Statelor Unite, dr. Everett Koop, pentru că a răspândit în mod deliberat dezinformare despre boală, susţinând că alături de Koop în această campanie de „dezinformare ştiinţifică" s-au alăturat Sir Donald Acheson, medic-şef al Regatului Unit; dr. Halfdan Mahler, director general al Organizaţiei Mondiale a Sănătăţii; dr. Robert Gallo de la Institutul Naţional de Sănătate; şi prof. Viktor Zhdanov, directorul Institutului de Virologie Ivanovsky din Moscova.

Dr. Seale nu a fost primul care l-a acuzat pe dr. Gallo, cercetător titular al Institutului Naţional de Sănătate (NIH), renumit pentru descoperirea virusului imunodeficienţei umane (HIV), pe care acesta îl considera cauza SIDA. După descoperirea lui Gallo, NIH, care alocă fonduri pentru cercetarea în domeniul SIDA, precum şi pentru multe alte domenii, a refuzat în mod constant finanţarea oricărui cercetător ale cărui studii nu confirmau afirmaţiile lui Gallo. Preşedintele Reagan a numit apoi o Comisie Prezidenţială Specială pentru SIDA, menită să rezolve problema. Aceasta a încercat să facă acest lucru ţinând şedinţe în mare secret şi fără cvorum, astfel încât să nu se poată lua notiţe despre lucrări. Amiralul James D. Watkins a condus aceste şedinţe, care au fost ţinta multor critici, pur şi simplu pentru că publicul american voia să ştie ce se realiza.

Unul dintre cercetătorii care urma să intre în conflict cu dr. Gallo în legătură cu controversa „HIV” este dr. Peter Duesberg, profesor de virologie la Universitatea din California, Berkeley. Duesberg este, de asemenea, membru al Academiei Naționale de Științe. El fusese adus în propriul laborator al lui Gallo pentru a lucra în cadrul unei burse de cercetare. După ce a studiat HIV în același laborator în care Gallo susținea că a făcut descoperirile sale monumentale, dr. Duesberg a concluzionat că virusul HIV nu îndeplinea criteriile standard necesare unui agent patogen. El și-a publicat concluziile în revista medicală *Cancer Research* în martie 1987 și a așteptat ca dr. Gallo să-și justifice concluziile. Atât el, cât și redactorul-șef al *revistei Cancer Research*, dr. Peter McGee, au fost uimiți când dr. Gallo nu a dat niciun răspuns, nici atunci, nici în lunile care au urmat. Dr. Gallo a refuzat, de asemenea, să răspundă la apelurile telefonice prin care se încerca obținerea unei reacții la descoperirile lui Duesberg. Aparent, era vorba de una dintre acele faimoase „cercetări” de tip „Fapt sau Ficțiune” în care dr. Gallo pretinsese că a identificat virusul HIV ca fiind singura cauză a SIDA. Acest gen de lucruri se întâmplă mai des decât își dă seama cineva în lumea academică și științifică, care este plină de gelozii meschine, înșelăciuni calculate și refuzul acordării de fonduri oricui ar putea expune cercetările lor false. Așa cum am menționat anterior, majoritatea oamenilor de știință, când sunt rugați să prezinte notele lor de cercetare, răspund de obicei că acestea au fost „arse accidental”. Nu se știe dacă cineva a văzut vreodată vreo lucrare a dr. Gallo privind izolarea virusului HIV. Cu toate acestea, el a luat măsuri pentru a împiedica orice studii ulterioare asupra virusului HIV.

Dr. Harvey Baily, redactor de cercetare al revistei medicale *Bio/Technology,* organizase un atelier la Casa Albă pe tema „Cum provoacă HIV SIDA?”. Acesta urma să fie co-găzduit de Jim Warner, analist senior pentru politica internă la Casa Albă. Se aștepta ca dr. Gallo să participe la această conferință și să prezinte unele dovezi în sprijinul afirmațiilor sale. Warner devenise deja foarte sceptic față de Gallo după ce analizase concluziile dr. Duesberg. Dar Gallo nu a apărut niciodată. În schimb, conferința de la Casa Albă, programată pentru 19 ianuarie 1988, a fost anulată brusc, fără explicații. Sute de milioane de dolari continuă să fie alocați în fiecare an pentru a susţine afirmaţia discutabilă a lui Gallo că virusul HIV provoacă SIDA. Cu toate acestea, nu se acordă fonduri celor care doresc să conteste afirmaţiile sale.

Dr. Duesberg a avut câteva experienţe interesante de când l-a contestat fără să vrea pe unul dintre cei mai importanţi oameni de ştiinţă din administraţia naţională. Comitetul prezidenţial privind epidemia de virus HIV l-a invitat la o întâlnire specială la New York, care a fost relatată de jurnalista ştiinţifică *a Wall Street Journal*, Katie Leishman. Un membru al personalului acestei întâlniri a recunoscut că Duesberg a fost invitat să participe „pentru a-l discredita". Acest obiectiv a fost zădărnicit când niciunul dintre membrii Comisiei Prezidenţiale nu a putut răspunde la niciuna dintre concluziile dr. Duesberg. S-au consolat mustrându-l aspru pentru că a contestat munca lui Gallo. Dr. William Walsh, care este preşedintele Project Hope şi purtătorul de drapel al valorilor establishmentului, l-a mustrat puternic pe Duesberg: „Nu induceţi publicul în eroare. Nu induceţi în eroare oamenii săraci care suferă de această boală." Duesberg a fost el însuşi derutat de această abordare, întrucât nu încercase niciodată să deruteze pe nimeni. El urmărise pur şi simplu o abordare ştiinţifică care a discreditat pe cel mai important om de ştiinţă al guvernului. Dacă acest lucru a supărat o Comisie Prezidenţială, a cărei singură funcţie părea să fie aceea de a-l proteja pe dr. Gallo, acest lucru nu putea fi vina dr. Duesberg. Aşa cum am comentat, întreaga încurcătură caracterizează ceea ce trece drept muncă ştiinţifică serioasă în America.

Dna Leishman a caracterizat episodul ca fiind unul de „ortodoxie instantanee care rezistă revizuirii".

Între timp, din cauza lipsei unei verificări ştiinţifice reale a vreunei cauze unice, au apărut o serie de teorii despre originea SIDA. Acestea variază de la sugestia menţionată anterior, conform căreia ar fi vorba de o nouă variantă a spirochetei sifilisului, la o variantă a virusului hepatitei, care este endemic de câţiva ani, până la înrudirea sa cu virusul Epstein-Barr, un membru al Herpesviridae. Acesta este probabil cel mai răspândit virus uman în prezent, afectând aproximativ 95% din populaţia mondială. De obicei, se transmite prin salivă. Tinerii se îmbolnăvesc de el sub forma mononucleozei infecțioase; consecințele sale includ hepatita și splenomegalia, cu complicații precum sindromul Reye, sindromul Guillain-Barré, paralizia Bell, precum și febră cronică și oboseală. Efectele sale sunt adesea confundate de medici cu scleroza multiplă, boala Hodgkin, leucemia și lupusul.

Dr. Stephen Caizza din New York se numără printre cei care identifică SIDA ca fiind cea mai recentă manifestare a sifilisului, o concluzie logică, având în vedere faptul că aceasta apare frecvent în rândul homosexualilor cu viață sexuală foarte activă și al prostituatelor. În primul trimestru al anului 1987, numărul cazurilor de sifilis înregistrate a crescut cu douăzeci și trei la sută, cea mai mare creștere din ultimul deceniu. Dr. Peter Duesberg este atât de convins că există un alt agent cauzator al SIDA, încât s-a oferit să fie injectat public cu virusul SIDA. Chuck Ortleb exprimă o altă concepție larg răspândită, și anume că SIDA nu este decât o variantă a sindromului de oboseală cronică, sindromul Epstein-Barr, care este acum răspândit la nivel mondial. Alți cercetători sunt siguri că SIDA este doar o consecință a Marelui Masacru al Gripei Porcine, când populația a fost vaccinată cu vaccinul împotriva „gripei porcine".

Au fost stabilite acum corelații între SIDA și adevărata „gripă porcină", adică o variantă a acestei boli care a fost observată la porci. Alți cercetători au dat vina pe o variantă mai dramatică sau accidentală a unui ser pentru hepatită care a fost distribuit pe scară largă acum câțiva ani. Cu toate acestea, niciuna dintre aceste teorii nu se poate compara, din punct de vedere narativ, cu teoria „maimuței verzi".

Conform acestei teorii, care a fost mult timp explicația preferată avansată de grupul de propagandă al guvernului, Centrul pentru Controlul Bolilor, de ani de zile o trib de maimuțe verzi mici a rătăcit prin Africa Centrală. Arătând puțină teamă față de oameni, ele s-au rătăcit adesea în satele native. Aceste maimuțe verzi poartă în sângele lor un tip de virus al SIDA, la care par a fi imune. Cu toate acestea, maimuțele verzi mici fie au mușcat femeile native, fie au avut relații sexuale cu ele, în funcție de povestea pe care doriți să o credeți; organismele femeilor native au activat apoi virusul SIDA și, ulterior, și-au infectat soții, care s-au dus apoi în Haiti, unde au fost plătiți să lucreze ca prostituați de către membri ai populației homosexuale americane care vizitau frecvent Haiti pentru distracție. Acești homosexuali s-au întors apoi la New York, infectând comunitatea newyorkeză, și au făcut naveta la San Francisco, unde au răspândit boala pe Coasta de Vest. Se susține că acest scenariu s-a petrecut în câteva săptămâni, de la maimuțele verzi până la homosexualii care mureau de SIDA în San Francisco; totuși, majoritatea cercetătorilor cred că boala a avut nevoie de câțiva ani pentru a ajunge la stadiul epidemic actual.

Răspunsul la epidemia de SIDA a fost îngreunat de faptul că aceasta era limitată la homosexuali, negri săraci și consumatori de droguri intravenoase, care erau cunoscuți sub sloganul „Nimic dintr-un degenerat d ă nu-mi este străin". Boala a devenit prevalentă în același timp cu apariția mișcării homosexuale ca forță politică puternică. Alăturându-se negrilor, homosexualii militanți au preluat, practic, controlul asupra Partidului Democrat, spre consternarea heterosexualilor activi precum senatorul Teddy Kennedy. Liderii tradiționali ai Partidului Democrat au început să se teamă că publicitatea privind SIDA ar putea fi asociată cu Partidul Republican, care s-ar putea prezenta drept „partidul normalității sexuale". Nu există nicio îndoială că cucerirea Partidului Democrat de către excentrici, smulgându-l de sub controlul de lungă durată al Mafiei, a fost un avantaj pentru republicani. Rezultatul a fost că democrații au luptat cu disperare pentru a ține SIDA ascunsă, opunându-se oricăror propuneri de testare pentru SIDA sau altor măsuri guvernamentale de control al răspândirii sale. În San Francisco, un plan de închidere a băilor publice, cele mai faimoase bordeluri homosexuale din țară, a fost inițiat de unii dintre homosexualii mai speriați, care își văzuseră deja „iubiții" ofilindu-se și murind din cauza bolii. Sugestia lor a fost întâmpinată cu un cor de indignare din partea homosexualilor înrăiți, care erau susținuți loial de liderii politici din San Francisco. Se stabilise de mult că votul homosexualilor asigura acum votul decisiv necesar pentru victorie, în San Francisco, iar aceștia nu erau dispuși să renunțe la puterea lor politică. La nivel național, eforturile guvernului de a face față SIDA s-au limitat la programe patetice și ridicole de distribuire gratuită de prezervative și ace pentru droguri către marginea sinucigașă a degeneraților. De fapt, prin aceste tactici, agențiile guvernamentale au devenit ele însele sponsori oficiali ai degenerării homosexuale și ai consumului de narcotice, o evoluție ciudată pentru apărătorii legilor. Reflectând noua abordare mai iluminată a guvernului, florăria Bird's Florist, din capitala țării, a sărbătorit Ziua Îndrăgostiților din 1988 oferind o ofertă specială de Valentine's Day, constând într-o duzină de trandafiri American Beauty și o duzină de prezervative. Pachetul, numit „Buchetul sexului sigur", a fost primit cu entuziasm de birocrația guvernamentală.

Pe tot parcursul acestei epidemii, guvernul nu a făcut practic nimic, în timp ce SIDA continuă să se răspândească. Centrul pentru Controlul Bolilor, situat în curtea lui Jimmy Carter, a continuat să fie un ă dominată de politicieni democrați de veche gardă; orice cooperare cu regimul „fascist" al lui Ronald Reagan a fost refuzată. De la începutul epidemiei de SIDA, Centrul pentru Controlul Bolilor a dus o luptă disperată de retragere pentru a ascunde sau a minimiza epidemia. În vara anului 1985, autoritățile CDC au refuzat categoric să ia în considerare păduchii de cap sau păduchii pubieni ca posibili transmițători ai virusului SIDA. Membrii personalului CDC au respins ideea cu groază, susținând că însăși noțiunea era „impracticabilă" și „înfricoșătoare". De fapt, este bine cunoscut faptul că multe virusuri sunt transportate de insecte, în special arbovirusurile, „virusurile transmise de artropode"; aproximativ cinci sute dintre aceste arbovirusuri au fost identificate până în prezent. Unii cercetători sunt siguri că păduchele de pat este unul dintre principalii purtători ai virusului SIDA, care se răspândește atât de rapid în toată Africa; păduchele de pat se găsește în aproape fiecare colibă africană. Oamenii de știință cred acum că țânțarii, musca tsetse, furnica leu și gândacii negri ar putea, de asemenea, să transmită virusul SIDA în Africa. Acest lucru oferă o explicație rațională pentru răspândirea rapidă a SIDA în multe țări africane diferite. Niciuna dintre aceste insecte nu se găsește în toate țările africane, dar una sau mai multe sunt prezente în număr mare în fiecare regiune a Africii.

În 1900, dr. Walter Reed a demonstrat că țânțarul Aedes aegypti era vectorul febrei galbene. Se știe acum că unele maimuțe sunt purtătoare ale unui virus de tip SIDA, dar, așa cum a descoperit dr. Duesberg, virusul HIV, căruia dr. Gallo de la NIH îi atribuie responsabilitatea exclusivă pentru infecția cu SIDA, este prezent doar în aproximativ jumătate din toate cazurile de SIDA, un factor pe care dr. Gallo se abține să-l explice. Întrebarea este: care este agentul infectant în cealaltă jumătate a cazurilor de SIDA sau, așa cum afirmă dr. Duesberg, virusul HIV nu este agentul infectant în niciunul dintre acestea. Dacă acesta este cazul, atunci programele guvernamentale masive de testare pentru depistarea virusului HIV reprezintă o agitație de milioane de dolari pe o pistă falsă.

Deși Centrul pentru Controlul Bolilor a continuat să susțină că sărăcia, mediul și insectele nu au absolut nicio legătură cu transmiterea SIDA, în mai 1987 a apărut un anunț în revista *Science* prin care se căuta un entomolog cercetător care să studieze „rolul posibil al artropodelor care înțeapă în transmiterea virusului imunodeficienței umane (SIDA). Candidaturile se depun la Centrul pentru Controlul Bolilor".

Pericolul de a contrazice teoriile preconcepute despre SIDA continuă să-i urmărească pe cercetători. Când Institutul de Medicină Tropicală a prezentat rezultatele cercetărilor pe care le-a finalizat acolo și care indicau existența unei legături arbovirale cu SIDA, Universitatea din Michigan, sub presiunea considerabilă a Centrului pentru Controlul Bolilor, a întrerupt imediat toate finanțările acordate. La Oxford, pe 25 august 1986, prof. Jean-Claude Cermann de la Institutul Pasteur din Paris a raportat că SIDA a fost găsită la insecte africane; virusul a fost izolat la țânțari, gândaci, furnici și muște tsetse. Aceasta era o contradicție directă cu afirmațiile CDC că virusul SIDA nu poate fi transmis de țânțari sau de alte insecte.

Medicul californian Bruce Halstead, M.D., afirmă că medicina modernă nu are leac pentru SIDA, cancer sau boala cauzată de radiații. El subliniază, de asemenea, că cercetările sale demonstrează că virusul SIDA este capabil de un trilion de mutații. Între timp, se raportează că pacienții cu SIDA tratați de oncologi (specialiști în cancer) mor într-un ritm mult mai rapid decât pacienții cu SIDA tratați prin metode holistice. Mulți dintre ei surprind statisticienii medicali supraviețuind mai mult decât perioada de doi ani alocată după diagnosticarea bolii. Un pacient de patruzeci de ani din San Francisco, Dan Turner, este acum cea mai longevivă victimă a SIDA. El spune că s-a infectat în timpul unei călătorii la New York în iunie 1981, iar pe 12 februarie 1982 a fost informat de un medic că are „cancerul homosexualilor", după ce a dezvoltat simptomele inconfundabile ale sarcomului Kaposi. El a urmat un regim bazat pe vitamina C, alimente naturale, meditație, acupunctură și ridicarea greutăților.

Dr. Laurence Badgley, în lucrarea sa revoluționară, „Healing AIDS Naturally" (Vindecarea naturală a SIDA), oferă o serie de tratamente, unul tipic dând rezultate bune cu o dietă vegetariană bazată pe legume, vitamine, iarbă de grâu, sucuri și plante medicinale, însoțită de opt sau nouă căței de usturoi crud pe zi.

În timp ce guvernul se joacă, publicul american continuă să ardă la gândul de a fi infectat cu SIDA, o boală fatală. Arbitrii de la meciurile de box și alte sporturi sângeroase poartă acum mănuși medicale, pentru a evita infectarea cu sânge stropit de la concurenți. Funcționarii instanțelor poartă echipament de protecție, cum ar fi mănuși și măști chirurgicale, atunci când sunt obligați să se prezinte în instanță alături de victime bolnave de SIDA. Aceste echipamente stârnesc furie și groază din partea apărătorilor libertăților civile, care susțin că aceste tehnici de protecție creează o „atmosferă dăunătoare" pentru pacientul cu SIDA. Deoarece acesta probabil că este deja pe moarte, argumentul pare a fi fără obiect.

Faptul stabilit că, încă de la început, epidemia de SIDA s-a limitat la grupuri bine identificate de homosexuali, haitieni, consumatori de droguri intravenoase și negri, a stârnit, de asemenea, furori la Uniunea Americană pentru Libertăți Civile, fiind un precept al societății egalitare că o boală nu ar trebui să fie atât de bigotă în alegerea victimelor sale. În închisorile din statul New York, între 1984 și 1986, 45% dintre victimele SIDA erau hispanici, 43% negri, iar 97% dintre aceștia erau consumatori de droguri intravenoase *(New York Times,* 7 februarie 1988).

Autorul acestui articol a stabilit anterior în „Blestemul lui Canaan" că homosexualitatea, de la vremea lui Canaan însuși până în prezent, își are originea în contaminarea rasei-rădăcină originale, confuzia identității sexuale fiind o consecință directă a confuziei identității rasiale rezultate, care tulbură modelul ADN al structurii genetice; nu este deloc surprinzător să găsim în cartea utilă a lui Joy Schulenberg, „Ghidul complet al părinților homosexuali", Doubleday 1985, că cuplurile „gay" de rasă albă adoptă aproape exclusiv copii de rasă neagră. Acest lucru este nedrept față de copiii adoptați de rasă neagră, care, fără să aibă vreo vină, vor fi expuși riscului de a contracta SIDA de la unul dintre părinții lor adoptivi „gay". S-ar părea că albii „gay" nu doresc să-i expună pe alți albi la pericolele „stilului de viață alternativ".

CAPITOLUL 7

ÎNGRĂȘĂMÂNT

Una dintre marile schimbări din lumea noastră din ultimii cincizeci de ani a fost „revoluția verde", așa-numita revoluție agricolă din multe părți ale Lumii a Treia. Se presupunea că această revoluție va propulsa rapid țările din Lumea a Treia în secolul al XX-lea și le va permite să concureze de la egal la egal cu națiunile occidentale mai avansate. Pe măsură ce secolul al XX-lea se îndepărtează în istorie, devine evident că acest obiectiv nu a fost atins. Țările din Asia și America Latină oferă o concurență mai mare în producția de bunuri finite, la un cost al forței de muncă mult mai ieftin, dar în agricultură, în ciuda faptului că s-au creat noi piețe vaste pentru operațiunile chimice ale lui Rockefeller, reducerea sărăciei, care se presupune că era scopul „revoluției verzi", rămâne o himeră. De fapt, acele zone ale lumii care au fost mult timp marcate pe hărți ca „subdezvoltate" nu aveau nicio mențiune că acesta era un cuvânt cod pentru „neexploatate", adică neexploatate încă de conspiratorii internaționali rapace. Singurul interes real al finanțiștilor este să dezvolte piețe pentru produsele lor care pot genera profit. Deoarece majoritatea țărilor din Lumea a Treia nu sunt în măsură să plătească pentru bunuri, a fost dezvoltat un sistem complex prin care contribuabilul american trimite „ajutor" către Lumea a Treia. El lucrează într-o fabrică pentru a produce un tractor; tractorul este apoi trimis în Bolivia, iar plata pentru acesta este extorcată din salariul muncitorului. O altă rafinare este un sistem prin care băncile americane sau internaționale „împrumută" banii acestor țări, astfel încât acestea să poată plăti bunurile; Sistemul Rezervei Federale „garantează" apoi aceste împrumuturi neîncasabile cu fondurile contribuabililor americani. Din nou, muncitorului i se extorchează bani din salariu pentru a acoperi costul bunurilor pe care le produce. Autorii Constituției nu au prevăzut niciodată o astfel de evoluţie, astfel încât, atunci când muncitorul invocă Constituţia pentru a obţine scutire de l ul extorcării, judecătorul îl aruncă indignat în închisoare pentru mărturie „irelevantă" şi „confuză". Lumea este acum un Arhipelag Gulag, condus de slujitorii nemiloşi ai conglomeratului Rockefeller-Rothschild. Zeii săi sunt banii şi puterea; singurul său duşman este apărătorul libertăţii.

Eroul actual al intereselor Rockefeller este Norman Borlaug, care a primit Premiul Nobel pentru Pace în 1970. Fermier din Iowa, Borlaug fusese trimis în Mexic de către interesele Rockefeller în 1944 pentru a dezvolta noi tipuri de cereale. În timpul experimentelor sale de acolo, el a încrucişat 60.000 de specii diferite de grâu, ceea ce a dus la crearea unei rase tropicale de soiuri pitice, dublu pitice şi triplu pitice până în 1964. Acest lucru a fost salutat ca „revoluţia verde". „Supergrâul" rezultat a produs randamente mai mari, dar acest lucru s-a realizat prin „supraalimentarea" solului cu cantităţi uriaşe de îngrăşământ pe acru, îngrăşământul fiind produs din nitraţi şi petrol, mărfuri controlate de familia Rockefeller. Au fost utilizate, de asemenea, cantităţi uriaşe de erbicide şi pesticide, creând pieţe suplimentare pentru imperiul chimic al familiei Rockefeller. De fapt, „revoluţia verde" a fost doar o revoluţie chimică. În niciun moment nu se putea aştepta ca naţiunile din Lumea a Treia să plătească pentru cantităţile uriaşe de îngrăşăminte chimice şi pesticide. De acest aspect s-a ocupat din nou sistemul de „ajutor extern" care era deja în vigoare.

Interesele familiei Rockefeller l-au trimis, de asemenea, pe Robert Chandler în Filipine pentru a dezvolta un „orez miraculos"; rezultatul a fost un orez care folosea de trei ori mai mult îngrăşământ decât înainte. Acest orez se cocea în patru luni în loc de şase luni, producând trei recolte pe an în loc de două. Când două grupuri filipineze de antreprenori bogaţi au început să se concureze pentru beneficiile locale ale „Orezului Miraculos", familia Rockefeller a decis să înlăture unul dintre grupuri, combinatul Marcos, înlocuindu-l cu facţiunea Aquino, care avea legături strânse cu Chase Manhattan Bank şi pe care se putea conta că va plăti dobânzile la împrumuturi. Ca de obicei, „filantropia" Rockefeller era strâns legată de pieţe, profituri şi control politic. Industria modernă a îngrășămintelor se bazează pe petrol.

La sfârșitul celui de-al Doilea Război Mondial, producătorii de muniție s-au trezit cu stocuri uriașe de nitrați d. Din cauza izbucnirii păcii, care este întotdeauna privită cu groază de fundațiile filantropice, trebuiau găsite noi piețe, și asta rapid, pentru aceste mărfuri. Azotul și nitrații erau ingrediente cheie în fabricarea bombelor și a obuzelor. Trebuia dezvoltată o piață comparabilă în timp de pace. Urmând preceptul pe care îl stabiliseră după Primul Război Mondial, când monopoliștii, confruntați cu o cantitate uriașă de clor rămas, care fusese fabricat cu cheltuieli mari pentru a provoca suferințe intense și moarte, au constatat că singura piață posibilă era să-l vândă comunităților americane, care îl vor turna apoi în rezervele lor de apă, s-a decis în 1945 că singura piață de desfacere pentru stocul uriaș de nitrați era introducerea acestuia în lanțul alimentar, sub formă de îngrășământ.

Creșterea ratei deceselor cauzate de atacuri cardiace în Statele Unite în ultimii cincizeci de ani a fost explicată cu naivitate de către apologeții monopolului medical ca fiind încă o ilustrare a „faptului" că americanii trăiau mai mult, vârsta înaintată făcându-i mai vulnerabili la boli „degenerative", precum cancerul și afecțiunile cardiace. Aceasta era scuza obișnuită a establishmentului medical, care ignora în mod convenabil schimbările importante survenite în stilul de viață american. Timp de mai mulți ani în secolul al XIX-lea, epidemiile de holeră și febră tifoidă au devastat populația marilor orașe americane, focarele fiind cauzate de condițiile sanitare precare și de contaminarea rezervelor de apă. Când monopoliștii au turnat clorul în exces în rezervele de apă după Primul Război Mondial, rezultatul a fost salutat pe scară largă ca fiind sfârșitul epidemiilor de holeră și febră tifoidă. De fapt, clorurarea nu a fost responsabilă pentru această evoluție. Febra tifoidă se datora în mare parte contaminării străzilor orașelor cu cantități mari de excremente de cal, care putrezesc și atrag muștele.

Când ploua, această contaminare era spălată în rețeaua de alimentare cu apă. Odată cu apariția automobilului și dispariția cailor de pe străzile orașelor ca principal mijloc de transport, febra tifoidă a dispărut aproape peste noapte. Acest lucru s-a întâmplat în anii 1920, când automobilele au înlocuit caii pe străzi.

Aruncarea acestui material de război în rețeaua de alimentare cu apă a avut un efect neprevăzut. A provocat o nouă epidemie, o epidemie e ă de atacuri de cord. Clorul din apă s-a combinat cu grăsimile animale din alimentație pentru a forma un amalgam chimic, care a format apoi o substanță lipicioasă în artere; acest lucru a creat o afecțiune medicală numită ateroscleroză. Acumularea acestei substanțe lipicioase în artere a interferat treptat cu circulația sângelui, blocând în cele din urmă arterele principale către inimă și provocând crize de angină pectorală și atacuri cardiace coronariene. Din nou, un aparent „progres" în igienă s-a dovedit a fi încă un avantaj pentru monopolul medical, deoarece cabinetele medicilor s-au umplut de americani care sufereau de boli de inimă.

La sfârșitul celui de-al Doilea Război Mondial, monopoliștii au început un efort concertat de a-și vinde surplusul de nitrați în lanțul alimentar american. Agenții județeni din întreaga Statele Unite au fost îndemnați să sfătuiască fermierii din zonele lor să crească utilizarea îngrășămintelor, erbicidelor și pesticidelor. Acest sfat a servit la a face agricultura și mai intensivă din punct de vedere al capitalului, forțând fermierii să se îndrepte către bănci pentru a împrumuta mai mulți bani și pregătind terenul pentru programul de a-i forța pe fermierii individuali să părăsească pământul, creând mari monopoluri agricole, similare cu Trustul Agricol Sovietic. Fermierii au împrumutat, de asemenea, sume mari pentru a cumpăra tractoare scumpe care funcționau cu benzină, contribuind semnificativ la veniturile lui Rockefeller și, în același timp, privându-i de îngrășământul pe care îl obțineau anterior de la caii lor. Nu a fost deloc o coincidență faptul că băncile, care au acordat cu atâta entuziasm împrumuturile necesare fermierilor care au urmat cu fidelitate instrucțiunile agenților lor județeni, erau bănci care își obțineau fondurile de la Sistemul Rezervei Federale. Acest monopol asupra banilor și creditului național fusese planificat la o întâlnire secretă a conspiratorilor pe Insula Jekyl, Georgia, în noiembrie

1910, o întâlnire prezidată de senatorul Nelson Aldrich, a cărui fiică se căsătorise recent cu John D. Rockefeller, Jr.

Valoarea nutrițională a alimentelor cultivate în soluri puternic fertilizate și faptul că aceste alimente sunt apoi supuse unei „prelucrări" extensive pentru a le face mai convenabile pentru depozitarea, transportul și comercializarea cu amănuntul la scară largă, au fost trecute cu vederea de către Monopolul Medical. O voce de protest s-a făcut auzită când dr. H. M. Sinclair, un nutriționist de renume și șef al Laboratorului de Nutriție Umană d, Magdalen College, Oxford, a ținut un discurs cu ocazia Zilei Mondiale a Sănătății din 1957, care a fost republicat în *British Medical Journal,* la 14 decembrie 1957. Dr. Sinclair și-a amintit că, încă din primele sale zile ca student la medicină, „profesorii mei de clinică nu puteau răspunde la întrebarea de ce speranța de viață a bărbatului de vârstă mijlocie în acest secol nu este cu mult diferită de cea de la începutul secolului sau chiar de acum un secol. Aceasta înseamnă că, în ciuda marilor progrese în medicină – pneumonia aproape eradicată, tuberculoza relativ rară, progresele magnifice în chirurgie, endocrinologie și sănătate publică – un bărbat de vârstă mijlocie nu se poate aștepta să trăiască cu mai mult de patru ani mai mult decât ar fi putut acum un secol – și, într-adevăr, în Scoția, speranța de viață este acum în scădere."

În 1893, un chimist agricol german, dr. Julius Hensel, a scris în cartea sa „Pâine din pietre": „Agricultura a intrat în semnul cancerului... nu putem fi indiferenți față de ce fel de culturi cultivăm pentru hrana noastră sau cu ce substanțe sunt fertilizate câmpurile noastre. Nu este suficient doar să se recolteze cantități mari, ci acea cantitate mare trebuie să fie și de bună calitate. Este incontestabil că, prin simpla fertilizare cu marnă, adică cu carbonat de calciu, se poate obține un randament atât de mare încât omul să fie tentat să se mulțumească mereu cu marnă, dar cu o astfel de fertilizare unilaterală, încet dar sigur, se vor dezvolta efecte negative de diferite feluri; acestea au dat naștere la axioma experienței: „Fertilizarea cu var face tați bogați, dar fii săraci." Deoarece făina noastră fină actuală, lipsită de tărâțe, este aproape în totalitate lipsită de nutrienți, nu trebuie să ne mirăm de numărul mare de boli moderne." Acest text a fost scris în

1893, înainte ca interesele lui Rockefeller să inunde lumea cu îngrășămintele lor pe bază de petrol.

Pentru a contracara gama tot mai mare de alimente inerte, deficitare din punct de vedere nutrițional, slujitorii monopolului medical nu au stat degeaba. În timp ce duceau războaie de uzură împotriva principalilor exponenți ai unei alimentații mai bune, Food and Drug Administration și American Medical Association au apărat cu curaj utilizarea îngrășămintelor chimice. Revista AMA cu largă circulație, *Today's Health*, care se găsea în fiecare școală publică și bibliotecă, afirma în septembrie 1958: „Cercetările ample efectuate de Guvernul Federal al Statelor Unite ale Americii au arătat că valoarea nutrițională a culturilor nu este afectată de solul îngrășămintelor utilizate...". Acest lucru a fost contrazis chiar de dr. Alexis Carrel, membru al Fundației Rockefeller, care a scris: „Îngrășămintele chimice, prin creșterea abundenței recoltelor fără a înlocui toate elementele epuizate din sol, au contribuit indirect la modificarea valorii nutritive a cerealelor și legumelor. Găinile au fost obligate, prin dieta artificială și modul de viață, să intre în rândurile producătorilor de masă. Nu s-a modificat oare calitatea ouălor lor? Aceeași întrebare poate fi pusă și în legătură cu laptele, deoarece vacile sunt acum ținute în grajd tot anul și sunt hrănite cu furaje fabricate. Igieniștii nu au acordat suficientă atenție genezei bolilor. Studiile lor privind condițiile de viață și dieta, precum și efectul acestora asupra stării fiziologice și mentale a omului modern, sunt superficiale, incomplete și de durată prea scurtă."

În ciuda afirmațiilor cercetătorilor guvernamentali, importanța solului este demonstrată de faptul că proporția de fier din salată verde poate varia de la 1 mg la 100 g până la 50 mg la 100 g, în funcție de condițiile solului în care este cultivată. Regiunea Midwest este cunoscută de mult timp drept „centura gușei", din cauza unei deficiențe răspândite de iod în sol. Insulele Britanice, care au fost intens cultivate timp de aproape două mii de ani, prezintă astfel de deficiențe de minerale în sol, încât britanicii sunt cunoscuți în întreaga lume pentru dinții lor proști.

Sistemul actual de chimie agricolă a fost creat de dr. Justus von Liebig, un profesor german de chimie care a sugerat că mineralele ar trebui adăugate în sol, împreună cu acizi, pentru a le face mai accesibile plantelor. Agricultura chimică utilizează substanțe chimice solubile care sunt fie acide, fie bazice, efectul lor final fiind acel'a de a acidifica solul, în timp ce utilizarea mineralelor chimice face solul inutilizabil. S-a sugerat că încă trăim din beneficiile conferite de ultima eră glaciară și că singura modalitate de a remineraliza solul este să trecem printr-o altă eră glaciară, așa cum s-a întâmplat anterior la fiecare aproximativ 100.000 de ani.

Dr. W. M. Albrecht, președintele Departamentului de Soluri al Școlii de Agricultură a Universității din Missouri, afirmă: „Deși a fost mult timp o credință comună că boala este o suferință care ne este impusă din exterior, există o recunoaștere tot mai mare a faptului că aceasta provine, probabil, din interior, din cauza deficiențelor și a incapacității de a ne hrăni complet. O cunoaștere mai aprofundată a nutriției relevă un număr tot mai mare de cazuri de boli cauzate de deficiențe. Acestea tind să fie atribuite nu doar alimentelor disponibile în magazinele alimentare și supermarketuri, pe care bugetul familiei le poate permite, ci și unor factori mai îndepărtați, dar mai apropiați de originea lor, și anume fertilizarea solului, punctul de plecare al întregii producții agricole. Aceste cazuri tot mai numeroase clasificate ca deficiențe susțin adevărul acelui vechi proverb, care ne spunea că «a fi bine hrănit înseamnă a fi sănătos».”

Multe dintre noile boli ciudate care au apărut pentru a ne chinui în ultimii ani se dovedește că au o origine nutrițională. Dr. Josephson identifică miastenia gravis ca o tulburare endocrină rezultată dintr-o deficiență de mangan, care poate fi cauzată fie de o asimilare defectuoasă a manganului, fie de un metabolism defectuos. Nevoia de îngrășăminte chimice s-ar putea să fi provenit dintr-o defectă de lungă durată a metodei de cultivare, și anume utilizarea plugului cu lamă. Edward H. Faulkner, profesor la Universitatea din Oklahoma, a descoperit că plugul cu lamă distrugea fertilitatea solului. El a contracarat acest efect prin încorporarea îngrășământului verde în sol și eliminarea plugului, un instrument care îngroapă practic tot îngrășământul verde (materie vegetală în descompunere și reziduuri vegetale găsite la suprafața solului) la aproximativ 15-20 cm sub suprafață, unde formează o barieră pentru apa care ar trebui să se ridice din pânza freatică. Cele şase inci superioare devin apoi uscate, deoarece acţiunea capilară a mişcării apei este blocată. Plantele cultivate pe acest sol epuizat de plug atrag insecte, în timp ce conţinutul lor de vitamine şi minerale este epuizat. Plantele devin bolnave şi mor.

Văzând acest rezultat, fermierul decide atunci că problema este lipsa unui element din sol, fără să-şi dea seama că plugul este cel care a interferat cu acţiunea capilară a apei în sol. El devine astfel un client gata să cumpere cantităţi mari de îngrăşăminte chimice. Unul dintre principalii producători ai acestor îngrăşăminte era American Agricultural and Chemical Company, controlată de Rockefeller. Nu este de mirare că unul dintre directorii săi, John C. Traphagen, membru al grupului „ ", era, de asemenea, director al Băncii Rezervei Federale din New York şi al Institutului Rockefeller de Medicină. Unul dintre principalii iniţiatori şi director al Societăţii Americane de Cancer, Traphagen a fost preşedinte al Băncii din New York şi director al Băncii Fifth Avenue. El a fost, de asemenea, director al Wyandotte Chemicals, Hudson Insurance, Brokers and Shippers Insurance, Caledonian American Insurance, Foreign Bondholders Protective Association, Sun Insurance, Ltd. (una dintre cele trei firme principale ale familiei Rothschild), Atlantic Mutual Insurance, Eagle Fire Insurance, Norwich Union Fire Insurance, Ltd., International Nickel, Royal Insurance Company, Royal Liverpool Insurance şi multe alte firme de asigurări din Londra, majoritatea aflate în orbita familiei Rothschild.

De asemenea, în consiliul de administraţie al American Agricultural and Chemical se afla John Foster Dulles, de la firma de avocatură de pe Wall Street, Sullivan and Cromwell; el a ocupat funcţia de secretar de stat al lui Eisenhower, în timp ce fratele său, Allen, era şeful Agenţiei Centrale de Informaţii. Dulles a fost, de asemenea, director al International Nickel, Bank of New York, American Banknote Company (care furniza hârtia utilizată de Sistemul Rezervei Federale pentru tipărirea bancnotelor, care erau garantate cu obligaţiuni pe hârtie) şi preşedinte al Fundaţiei Carnegie pentru Pace Internaţională, al cărei preşedinte era Alger Hiss, director al Bibliotecii Publice din New York, al Union Theological Seminary şi al Consiliului

Bancar al Statului New York. Dulles fusese secretar la Conferința de pace de la Haga din 1907 și a servit ca secretar al unchiului său, Robert Lansing, secretarul de stat al lui Wilson, la Conferința de pace de la Paris din 1918. Dulles a făcut parte ulterior din Comisia pentru reparații și din Consiliul Economic Suprem alături de Bernard Baruch în 1919; a participat la Conferința de la Berlin privind datoriile în 1933 și a fost delegat american la Națiunile Unite la San Francisco când Alger Hiss a redactat Carta Națiunilor Unite în 1945. Atât Dulles, cât și fratele său Allen au participat la o conferință istorică cu baronul Kurt von Schroder și Adolf Hitler la Köln în 1933, când frații Dulles l-au asigurat pe Hitler că bancherii de pe Wall Street îi vor avansa banii necesari pentru a-și lansa regimul nazist în Germania.

De asemenea, în consiliul de administrație al American Ag & Chem se afla George C. Clark, de la banca de investiții Clark and Dodge; John R. Dillon, președinte al Unexcelled Chemical Company și Lone Star Cement, care era și un magnat al teatrului, director al National Theatres, Twentieth Century Fox și Skouras Theatres, precum și un magnat al aviației, în calitate de director al Curtiss-Wright și Wright Aeronautical; de asemenea, în consiliul de administrație se afla bancherul Robert Stone, partener al lui Hayden Stone, director al companiilor Mesabi Iron Ore și Island Greek Coal Company ale lui Rockefeller, Punta Alegre Sugar Company, U.S. Envelope, John P. Chase Company, Philadelphia and Norfolk Steamship Company, Amoskeag Company și William Whitmore Company.

Un alt membru al Ag & Chem era Elliott V. Bell, care era și director al American Cancer Society. El fusese jurnalist financiar la *New York Times* între 1929 și 1939, ceea ce i-a permis accesul în cele mai înalte cercuri financiare. A devenit consilier economic al lui Thomas Dewey în 1940, superintendent al băncilor din statul New York între 1947 și 1949, director al McGraw Hill, redactor al revistei de afaceri *Business-week*, director al Chase Manhattan Bank a lui Rockefeller, al New York Life, al New York Telephone Company, al Tricontinental Corporation, al Revere Copper and Brass și al altor firme. De asemenea, a fost numit în Comitetul pentru Finanțarea Securității Sociale al HEW și administrator al Fundației John S.

Guggenheim și al Fundației Roger Straus. Fiica sa este o personalitate importantă a vieții mondene din New York, doamna Thomas Hoving, una dintre „oamenii frumoși".

Utilizarea îngrășămintelor chimice a determinat scăderea constantă a conținutului de proteine din legume, cu o rată de zece la sută pe an.

Cu toate acestea, efectul cel mai periculos și cauza probabilă a multor boli induse de alimentație a fost faptul că îngrășămintele chimice au redus cantitatea de potasiu din sol, în timp ce au crescut cantitatea de sodiu. Potasiul și sodiul sunt liderii celor două grupuri electric opuse. Potasiul inactiv din organism precipită îmbolnăvirea, în special cancerul. Creșterea nivelului de sodiu poate explica creșterea dramatică a incidenței hipertensiunii arteriale în întreaga Statele Unite, deoarece populația noastră ingerează cantități din ce în ce mai mari de sodiu din alimentele cultivate în soluri fertilizate chimic, suferind în același timp de efectele scăderii constante a nivelului de potasiu din organismul uman. Potasiul este deosebit de necesar pentru reglarea bătăilor inimii; lipsa sa din organism face ca sistemul să fie predispus la atacuri cardiace subite.

Nutriționiștii consideră acum că utilizarea îngrășămintelor chimice în sol cauzează șaptezeci la sută din toate cazurile de anemie la cetățenii Statelor Unite, deoarece aceste îngrășăminte nu înlocuiesc fierul din sol, ci, de fapt, îl elimină.

Utilizarea îngrășămintelor chimice a accelerat, de asemenea, dominarea pieței mondiale a cerealelor de către marile corporații strâns legate de interesele familiei Rockefeller. În 1919, cel mai mare producător de cereale din lume era Montana Farming Corporation. La acea vreme, grâul se vindea la un preț garantat de 2,20 dolari pe bushel, iar corporația înregistra profituri uriașe. Consiliul de administrație al Montana era condus de J. P. Morgan, ale cărui vaste interese în domeniul bancar, al oțelului și al căilor ferate nu dădeau niciun indiciu cu privire la dorința sa de a deveni fermier; Morgan făcea parte din Consiliul Consultativ Federal al Consiliului Rezervei Federale, reprezentând zona bancară centrală din New York. Asociații săi din consiliul de administrație al Montana Farming erau bancherul lui Rockefeller, James Stillman de la National City Bank — două dintre fiicele sale s-au căsătorit cu doi fii ai lui William Rockefeller; Francis Hinckley Sisson, vicepreședinte al băncii controlate de Morgan, Guaranty Trust — acum Morgan Guaranty Trust; Charles D. Norton, pe care Morgan l-a numit secretar personal al președintelui Taft în timpul președinției acestuia. Norton a ocupat funcția de președinte al First National Bank a lui Morgan (care ulterior a fuzionat cu National City Bank a lui Rockefeller pentru a forma actualul gigant bancar, Citibank). Norton fusese unul dintre conspiratorii inițiali prezenți la Jekyl Island pentru a redacta în secret Legea Rezervei Federale. El a fost director al Montgomery Ward, Equitable Life, ATT, Tidewater Oil și Delaware and Lackawanna Railroad. Era, de asemenea, director al mai multor organizații caritabile preferate de Morgan, precum Crucea Roșie Americană, Fundația Russell Sage și Muzeul Metropolitan. De asemenea, în consiliul de administrație al Montana Farming se afla Charles H. Sabin, director al Guaranty Trust, Merchants and Metals National Bank, președinte al Asia Banking Corporation, American Foreign Securities Corporation, Mackay Companies, Postal Telegraph și al multor alte firme.

Astăzi, comerțul mondial cu cereale se află ferm în mâinile a cinci firme: Cargill, Continental Grain, Louis Dreyfus, Bunge și Andre. Aceste firme s-au îmbogățit și au devenit puternice profitând de valul super-cerealelor dezvoltate de Rockefeller Trust. Ele mențin un contact strâns cu aceste interese și cu interesele bancare ale familiei Rockefeller, bazându-se în principal pe rețeaua internațională Chase Manhattan. Aceste firme au profitat, de asemenea, de dezvoltarea de către Fundația Rockefeller a semințelor hibride, în special a porumbului. Din punct de vedere comercial, atractivitatea hibrizilor constă în faptul că aceștia nu se pot reproduce singuri. Drept urmare, fermierul trebuie să scoată bani din buzunar pentru a cumpăra un nou stoc de semințe hibride în fiecare an. Semințele hibride au un alt mare avantaj pentru monopolisti; ele conferă companiei-mamă, care deține brevetul, un monopol asupra acelei varietăți specifice de semințe. Astfel, avem cei doi factori ai viabilității comerciale și ai monopolului care le conferă băncilor și Trustului Chimic o strânsoare asupra fermierului american. Semințele hibride produc o creştere medie de douăzeci până la treizeci la sută pe acru, ceea ce reprezintă un argument de vânzare puternic pentru fermier. La fel, „grâul miraculos", care a luat naştere la Centrul Internaţional pentru Îmbunătăţirea Porumbului şi Grâului din El Butan, Mexic, a dus la dezvoltarea unei varietăţi de grâu care putea rezista sub forţa ploilor torenţiale şi a furtunilor tropicale. Acesta a fost produs prin încrucişarea grâului mexican cu soiurile pitice japoneze, care aveau tulpini scurte şi rezistente. Norin-10, de pe insula Honshu, abia rezista la taifunurile japoneze. A devenit soiul care a făcut ca „revoluţia verde" să devină realitate. După 1960, staţia mexicană a lansat o lungă serie de soiuri de grâu: Nanair 60 pentru anul 1960, Pitic 62, Penjamo 62, Sonora 64, Lerma Rojo 64, India 66, Siete Cerros 66, Super X 67, Yecoar 70 şi Cajeme 71. Deşi necesitau fertilizare şi irigare intensive, toate puteau prospera în ţările tropicale. Cei Cinci Mari deţin o putere politică şi financiară enormă datorită fluxului lor de numerar uriaş şi faptului că atât de multe guverne depind de aprovizionarea lor cu alimente pentru a-şi menţine stabilitatea politică. Acest lucru a fost demonstrat în timpul a ceea ce istoricii numesc acum Marele Jaful de Cereale Sovietic din 1972.

Organizată de Henry Kissinger, un vechi om de încredere al lui Rockefeller de la Chase Manhattan Bank, această tranzacţie a salvat guvernul sovietic şubred d, în timp ce i-a costat pe contribuabilii americani multe miliarde. În iulie 1972, Uniunea Sovietică a cumpărat grâu din Statele Unite, în încercarea de a compensa incompetenţa dezastruoasă a sistemului agricol comunist sovietic. În 1963, Rusia începuse o politică de achiziţionare a grâului din străinătate, cumpărând 6,8 milioane de tone din Canada pentru 500 de milioane de dolari. Pentru a plăti achiziţiile din Statele Unite în 1972, Uniunii Sovietice i s-a permis să acopere plata în felul următor: banca centrală a Ungariei, acţionând în numele Uniunii Sovietice, a plasat o comandă de vânzare în lipsă a dolarului în valoare de 20 de miliarde de dolari. Secretarul Trezoreriei, John Connally, a devalorizat apoi dolarul cu zece la sută. Uniunea Sovietică a câştigat 4 miliarde de dolari din vânzarea în lipsă a dolarului şi a plătit pentru cereale.

Michel Sidona, care fusese profund implicat alături de familia Rothschild și de familia Hambro în manipulări financiare internaționale, a descris procesul din celula sa de închisoare, unde a fost găsit ulterior mort. „În naivitatea sa fără margini, Statele Unite au furnizat Uniunii Sovietice 4 miliarde de dolari, bani care, de atunci, au fost fără îndoială investiți în distrugerea binefăcătorilor săi; am început să văd atunci că America era complice la propria sa ruină. Vă spun, în toată istoria, nicio putere nu și-a înarmat și ajutat atât de orbeste dușmanii ca ea."

Tranzacția sovietică cu cereale a dus la creșterea cu douăzeci la sută a prețului tuturor produselor alimentare din Statele Unite. Din cauza restricțiilor impuse de Congres asupra transportului de cereale cu nave străine, o măsură adoptată pentru a ajuta flota noastră maritimă în declin, achizițiile sovietice de cereale din 1972 au costat contribuabilul american încă cincizeci și cinci de milioane de dolari în subvenții pentru navele de transport în vrac. Transportatorii americani au transportat cerealele cu șaisprezece dolari pe tonă, deși navele străine le-ar fi transportat cu nouă dolari pe tonă.

Până în prezent, doar câțiva comercianți internaționali de cereale și oficiali sovietici cunosc de fapt prețul perceput pentru cele patruzeci de milioane de tone de cereale pe care sovieticii le-au cumpărat din Statele Unite între 1971 și 1977. Oficialii de la Departamentul Agriculturii al SUA declară că nu au înregistrări privind prețul plătit sau dacă acesta a fost vreodată plătit. Doar Henry Kissinger știe, iar el nu spune nimic.

Cei cinci mari comercianți de cereale sunt, de asemenea, puternic implicați în manipulări valutare, tranzacționând zilnic sume uriașe în contracte futures pe valute, deoarece tranzacțiile lor cu cereale provoacă fluctuații mari în evaluarea monedelor mondiale. Datorită informațiilor privilegiate de care dispun, aceștia obțin profituri uriașe indiferent dacă valoarea monedelor crește sau scade. Cargill deține în prezent 25% din comerțul mondial cu cereale; Bunge din Argentina deține 20%; Continental Grain și-a început activitatea în timpul războaielor napoleoniene, furnizând cereale ambelor părți; deține 25% din comerțul mondial cu cereale — actualul șef al firmei, Michel Fribourg, deține 90% din acțiuni, împreună cu fiul său, Rene;

Michel Fribourg era cetăţean francez care s-a alăturat Serviciului de Informaţii al Armatei SUA în timpul celui de-al Doilea Război Mondial; ulterior a devenit cetăţean american; Andre, o familie elveţiană aparţinând unei secte stricte de calvinişti elveţieni care sunt membri ai mişcării mondiale şi foarte militante Plymouth Brethren; şi Dreyfus, care deţine 20% din comerţul mondial cu cereale. Dreyfus este condusă în prezent de Nathaniel Samuels, care a făcut parte din echipa preşedintelui Nixon în calitate de subsecretar pentru afaceri economice. Preşedintele Bunge, Walter Klein, al cărui birou se află la One Chase Manhattan Plaza, New York, este un oficial cu atribuţii de elaborare a politicilor în cadrul Consiliului Economic şi Comercial SUA-URSS.

CAPITOLUL 8

CONTAMINAREA LANȚULUI ALIMENTAR

Academia Națională de Științe a estimat recent că 15% din populația americană suferă în prezent de alergii la unul sau mai multe produse chimice. Studiul a evidențiat faptul că suntem expuși la mai multe substanțe chimice toxice în interiorul locuințelor noastre decât atunci când ieșim afară. Substanțele chimice care se găsesc în fiecare casă includ benzenul, care provoacă leucemie; spray-ul obișnuit împotriva moliilor și bilele de naftalină care conțin para-diclorbenzen, a cărui utilizare formează un gaz invizibil, dar dăunător, în aproximativ treizeci de milioane de case americane; lindanul, un pesticid obișnuit; clordanul, utilizat pentru combaterea termitelor (clordanul a fost foarte prezent în știri în ultima vreme din cauza unor familii care s-au îmbolnăvit grav după ce locuințele lor au fost tratate de exterminatori profesioniști de termite; un cuplu a fost nevoit să se mute și să-și abandoneze complet locuința, după ce inspectorii i-au informat că nu există nicio posibilitate ca aceasta să fie curățată suficient de reziduurile de clordan pentru a fi locuibilă). Compușii de cloroform sunt mult mai comuni în locuințe decât se crede în mod obișnuit. EPA a constatat că nivelurile de cloroform din interiorul locuințelor erau de cinci ori mai mari decât în exterior. Persoanele care fac dușuri fierbinți în spatele unei perdele de duș închise nu sunt conștiente că inhalează cantități substanțiale de cloroform din abur. Încălzirea apei eliberează clorul din apa puternic clorurată, care apoi iese sub formă de gaz în timp ce apa fierbinte iese din duză. Un duș zilnic vă garantează o doză de cloroform. Formaldehida este, de asemenea, prezentă în multe locuințe într-o serie de compuși folosiți frecvent.

Ingerarea zilnică a unor porții infime din oricare sau din toate aceste substanțe chimice de uz casnic contribuie la dezvoltarea cancerului, deoarece acestea sunt suficient de toxice pentru a deveni cancerigene în contactul zilnic. Cu toate acestea, dr. A. Samuel Epstein, o autoritate renumită în domeniul cancerului de la Universitatea din Illinois, afirmă că „alimentele reprezintă cea mai importantă cale de expunere a oamenilor la substanțele chimice sintetice d ". Jim Sibbinson a estimat că americanul mediu ingerează aproximativ patru kilograme de substanțe chimice din alimente în fiecare an, adică substanțe chimice atât de toxice încât o fracțiune de gram poate provoca boli grave sau moartea. Aceste substanțe chimice sunt introduse în lanțul nostru alimentar sub formă de aditivi, conservanți, coloranți, înălbitori, emulgatori, antioxidanți, arome, tampoane, spray-uri nocive, acidifianți, alcalinizatori, deodorante, umectanți, agenți antiaglomeranți și antispumanți, condiționatori, agenți de maturare, hidrolizatori, hidrogenatori, agenți de uscare, gaze, diluanți, agenți de îngroșare, îndulcitori, fortificatori și alți agenți.

Majoritatea americanilor nu sunt conștienți de faptul că, dintre cei peste cinci mii de aditivi chimici din alimentele pe care le consumă zilnic, aproximativ o treime sunt recunoscuți ca fiind inofensivi, o altă treime sunt descriși de Food and Drug Administration ca „GRA", un acronim pentru „general recunoscuți ca fiind siguri", iar cealaltă treime, aproape 2.000 de substanțe chimice, sunt utilizate în cantități mari, chiar dacă nu au fost niciodată testate în mod adecvat pentru a se stabili eventualele efecte nocive. În 1958, deputatul James J. Delaney din New York a făcut un efort pentru a controla utilizarea acestor substanțe chimice. El a introdus clauza Delaney, care a fost adoptată ca lege. Aceasta stipula că, dacă se constată că un aditiv alimentar provoacă cancer atunci când este ingerat de om sau de animale, acesta trebuie desemnat ca nesigur și nu poate fi utilizat.

Comisia Delaney, care a organizat audieri între 1950 și 1952, a enumerat 704 aditivi chimici, dintre care doar 428 erau cunoscuți ca fiind siguri. Cele 276 de substanțe rămase, care au continuat să fie utilizate fără nicio dovadă că erau sigure, însemnau că producătorii de alimente jucau ruleta rusească cu consumatorul american. Chiar și așa, au mai trecut încă șase ani până când Amendamentul Delaney a devenit lege, impunând testarea acestor aditivi. În anii care au urmat, unele dintre aceste substanţe chimice au fost eliminate în favoarea altor substanţe, în timp ce altele continuă să fie utilizate fără teste care să indice dacă sunt sigure sau nesigure. Timp de mai bine de cincizeci de ani, coloranţii alimentari au fost fabricaţi din substanţe otrăvitoare precum plumbul, cromul şi arsenicul. În orice caz, esenţa Amendamentului Delaney a impus testarea aditivilor alimentari pentru a se stabili dacă aceştia provoacă cancer la om sau la animale d. Problema este că majoritatea aditivilor sunt testaţi doar pentru toxicitate, nu şi pentru tendinţa lor de a provoca cancer.

Cumarina, care era un ingredient cheie al aromei artificiale de vanilie, a fost utilizată în mod continuu timp de şaptezeci şi cinci de ani înainte de a se descoperi că produce leziuni hepatice grave la animalele de laborator. Un îndulcitor artificial, dulcin, a fost folosit ca înlocuitor al zahărului timp de cincizeci de ani înainte de a se descoperi că produce cancer la animalele de laborator. S-a descoperit că galbenul de unt provoacă cancer la ficat, adică galbenul AB şi OB. Uleiul mineral, celebrul remediu împotriva cancerului al lui Rockefeller de la mijlocul secolului al XIX-lea, care era folosit acum în multe sosuri pentru salate, s-a descoperit că împiedică absorbţia de către organism a vitaminelor şi a altor substanţe nutritive necesare.

Legea privind alimentele, medicamentele şi produsele cosmetice din 1938 a certificat nouăsprezece coloranţi pentru utilizare în alimente. De atunci, trei au fost decertificaţi, rămânând şaisprezece pentru utilizare în alimente. Eticheta „certificat" înseamnă pur şi simplu că este pur — nu oferă niciun indiciu cu privire la posibilele sale efecte asupra organismului uman. Dr. Arthur A. Nelson a raportat că testele FDA din 1957 au arătat că zece dintre cele treisprezece coloranţi certificaţi aflaţi atunci în uz au provocat cancer atunci când au fost injectaţi sub pielea şobolanilor. Scriitorul de ştiinţă Earl Ubell a estimat că oamenii ar primi de două ori mai mult din aceşti coloranţi pe cale orală decât au primit şobolanii prin injectare subcutanată. Coloranţii solubili în ulei erau atât de otrăvitori încât şobolanii au murit înainte ca oamenii de ştiinţă să poată observa dacă s-a dezvoltat vreun tip de cancer. Nouă dintre coloranţii utilizaţi în mod obişnuit în alimentele din Statele Unite sunt următorii:

Portocaliu nr. 1 — *utilizat în pastele de pește, băuturile carbogazoase, jeleurile, budincile și multe alte alimente* (în prezent decertificat).

Portocaliu nr. 2 — *brânză, margarină, bomboane, coaja fructelor de portocal* (în prezent decertificat).

Galben nr. 1 — *produse de cofetărie, spaghete și alte paste, produse de panificație, băuturi.*

Galben nr. 3 (Galben AB) — *grăsimi comestibile, margarină, unt, bomboane.*

Galben nr. 4 (Galben OB) — *Margarină, unt, bomboane.*

Verde nr. 1 — *Siropuri, bomboane, produse de panificație, băuturi răcoritoare, jeleuri, deserturi congelate.*

Verde nr. 2 — *Deserturi congelate, bomboane, prăjituri, jeleuri, biscuiți, siropuri.*

Verde nr. 3 — *Produse de panificație, bomboane, jeleuri, deserturi.*

Albastru nr. 1 — *Deserturi congelate, jeleuri, budinci, înghețată, bomboane, prăjituri, glazuri.*

Galbenul AB și Galbenul OB, care sunt cunoscute ca fiind periculoase pentru cancer, au fost utilizate pe scară largă pentru colorarea margarinei și a untului. Acestea sunt fabricate dintr-o substanță chimică periculoasă numită beta-naftilamină. Este remarcabilă deoarece are o toxicitate scăzută, adică nu este otrăvitoare în efectul său, dar este una dintre cele mai cancerigene substanțe cunoscute. Portocaliul nr. 2, O-tilazo-2-naftol, care a fost utilizat intens în Statele Unite, industria alimentară folosind mii de kilograme de portocaliu nr. 2 anual, a fost în cele din urmă scos din uz în 1956, când s-a descoperit că induce polipi intestinali și cancer la animalele de laborator.

Pâinea albă, despre care se știa de mult timp că provoacă convulsii cerebrale la câini, din cauza pierderii ingredientelor nutriționale esențiale în procesarea făinii albe, a fost îmbogățită în ultimii ani cu o mare varietate de vitamine și nutrienți. Cu toate acestea, o doză de vitamine sintetice, o altă doză de emulgator pentru a o menține moale și adăugarea altor ingrediente sugerează că ar putea fi produsă într-o eprubetă în loc de o brutărie.

Emanuel Kaplan și Ferdinand A. Dorff, cercetători ai Departamentului de Sănătate din Baltimore, au prezentat un raport intitulat „Substanțe chimice exotice în alimente", care a fost prezentat la o reuniune a oficialilor FDA. Citez:

„Să analizăm rapid tratamentul chimic al diverselor ingrediente utilizate în practica de panificație. Făina provine din semințe tratate probabil pentru protecția împotriva bolilor plantelor cu mercur organici sau agenți similari, iar semințele sunt plantate pe sol influențat de îngrășăminte. Seleniul (o substanță minerală extrem de otrăvitoare) poate fi extras din sol. În procesul de măcinare, făina este tratată cu amelioratori, agenți oxidanți precum persulfatul, bromatul, iodatul și triclorura de azot, care afectează activitatea proteazelor și proprietățile glutenului.

„Agenții de albire, precum oxizii de azot, clorul și peroxidul de benzoil, transformă pigmentul carotenoid galben în compuși incolori, din cauza presupusei preferințe a consumatorilor pentru pâinea albă.

Vitaminele și mineralele sunt adăugate în cadrul unui proces obligatoriu de „îmbogățire".

Sărurile minerale pot fi adăugate pentru a stabiliza proprietățile de reținere a gazului ale glutenului din făină. Cianura sau compușii organici clorurați pot fi folosiți la fumigarea făinii rezultate în timpul depozitării.

„Apa utilizată poate fi purificată chimic cu ajutorul alunului, carbonatului de sodiu, sulfatului de cupru și clorului. Sărurile de amoniu și alte substanțe chimice sunt utilizate ca nutrienți pentru drojdie. Agenții de dospire chimici pot conține bicarbonat de sodiu, alum, tartrați, fosfați, amidon și cremă de tartru. Fluorul este un posibil contaminant natural al fosfatului. Oleomargarina, dacă este utilizată, poate conține coloranți, vitamina A, neutralizanți, modificatori de interfață și conservanți; sau margarina poate fi ambalată într-un înveliș tratat cu conservanți. Uleiul mineral este frecvent utilizat ca lubrifiant pentru tăvi sau vase de aluat. Laptele sau produsele lactate pot conţine neutralizatori şi antioxidanţi. Se poate utiliza colorant artificial din gudron de cărbune. Stabilizatori şi agenţi de îngroşare, cum ar fi gumele şi amidonul tratat, pot fi folosiţi ca agenţi de umplere. Aromele sintetice utilizate conţin glicerină, alcool sau substanţe chimice substitutive ca solvenţi pentru o varietate de alcooli, esteri, acizi şi cetone şi pot conţine zaharină. *(Notă redacţională: Acesta ar fi probabil înlocuit astăzi cu aspartam, un îndulcitor artificial utilizat pe scară largă, despre care se spune că provoacă convulsii cerebrale.)* Condimentele pot fi condimente naturale supuse fumigaţiei sau esenţe de condimente extrase cu solvenţi. Se pot utiliza inhibitori de mucegai, cum ar fi propionatul de calciu, iar produsul final poate fi contaminat pe raftul magazinului cu pulberi insecticide, cum ar fi fluorura de sodiu."

De când acest raport a fost prezentat în anii 1950, pe piaţă au apărut multe substanţe chimice noi, ale căror proprietăţi pot fi mai mult sau mai puţin periculoase decât cele enumerate de Kaplan şi Dorff. Utilizarea tot mai frecventă a uleiurilor hidrogenate şi legătura acestora cu bolile de inimă constituie un motiv suplimentar de îngrijorare. În prezent, se utilizează anual peste un miliard de livre de uleiuri hidrogenate.

Se estimează că aproape jumătate din populaţia americană, peste 100 de milioane de cetăţeni, suferă în prezent de o formă de boală cronică, dintre care 25 de milioane sunt tulburări alergice. Se constată din ce în ce mai des că aceste alergii sunt cauzate de expunerea la sau ingestia unor substanţe chimice. 20 de milioane de americani suferă de tulburări nervoase; 10 milioane au ulcere gastrice; 700.000 suferă de cancer, iar un număr mai mic suferă de boli precum lupusul şi distrofia musculară.

În 1917-1918, dintre recruţii pentru Primul Război Mondial, 21,3% au fost respinşi şi 9,9% au fost plasaţi în „serviciu limitat" din cauza diverselor handicapuri. În perioada Războiului din Coreea, după cel de-al Doilea Război Mondial, între 1947 şi 1955, 52% dintre recruţi au fost respinşi din cauza defectelor fizice şi mentale, o creştere de 21% faţă de cel de-al Primul Război Mondial, în ciuda marilor „progrese" pe care Statele

Unite le-ar fi făcut în nutriție, îngrijire medicală, mese pentru copiii de școală și alte semne de progres. Aceste cifre nu iau în calcul faptul că standardele pentru recruții din Primul Război Mondial erau mult mai ridicate decât în cel de-al Doilea Război Mondial. În 1955, 25% din toți recruții din New York City, cu vârste cuprinse între 21 și 26 de ani, au fost respinși din cauza afecțiunilor cardiace. Dintre cei aproximativ 200 de americani uciși în Coreea și supuși autopsiei, 80% au fost găsiți cu boli cardiace în stadii avansate. Dr. Jolliffe a raportat Congresului în 1955 că „în timp ce bolile coronariene erau o raritate înainte de 1920, acestea au devenit acum cauza principală de deces în grupa de vârstă 45-64 de ani, precum și după 65 de ani". Dr. Jolliffe nu precizează în ce măsură acest lucru s-a datorat creșterii utilizării apei clorurate după Primul Război Mondial. Deși specialiștii știu că ingestia de clor este un factor principal în formarea plăcilor arteriosclerotice pe pereții arterelor, nu au fost comandate studii pentru a determina utilizarea clorului ca factor în creșterea numărului de decese cauzate de insuficiență cardiacă. Dr. Mendelsohn a remarcat că fluorizarea apei este una dintre cele patru ape sfinte ale Bisericii Medicinii Moderne. Oamenii de știință nu îndrăznesc să se atingă de ceea ce este, în esență, o convingere religioasă și emoțională.

Dr. Mendelsohn subliniază, de asemenea, posibilele contradicții din avertismentele frecvente ale Asociației Medicale Americane de a consuma zilnic cele patru alimente esențiale pentru o nutriție adecvată, și anume legume și fructe, cereale, carne și produse lactate. Dr. Mendelsohn subliniază că multe grupuri nu tolerează laptele de vacă din cauza deficiențelor enzimatice. Unele studii arată că 75% din populația mondială este intolerantă la lactoză și nu poate digera laptele de vacă.

Una dintre epidemiile de după cel de-al Doilea Război Mondial a fost reacția la nivel mondial la utilizarea pe scară largă a DDT-ului, chiar dacă DDT-ul fusese creat ca presupus protector împotriva epidemiilor în timpul războiului. Utilizarea sa fusese promovată ca fiind pesticidul miraculos care ar preveni izbucnirea diverselor boli în națiunile devastate de război din întreaga lume. Cu toate acestea, s-a descoperit în cele din urmă că DDT-ul era o otravă cumulativă în organismul uman, la fel ca fluorura de sodiu. Nu numai că se acumulau concentrații considerabile de DDT în țesuturile adipoase ale omului, dar acesta consuma și cantități suplimentare cu fiecare înghițitură de mâncare. Câștigătorul Premiului Nobel, dr. Otto Warburg, a avertizat asupra pericolelor DDT-ului când a spus că orice otravă care interferează cu respirația celulelor provoacă daune ireparabile și produce boli degenerative, cum ar fi cancerul. În ciuda acestor avertismente, între 1947 și 1956, producția anuală de DDT s-a cuadruplat, ajungând la un total anual de peste cinci sute de milioane de livre. Serviciul de Sănătate Publică a analizat alimentele dintr-o închisoare federală pentru a determina conținutul de DDT, găsind compot de fructe cu un conținut de 69 ppm, pâine cu un conținut de 100 ppm DDT, în timp ce untura folosită la prepararea mâncării a fost estimată a avea 2500 ppm DDT. Testele au arătat, de asemenea, că a fost nevoie de mulți ani pentru a reduce cantitatea de DDT stocată în grăsimea corporală. DDT este și mai persistent în sol; la șapte ani după ce DDT a fost aplicat pe parcele de testare, 80% din acesta a rămas. Livezile și fermele care foloseau DDT în pulverizări anuale au acumulat cantități enorme în sol. DDT a fost interzis de atunci, dar reziduurile rămân. Chiar și după interdicție, Monsanto a continuat să obțină profituri uriașe din vânzarea de DDT prin exportul acestuia în alte țări. Un alt pesticid utilizat frecvent, clordanul, s-a dovedit a fi de patru ori mai toxic decât DDT. O altă substanță care a fost ulterior interzisă a fost aramita, un carcinogen recunoscut utilizat ca pesticid.

Produs de conglomeratul chimic U.S. Rubber în 1951, aramitul a fost ținta unui val de critici. În ciuda publicării pe scară largă a testelor FDA care dovedeau pericolele sale, acesta a rămas în uz până în primăvara anului 1958, când a fost în cele din urmă retras.

Unele substanțe care conțin arsenic se găsesc încă în produsele alimentare sub formă de reziduuri de pesticide și ca aditivi alimentari pentru păsări și animale. S-a descoperit că silicidul, un pesticid pe bază de seleniu, produce ciroză hepatică la persoanele care consumă alimente tratate cu această substanță chimică. După ce două sute de copii s-au îmbolnăvit din cauza consumului de popcorn colorat la o petrecere de Crăciun, FDA a anunțat retragerea certificării celor trei coloranți implicați, Roșu nr. 32, Portocaliu 1 și Portocaliu 2. Un raport guvernamental a afirmat că

„Când FD&C Roșu nr. 32 a fost administrat șobolanilor la un nivel de 2,0% din dietă, toți șobolanii au murit în decurs de o săptămână. La un nivel de 1,0%, decesul a survenit în decurs de 12 zile. La 0,5%, majoritatea șobolanilor au murit în decurs de 26 de zile. La 0,25%, aproximativ jumătate dintre șobolani au murit în decurs de 3 luni. Toți șobolanii au prezentat o întârziere marcată a creșterii și anemie. Autopsia a relevat leziuni hepatice moderate până la marcate. Rezultate similare, dar mai puțin severe, au fost obținute la șobolanii cu o dietă conținând 0,1% FD&C Red No. 32... Câinii care au primit 100 de miligrame pe kilogram de greutate corporală pe zi au prezentat o pierdere moderată în greutate... O singură doză a provocat diaree la majoritatea câinilor testați."

Testele efectuate pe Orange No. 1 au dat rezultate similare cu cele obținute pentru FD&C Red No. 32. Peste jumătate din recolta de portocale din Florida a fost tratată cu aceste coloranți pentru a le conferi o frumoasă nuanță portocalie, în locul culorii verde-pal pe care o aveau în mod natural la momentul culegerii. Sucul de portocale la cutie și cel congelat conțineau adesea cantități mai mari din acești coloranți, deoarece procesatorii cumpărau „produsele respinse la sortare", considerate nepotrivite pentru comercializarea în magazinele alimentare.

Deși petrecerea de Crăciun care a scos în evidență pericolele acestor coloranți a avut loc în decembrie 1955, producătorilor li s-a spus că pot folosi în mod legal stocurile de aceste coloranți. Interdicția a intrat în vigoare la 15 februarie 1956, dar era în pregătire încă din 19 decembrie 1953, cu doi ani înainte de petrecerea aproape fatală.

Unul dintre cele mai comune procese alimentare din prezent este procesul de hidrogenare, care distruge toată valoarea nutrițională. Procesul constă în saturarea acizilor grași cu hidrogen sub presiune, la temperaturi de până la 410 °F, cu un catalizator metalic, d, fie nichel, platină sau cupru, timp de până la opt ore; după acest tratament, substanța devine inertă sau moartă. Uleiurile hidrogenate din margarină utilizate la gătit se descompun în toxine periculoase atunci când sunt încălzite, deși untul poate fi încălzit pentru perioade lungi de timp fără a forma toxine.

În ciuda pericolelor bine mediatizate ale aditivilor alimentari chimici și a altor probleme nutriționale, principalele fundații caritabile din domeniul sănătății s-au opus cu tărie, de ani de zile, oricărei legături între dietă, nutriție și sănătate. Acest program a fost stabilit inițial pentru ele cu mulți ani în urmă de către faimosul șarlatan Morris Fishbein și de către Asociația Medicală Americană (AMA). În deceniile care au urmat, acestea au urmat cu strictețe aceste precepte, ca și cum ar fi venit de la profetul original. Oficialii AMA au declarat în fața unei comisii a Senatului că nu există dovezi că dieta are legătură cu bolile, adăugând avertismentul că schimbarea obiceiurilor alimentare ale americanilor ar putea duce la „dislocare economică". Fundația pentru Artrită își asigură locul sub soare prin reiterarea regulată a afirmațiilor sale că artrita este incurabilă, deși acest lucru nu a împiedicat niciodată fundația să organizeze campanii anuale de strângere de fonduri pentru a colecta bani pentru un „leac". Această fundație denunță orice suplimente alimentare sau programe de detoxifiere a sănătății pentru curățarea organismului, lăsând acest lucru în seama practicienilor individualiști din domeniul sănătății din California. Fundația se opune, de asemenea, urmării dietelor rotative care ar putea descoperi alergii alimentare la pacienții cu artrită. În 1985, Fundația pentru Artrită a strâns 36,2 milioane de dolari, fiind una dintre puținele grupuri de „boli de monopol" care și-au revendicat o anumită boală, o caracteristică foarte atractivă pentru Monopolul Medical, care le aprobă pozițiile. Fundațiile sale surori, Fundația Națională pentru Scleroză Multiplă, Fundația United Cerebral Palsy și Fundația Lupus, sunt la fel de protectoare față de interesele lor în „bolile de monopol", pe care super-bogații le-au revendicat ca fiind bine definite și incontestabile. Rapoartele privind vindecarea artritei prin abstinența de la alimente producătoare de acid, precum carnea de vită, ciocolata și laptele, deși sunt de rutină, sunt total negate de Fundația pentru Artrită. Un medic din San Francisco și-a publicat descoperirile după ce a vindecat cele mai avansate cazuri de artrită reumatoidă prin interzicerea tuturor fructelor, cărnii, grâului și produselor lactate, un regim riguros pe care pacienții dispuși să îl respecte l-au găsit ca producând o ameliorare totală.

Societatea Americană de Cancer a catalogat, de asemenea, în mod obișnuit toate abordările metabolico-nutriționale ale tratamentului cancerului drept „legături anecdotice cu prevenirea cancerului", care constituie „șarlatanie", celebra denumire pentru tratamentele medicale neaprobate, popularizată de ani de zile de cei doi cei mai faimoși șarlatani ai Americii, Simmons și Fishbein. Cu toate acestea, în 1887, imediat după înființarea spitalului New York Cancer, un medic din Albany, New York, a publicat o carte, „Diet in Cancer", de Dr. Ephraim Cutter, Kellogg Books, pp. 19-26, în care scria: „Cancerul este o boală a nutriției". În 1984, confruntată cu un val crescând de publicitate privind eficacitatea dietei și nutriției în multe cazuri de cancer, Societatea Americană de Cancer a făcut o schimbare de poziție reticentă, oferind afirmația prudentă că dieta și vitaminele ar putea oferi un ușor beneficiu. ACS a continuat să ignore faptele care arătau că creșterea utilizării aditivilor alimentari a fost paralelă cu creșterea anuală a numărului de decese cauzate de cancer. Între 1940 și 1977, consumul american de coloranți și aditivi alimentari a crescut de zece ori, în timp ce consumul pe cap de locuitor de fructe și legume a scăzut. Studii ulterioare au arătat o asociere inversă între consumul zilnic de legume verzi sau galbene și ratele de mortalitate prin cancer. Studiile efectuate pe victimele cancerului de prostată, care a devenit o epidemie în rândul bărbaților americani, au arătat un consum ridicat de grăsimi, lapte, carne și cafea. S-a recomandat evitarea produselor de panificație, fără a se preciza dacă motivul era aditivii sau pericolul compușilor de aluminiu.

De asemenea, a existat o creștere de cinci ori a consumului de alimente prăjite în Statele Unite, majoritatea provenind din lanțurile de „fast food". Utilizarea grăsimilor în aceste lanțuri, cu puțină supraveghere și personal insuficient instruit, înseamnă că grăsimile pentru prăjire sunt reutilizate pe perioade lungi de timp. S-a dovedit că aceste grăsimi reutilizate sunt mutagene în testele de laborator și sunt listate de cercetători ca fiind potențial cancerigene.

Washington Post, din 23 ianuarie 1988, a menţionat că, din cele 60.000 de substanţe chimice aflate în prezent în uz general, doar 2% au fost testate pentru toxicitate. Mulţi americani pot depune mărturie cu privire la efectele drastice ale multor substanţe chimice, în special ale pesticidelor. Colman McCarthy s-a plâns recent în coloana sa *din Washington Post* că „Războiul ecologic împotriva insectelor se intensifică ca un război împotriva oamenilor". Utilizarea pe scară largă a unor substanţe chimice precum sevin, malation şi surban pe peluzele private, terenurile de golf şi parcurile publice a dus la o serie de decese, dintre care un număr necunoscut nu a fost niciodată înregistrat. Un bărbat dintr-o suburbie a Washingtonului a traversat un teren de golf recent stropit; s-a dus acasă şi a murit. Absorbise o cantitate letală de pesticid prin şosetele sale scurte. Un chirurg cardiovascular care a tratat 17.000 de pacienţi în ultimii doisprezece ani la Centrul său de Sănătate a Mediului din Dallas estimează că între zece şi douăzeci la sută din populaţia americană este grav afectată de substanţele chimice. Mii de elevi stau în sălile de clasă şase ore pe zi, respirând reziduuri de azbest, formaldehidă şi alte substanţe chimice, despre a căror prezenţă oficialii şcolari nu au nicio idee.

O medică şi-a descris în detaliu boala în revista „*The New Yorker*", din 4 ianuarie 1988; aceasta suferea de o senzaţie de strângere în piept, respiraţie şuierătoare, probleme gastrointestinale, anorexie, greaţă, vărsături şi crampe, precum şi de pierdere în greutate, oboseală şi spasme generale. A cerut ajutorul unui alt medic, care a fost nedumerit de aceste simptome; în cele din urmă, a consultat o carte de medicină şi a găsit toate simptomele sale enumerate împreună ca rezultat al expunerii la pesticide organofosfatice. Avea o cabană de weekend în care exterminatorul folosise organofosfaţi pentru a ucide o invazie de furnici mici. În weekendurile următoare, ea stătea în camera de fumigaţie de fiecare dată când mergea la cabană; exterminatorul folosise Durshan, un organofosfat, şi Ficam, un carbonat de metil. După ce a aflat care era problema ei, a reuşit să le contracareze cu tratamentul recomandat, atropină orală, dar a constatat că organismul ei devenise acum sensibil la aceste pesticide. Dacă intra în orice zonă în care fuseseră folosite, toate simptomele ei reveneau.

Această medică a subliniat ironic că este o practică obișnuită ca medicii să diagnosticheze simptomele ei ca fiind psihosomatice sau chiar ca o boală mintală; deoarece ea însăși era medic, medicul pe care îl consultase nu o respinsese cu acest răspuns standard de tip „ ", care este însoțit de o rețetă cu doze generoase de Valium sau Librium. Lista otrăvurilor întâlnite în viața de zi cu zi este lungă. Timp de ani de zile, oamenii au murit brusc din cauza inhalării vaporilor unui agent de curățare obișnuit, tetraclorura de carbon, dar a durat ani de zile până când acesta a fost în cele din urmă retras de la vânzare. Rapoarte recente au constatat că 35% din toate puii din cutiile de carne din magazinele alimentare conțin cantități semnificative de salmonella, o cauză notorie de boli gastrice și deces.

În prezent, se utilizează 12 milioane de livre de ciclamat pe an în produsele alimentare; acesta este produs în principal de Abbott Laboratories. Un studiu al Universității din Wisconsin din 1966 a recomandat eliminarea ciclamatului din toate produsele alimentare. S-a constatat că ingestia de ciclamat afecta reacția ochiului la lumină.

S-a constatat, de asemenea, că ciclamatele provoacă o pierdere excesivă de potasiu dacă o persoană lua unul dintre medicamentele tiazidice foarte comune pentru hipertensiune arterială, așa cum fac milioane de americani. S-a constatat, de asemenea, că ciclamatele interferează cu acțiunea medicamentelor pentru diabet, deși scopul utilizării pe scară largă a fost promovat ca fiind o soluție la problemele diabeticilor, care ar consuma astfel mai puțin zahăr. De asemenea, există indicii că ar provoca cancer de vezică urinară.

În Midland, Michigan, DOW Chemical a fost nevoită să închidă fabrica de 2,4,5T deoarece muncitorii sufereau de cloracnee, o boală de piele pentru care nu există nicio metodă cunoscută de tratament. Timp de ani de zile, portocalele au fost „îmbunătățite" pentru vânzarea publică prin acoperirea lor cu bifenil, substanța chimică utilizată în procesul de îmbălsămare în morgi. Unul dintre cele mai consumate produse alimentare din lume este pasta, cuvântul italian pentru pastă. De fapt, pasta, sau spaghetele, este grâu măcinat care este amestecat cu apă pentru a forma o pastă. În biblioteci, este cunoscută sub numele de pastă de bibliotecă. Milioane de oameni mănâncă această pastă înghețată în fiecare zi. Macaroanele, un alt aliment obișnuit, sunt amidon concentrat deshidratat. Laptele este cea mai mucoasă parte a dietei medii americane; consumul de lapte determină înfundarea sistemului, ducând la răceli, care adesea se transformă în gripă, astm sau pneumonie. Aproximativ 75% din populația lumii nu poate digera laptele de vacă, un fapt care nu a descurajat niciodată vreo companie de produse lactate să facă reclamă la televizor că „Laptele este bun pentru tine".

Băuturile răcoritoare conțin cantități mari de acid citric chimic, care acționează pentru a crește nivelul de aciditate al întregului corp. Rezultatele se manifestă frecvent sub formă de afte bucale și ulcere duodenale. Caramelul, de asemenea utilizat pe scară largă, este preparat din amoniac; ingestia sa provoacă tulburări mentale la copii. Băuturile de tip cola, derivate din cocaină, cresc activitatea cardiacă, provoacă iritabilitate nervoasă și insomnie, și pot provoca paralizia inimii. Berea conține gips, mai cunoscut sub numele de ipsos de Paris.

Hameiul din bere are un efect hipnotic și poate provoca delirium tremens. (Singurul caz de delirium tremens observat vreodată de autorul prezentului articol a avut loc la un soldat care nu a băut nimic mai tare decât bere. Acest lucru m-a nedumerit la momentul respectiv, deoarece auzisem întotdeauna că delirium tremens se întâlnea doar la cei care consumau cantități mari de băuturi spirtoase.)

Aditivii alimentari, coloranții și condimentele utilizate pe scară largă includ cochenila, folosită pentru a produce o culoare roșu aprins; aceasta este obținută din corpurile păduchilor uscați. Coloranții alimentari au făcut obiectul unor avertismente de mulți ani; Arthur Kallet a publicat în 1933 concluzii conform cărora coloranții Violet 1 și Citrus Red 2 (utilizați pentru colorarea portocalelor), folosiți pe scară largă, erau cu siguranță cancerigeni. Cu câțiva ani în urmă, o serie de produse de îngrijire a sănătății care conțineau hexaclorofen, o substanță antiseptică foarte recomandată, au fost retrase în grabă de pe piață. S-a descoperit că Phisohex, un produs folosit atunci zilnic în toate spitalele din Statele Unite, a provocat decese atunci când a fost aplicat pe pielea bebelușilor. Phisohex era prezent și în sprayurile de igienă feminină, săpunul Dial, șampoanele, pasta de dinți și multe produse cosmetice feminine; toate aceste produse conțineau concentrații periculoase de hexaclorofen. Nu numai că era fabricat din aceeași substanță chimică ca și erbicidele mortale ale DOW, 2,4,5T și 2,4D, dar este, de asemenea, strâns legat de dioxina mortală, care a fost mult discutată în presă. Abia după mulți ani de utilizare în domeniul sănătății s-a descoperit că produsele care conțin hexaclorofen produc reacții periculoase la bebelușii spălați sau frecați cu orice produs care îl conține, deși legătura cu dioxina mortală a fost făcută publică abia mult mai târziu. Chiar și cu această revelație „ ", a fost nevoie de o luptă de zece ani pentru a scoate de pe piață produsele cu hexaclorofen, extrem de profitabile.

Coloranții alimentari folosiți în mod obișnuit, amarantul (roșu), bordeauxul (maro), portocaliul (galben) și proceanul (stacojiu), sunt toți derivați din compuși de azot și benzen (un distilat de cărbune), care este, de asemenea, un combustibil utilizat în mod obișnuit pentru motoare. Producătorii își colorează băuturile cu naftol (galben), verde de Guineea, care este derivat din reacția cloroformului sau benzenului cu clorura de aluminiu pentru a produce un verde închis; tartrazena (galben) este fabricată prin producerea unei reacții a acetofenului cu diazometanul pentru a produce o substanță chimică otrăvitoare care este apoi utilizată la colorarea alimentelor.

Dr. Samuel West explică faptul că moartea prin șoc, care apare adesea imediat după un accident sau o operație, rezultă din proteinele sanguine blocate, care atrag excesul de sodiu și provoacă moartea organismului, începând de la nivel celular.

Recomandările pentru o alimentație mai bună includ consumul de amidon împreună cu grăsimi sau legume verzi; consumul de fructe singure; și condimentarea cu ierburi. Efectul ierburilor este că acționează electric asupra organismului, ceea ce înseamnă că acționează rapid și că provoacă schimbări „miraculoase". Avertismentele privind consumul de lapte de vacă omit să explice că laptele de vacă este o substanță foarte diferită, din punct de vedere natural, de laptele matern uman. Acesta conține cu 300% mai multă cazeină, deoarece este conceput de natură pentru un vițel care își poate crește greutatea brută de la o mie la două mii de livre în şase până la opt săptămâni; niciun om nu creşte într-un ritm atât de rapid.

Lucerna este o substanţă foarte recomandată de mulţi nutriţionişti datorită structurii sale; molecula sa de clorofilă este o reţea de atomi de carbon, hidrogen, azot şi oxigen grupaţi în jurul unui singur atom de magneziu; aceasta este similară cu structura hemoglobinei, globulul roşu, cu excepţia faptului că atomii sunt grupaţi în jurul unui singur atom de fier în loc de magneziu.

Un tratament recomandat pentru pietrele la rinichi este sucul de lămâie într-un pahar cu apă sau o combinaţie de suc de morcov şi sfeclă. Autorul prezentului articol a obţinut o ameliorare rapidă şi micşorarea unei pietre la rinichi în ureter prin consumul de cantităţi mari de suc de afine. Se pare că aceste sucuri încep să dizolve piatra, care apoi trece fără efort. Piatra este de obicei un oxid, o acumulare de minerale sau oxizi care formează o piatră dură.

Deşi conservarea alimentelor a devenit foarte populară în secolul al XIX-lea, ca metodă ideală de conservare a cantităţilor mari de alimente care altfel ar fi fost aruncate, procesul de conservare încălzeşte alimentele până la distrugerea enzimelor. Încălzirea alimentelor la peste 130 de grade elimină enzimele, care sunt piatra de temelie a creşterii în organism. Enzimele preiau mineralele şi le utilizează pentru creştere.

Excedentul de elemente rămase în urma fabricării bombelor atomice ne ameninţă acum cu un alt proces „magic", şi anume conservarea alimentelor prin iradiere. Cobaltul 60, unul dintre aceste reziduuri ale bombelor atomice, este oferit acum producătorilor de aparate de iradiere a alimentelor la preţul de 100.000 de dolari pe kilogram. În cazul în care programul de iradiere a alimentelor va eşua, acest produs secundar al bombelor atomice va trebui eliminat de către producător, cu costuri foarte mari. Este o repetare a dilemelor care ne-au adus „binecuvântări" publice precum clorinarea apei după Primul Război Mondial şi îngrăşămintele cu nitraţi după Al Doilea Război Mondial.

Prima utilizare comercială a iradierii alimentelor a avut loc în Germania de Vest ocupată în 1957, unde a fost folosită experimental pentru sterilizarea condimentelor utilizate la fabricarea cârnaților. Rezultatele au fost atât de îngrijorătoare încât guvernul vest-german a fost nevoit să o interzică în 1958. În același timp, Uniunea Sovietică începuse să utilizeze iradierea pentru a inhiba încolțirea cartofilor depozitați; în 1959, sovieticii au folosit-o pentru dezinfectarea cerealelor. Canada, care este puternic influențată de reprezentanții pro-sovietici din guvernul său, a început să utilizeze iradierea asupra cartofilor în 1960. Legea americană privind alimentele, medicamentele și produsele cosmetice din 1958 a abordat utilizarea iradierii, definind-o ca un „aditiv", ceea ce a adus-o sub controlul lor. În 1963, FDA a acordat permisiunea de a utiliza iradierea pentru sterilizarea slăninii conservate; această permisiune a fost revocată în 1968.

În 1968, monopolul Rockefeller a trecut la susținerea procesului de iradiere a alimentelor la nivel național. Coaliția pentru Iradierea Alimentelor a fost formată de unele dintre cele mai mari companii alimentare din țară: ALPO, Beatrice, Campbell Soup, Del Monte, Gaines Foods, General Foods, Hormel, Heinz, Hershey, Gerber, MARS, Stouffer și Welch. Alături de acestea, în coaliție s-au alăturat companiile chimice W. R. Grace, DuPont și Rockwell International. Coaliția a început să folosească tehnica încercată și adevărată de a organiza „conferințe" bine planificate și costisitoare la universități de renume, la care urmau să fie ascultați doar susținătorii planului lor. Una dintre aceste conferințe a avut un efect contrar. Conferința planificată privind iradierea la Centrul pentru Educație și Cercetare în Radiologie al Universității Johns Hopkins era programată în august 1987. Participanții potențiali au fost deranjați să constate că lista vorbitorilor programați era puternic înclinată în favoarea iradierii alimentelor. Din cei douăzeci de vorbitori enumerați, nouăsprezece erau susținători cunoscuți ai iradierii. Singurul critic al iradierii alimentelor, reprezentantul Douglas Bosco, din California, s-a retras când și-a dat seama că era pus la colț. Se va face public faptul că, deși criticilor iradierii alimentelor li s-a acordat un loc la conferință, concluziile vor fi în totalitate în favoarea iradierii. Printre susținătorii programati ai iradierii alimentelor se numărau dr. Ari Brynjolfsson de la MIT; dr. Ronald E. Engel, administrator adjunct al Departamentului Agriculturii al SUA, care aprobase iradierea cărnii de porc; George Giddings, directorul Isomedix, cea mai mare firmă de iradiere din țară; Dennis Heldman, vicepreședinte executiv al National Food Processors, care planificase un iradiator cu cesiu împreună cu Departamentul Agriculturii din California; dr. James H. Moy, profesor la Universitatea din Hawaii, care a propus un iradiator cu cesiu împreună cu Departamentul Agriculturii din Hawaii. Universitatea Johns Hopkins a participat de bunăvoie la această conferință organizată, deoarece în 1986 primise trei sute șaptesprezece milioane de dolari din fonduri de apărare; Universitatea Johns Hopkins este al doilea cel mai mare contractor de apărare după MIT. Dr. Brynjolfsson de la MIT a fost unul dintre primii susținători ai iradierii alimentelor.

Armata Statelor Unite a cheltuit aproximativ 50 de milioane de dolari pe iradierea alimentelor încă din anii 1950; majoritatea rezultatelor au fost eronate. Statul Maine a interzis vânzarea alimentelor iradiate. Milwaukee a interzis construirea unei instalații de iradiere, iar opoziția publică a forțat, de asemenea, Radiation Technology să renunțe la o instalație în Elizabeth, New Jersey. În 1987, Parlamentul European a votat împotriva iradierii în Comunitatea Europeană „din motive de precauți ă". Parlamentul canadian a decis apoi să nu utilizeze iradierea pentru grâu. Între timp, Abbott Laboratories și Baxter Travenol, producători farmaceutici de frunte, au acordat licențe pentru instalații de iradiere cu raze gamma către DOW Corning, General Electric, General Foods, IBM, IRT Corporation, Merck, RCA și Rockwell International.

După ce Parlamentul canadian a recomandat renunțarea la iradierea grâului, onorabilul Jake Epp, ministrul canadian al Sănătății și Protecției Sociale, a anunțat că iradierea alimentelor va fi permisă. Acest anunț, făcut de Epp pe 10 septembrie 1987, a uimit mulți canadieni. El a venit după recomandarea negativă a Parlamentului canadian, precum și după condamnarea iradierii alimentelor de către Comisia pentru Alimentație din Londra, Anglia. Iată că, din nou, disperarea trustului chimic îl determină să pună în pericol sănătatea unei națiuni. Există numeroase înregistrări disponibile ale testelor care indică pericolele alimentelor iradiate. Consumul de orez iradiat a fost asociat cu apariția tulburărilor hipofizare, tiroidiene, cardiace și pulmonare, precum și cu dezvoltarea tumorilor. Copiii și animalele de laborator hrănite cu grâu iradiat au dezvoltat o polipoidie crescută (o anomalie a cromozomilor). În revista East/West, februarie 1988, un citat dintr-un document neclasificat al Departamentului de Stat privind iradierea alimentelor, publicat într-o audiere a Congresului privind pesticidul dibromură de etilenă, utilizat pe fructe și cereale, este următorul:

„Administrația și Congresul sunt interesate de promovarea utilizării tehnologiei exclusive a SUA care folosește izotopul de cesiu 137 în beneficiul omului. Prelucrarea deșeurilor nucleare din SUA produce în prezent izotopul de cesiu pe care Departamentul Energiei ar dori să îl utilizeze în scopuri benefice. Promovarea tehnologiei cesiului ar aduce beneficii activităților sectorului privat din SUA și ar reduce la minimum problemele legate de eliminarea deșeurilor nucleare din SUA."

CAPITOLUL 9

TRUSTUL FARMACEUTIC

În 1987, cele mai mari optsprezece companii farmaceutice erau clasificate după cum urmează:

1. Merck (SUA) 4,2 miliarde de dolari în vânzări.
2. Glaxo Holdings (Marea Britanie) 3,4 miliarde de dolari.
3. Hoffman LaRoche (Elveția) 3,1 miliarde de dolari.
4. Smith Kline Beckman (SUA) 2,8 miliarde de dolari.
5. Ciba-Geigy (Elveția) 2,7 miliarde de dolari.
6. Pfizer (SUA) 2,5 miliarde de dolari (Standard & Poor's estimează vânzările sale la 4 miliarde de dolari).
7. Hoechst A. G. (Germania) 2,5 miliarde de dolari (Standard & Poor's estimează vânzările sale la 38 de miliarde de mărci germane).
8. American Home Products (SUA) 2,4 miliarde de dolari (4,93 miliarde de dolari conform Standard & Poor's).
9. Lilly (SUA) 2,3 miliarde de dolari (3,72 miliarde de dolari conform Standard & Poor's).
10. Upjohn (SUA) 2 miliarde de dolari.
11. Squibb (SUA) 2 miliarde de dolari.
12. Johnson & Johnson (SUA) 1,9 miliarde de dolari.
13. Sandoz (Elveția) 1,8 miliarde de dolari.

14. Bristol Myers (SUA) 1,6 miliarde de dolari.

15. Grupul Beecham (Regatul Unit) 1,4 miliarde de dolari (Standard & Poor's indică vânzări de 1,4 miliarde de dolari pentru filiala din SUA — 2,6 miliarde de lire sterline ca venit total).

16. Bayer A. G. (Germania) 1,4 miliarde de dolari (Standard & Poor's indică cifra de 45,9 miliarde de mărci germane).

17. Syntex (SUA) 1,1 miliarde de dolari.

18. Warner Lambert (SUA) 1,1 miliarde de dolari (Standard & Poor's indică cifra de 3,1 miliarde de dolari).

Astfel, constatăm că Statele Unite mențin în continuare un avantaj copleșitor în producția și vânzarea de medicamente. În Statele Unite, vânzările de medicamente eliberate pe bază de rețetă au crescut în 1987 cu 12,5%, ajungând la 27 de miliarde de dolari. Unsprezece dintre cele optsprezece firme de top sunt situate în Statele Unite; trei în Elveția; două în Germania; și două în Regatul Unit. Nutriționistul T. J. Frye observă că Drug Trust din Statele Unite este controlat de grupul Rockefeller într-o relație de cartel cu I. G. Farben din Germania. De fapt, I. G. Farben a fost cel mai mare concern chimic din Germania în anii 1930, când a încheiat un acord activ de cartel cu Standard Oil din New Jersey. Guvernul Militar Aliat a divizat-o în trei companii după cel de-al Doilea Război Mondial, ca parte a obiectivelor „anti-cartel" ale acelei perioade, ceea ce nu a fost diferit de celebra divizare a Standard Oil însăși prin ordin judecătoresc, în timp ce familia Rockefeller a păstrat controlul asupra fiecăreia dintre noile companii. În Germania, generalul William Draper, de la banca de investiții Dillon Read, a dezvăluit noul decret din biroul său din clădirea I. G. Farben. De atunci, I. G. Farben nu mai exista; în schimb, au apărut trei companii — Bayer, din Leverkusen; BASF, din Ludwigshafen; și Hoescht, lângă Frankfurt. Fiecare dintre cele trei companii rezultate este acum mai mare decât vechea I. G. Farben; doar ICI din Anglia este mai mare. Aceste firme exportă mai mult de jumătate din produsele lor. BASF este reprezentată în Statele Unite de Shearman și

Sterling, firma de avocatură a familiei Rockefeller, la care William Rockefeller este partener.

Cea mai mare firmă farmaceutică din lume, Merck, a început ca o farmacie în Darmstadt, Germania, în 1668. Președintele său, John J. Horan, este partener al J. P. Morgan Company și al Morgan Guaranty Trust. El a participat la o reuniune Bilderberg la Rye, New York, în perioada 10-12 mai 1985. În 1953, Merck a absorbit o altă mare companie farmaceutică, Sharp & Dohme. La acea vreme, Oscar Ewing, figura centrală a grupului „ " în promovarea fluorizării de către guvern pentru Aluminum Trust, era secretar al firmei Merck, biroul său fiind atunci la One Wall Street, New York.

Printre directorii Merck se numără John T. Connor, care și-a început cariera în afaceri la Cravath, Swaine și Moore, firma de avocatură a Kuhn, Loeb Company; Connor s-a alăturat apoi Oficiului de Cercetare Navală, a devenit asistent special al secretarului Marinei în perioada 1945-1947, a devenit președinte al Merck, apoi președinte al Allied Stores între 1967 și 1980, iar ulterior președinte al Schroders, firma bancară din Londra. Connor este, de asemenea, director al unei firme concurente de medicamente, Warner Lambert, director al conglomeratului media Capital Cities ABC și director al Chase Manhattan Bank, deținută de familia Rockefeller. Fiecare dintre marile firme farmaceutice din Statele Unite are cel puțin un director cu legături strânse cu familia Rockefeller sau cu o bancă Rothschild. Un alt director al Merck este John K. McKinley, director de operațiuni al Texaco; el este, de asemenea, director al Manufacturers Hanover Bank, pe care documentele Congresului o identifică ca fiind o importantă bancă Rothschild.

McKinley este, de asemenea, director al firmei de aviație Martin Marietta, Burlington Industries, și este director al Institutului de Cancer Sloan Kettering, controlat de Rockefeller. Un alt director al Merck este Ruben F. Mettler, președinte al contractorului de apărare TRW, Inc.; el a fost anterior șef al Departamentului de Rachete Ghidate la Ramo-Wooldridge și a primit premiul pentru relații umane de la Conferința Națională a Creștinilor și Evreilor — el este, de asemenea, director al Bank of America.

Printre alți directori ai Merck se numără Frank T. Cary, care a fost președinte al IBM timp de mulți ani; el este, de asemenea, director al Capital Cities ABC și partener al J. P. Morgan Company; Lloyd C. Elam, președinte al Meharry Medical College, Nashville, TN, singura facultate de medicină pentru negri din țară. Elam este, de asemenea, director al Asociației Americane de Psihiatrie, al Nashville City Bank și al Fundației Alfred P. Sloan, ceea ce îi conferă o legătură strânsă cu Centrul de Cancer Sloan Kettering al lui Rockefeller; Marian Sulzberger Heiskell, moștenitoarea averii New York Times. Ea a fost căsătorită cu Orville Dryfoos, redactorul ziarului, care a murit de un atac de cord în timpul unei greve a ziarului; apoi s-a căsătorit cu Andrew Heiskell în cadrul unei fuziuni media — el era președintele revistei *Time* și lucra la organizația Luce de cincizeci de ani. Ea este, de asemenea, director al Ford Motor. Heiskell este director al People for the American Way, un grup de activiști politici, președinte al Bibliotecii Publice din New York și al Clubului Cartea Lunii. De asemenea, în consiliul de administrație al Merck se află un membru al familiei, Albert W. Merck; Reginald H. Jones, născut în Anglia, fost președinte al General Electric, acum președinte al Consiliului de Supraveghere al Școlii de Comerț Wharton, director al Allied Stores și al General Signal Corporation; Paul G. Rogers, care a fost membru al Congresului de la cel de-al 84-lea până la cel de-al 95-lea Congres; a fost președinte al importantei subcomisii pentru sănătate; în 1979, s-a alăturat influentei firme de avocatură și de lobby din Washington, Hogan and Hartson. Este, de asemenea, director al American Cancer Society, al Rand Corporation și al Mutual Life Insurance.

Astfel, constatăm că cea mai mare companie farmaceutică din lume are doi directori care sunt parteneri ai J. P. Morgan Company, unul care este director al Chase Manhattan Bank a lui Rockefeller și unul care este director al Rothschild Bank, Manufacturers Hanover; majoritatea directorilor au legături cu industrii vitale de apărare și sunt interconectați cu alte firme din domeniul apărării. În consiliul de administrație al TRW, al cărui președinte este Ruben Mettler, se află William H. Krome George, fost președinte al ALCOA, și Martin Feldstein, fost consilier economic al președintelui Reagan. Marile bănci, firmele de apărare şi personalităţile politice proeminente au legături cu CIA şi cu firmele farmaceutice.

A doua companie farmaceutică ca mărime este Glaxo Holdings, cu vânzări de 3,4 miliarde de dolari. Preşedintele său este Austin Bide, iar vicepreşedintele este P. Girolami, care este membru al consiliului de administraţie al National Westminster Bank, una dintre cele cinci mari bănci din Anglia. Directorii sunt Sir Alistair Frame, preşedintele Rio Tinto Zinc, una dintre cele trei firme care stau la baza averii familiei Rothschild; Frame face parte şi din consiliul de administraţie al unei alte holdinguri Rothschild, binecunoscuta firmă de muniţii Vickers; de asemenea, Plessey, o altă firmă din domeniul apărării care a licitat recent pentru un contract important cu Armata SUA; Frame este preşedintele Britoil, iar directorii Glaxo sunt Lord Fraser of Kilmarnock, care a fost vicepreşedinte al Partidului Conservator (acum partidul de guvernământ d, în Anglia) între 1946 şi 1975, când s-a alăturat Glaxo; Lord Fraser a fost, de asemenea, membru al influentului cabinet din opoziţie; B. D. Taylor, consilier al Victoria College of Pharmacy şi preşedinte al Spitalului Wexham; J. M. Raisman, preşedinte al Shell Oil UK Ltd., o altă firmă controlată de Rothschild. Lloyd's Bank, una dintre cele Cinci Mari, British Telecommunications şi Comitetul Regal pentru Poluarea Mediului; Sir Ronald Arculus, pensionat din Serviciul Diplomatic al Majestăţii Sale după o carieră distinsă; a servit la San Francisco, New York, Washington şi Paris; a fost apoi numit ambasador în Italia şi a fost delegatul Regatului Unit la Convenţia Naţiunilor Unite privind dreptul mării, care urmărea repartizarea bogăţiei marine între ţările sărace: Arculus este acum director al Trusthouse Forte Hotels şi al London and Continental Bankers; şi profesorul R. G. Dahrendorf, unul dintre cei mai activi sociologi din lume şi propagandist marxist de lungă durată. Dahrendorf, director al Fundaţiei Ford din 1976, este absolvent al London School of Economics, profesor de sociologie la Hamburg şi Tübingen, secretar de stat parlamentar la Ministerul de Externe al Germaniei de Vest din 1969 şi a primit distincţii din partea Senegalului, Luxemburgului şi a lui Leopold al II-lea.

Se pare că familia Rothschild l-a numit pe Dahrendorf director al Glaxo datorită declarațiilor sale marxiste categorice. În calitate de director european al Fundației Ford, el susține, în cartea sa, „Marx în perspectivă", că Marx este cel mai important factor în apariția societății moderne. Principala contribuție a lui Dahrendorf la sociologie a fost conceptul său bine mediatizat al „omului nou", pe care l-a numit „homo sociologicus", o ființă care a fost transformată de socialism într-o persoană ale cărei trăsături distinctive, inclusiv caracteristicile rasiale, au dispărut. El este robotul modern, o creatură uniformă care poate fi ușor controlată de forța socialismului mondial. Dahrendorf este apostolul credinței moderne că nu există diferențe rasiale între diversele rase ale omenirii; el denunță orice mențiune a „superiorității" sau a abilităților diferite ca fiind o „distorsiune ideologică". Dahrendorf este un membru proeminent al grupului Bilderberg; el a participat la reuniunea acestora de la Rye, New York, în perioada 10-12 mai 1985. El este profesor de sociologie la Universitatea din Konstanz, pe lângă celelalte funcții menționate anterior.

Astfel, constatăm că a doua companie farmaceutică din lume este condusă de doi dintre cei mai de încredere oameni de încredere ai familiei Rothschild și de cel mai deschis interpret al marxismului din lume.

A treia companie farmaceutică din lume, Hoffman LaRoche din Elveția, este încă controlată de membrii familiei Hoffman, deși au existat zvonuri despre încercări de preluare în ultimii ani. Compania a fost fondată de Fritz Hoffman, care a murit în 1920. Primul produs de succes al companiei a fost Siropin, în 1896; vânzările de Valium și Librium se ridică acum la un miliard de dolari pe an; filiala sa a împrăștiat substanța chimică periculoasă, dioxina, peste orașul italian Seveso, curățarea acestuia costând 150 de milioane de dolari într-o campanie de 10 ani. Văduva fiului său, Maya Sacher, este acum căsătorită cu Paul Sacher, un muzician care este dirijor al Orchestrei de Cameră din Basel. Hoffman a adăugat numele soției sale, LaRoche, la numele companiei familiei, așa cum este obiceiul în Europa; familia Hoffman controlează în continuare 75% din acțiunile cu drept de vot. Familia Sacher deține una dintre cele mai scumpe colecții de artă din lume, cu picturi ale vechilor maeștri și picturi moderne.

În 1987, Hoffman LaRoche a încercat să preia Sterling Drug, o inițiativă în care au fost ajutați de Lewis Preston, președintele J. P. Morgan Company; acesta era, de asemenea, bancherul Sterling. În agitația care a urmat, Preston a decis să se retragă. Eastman Kodak a cumpărat apoi Sterling, cu sprijinul familiei Rockefeller. Președintele Hoffman LaRoche este Fritz Gerber, un colonel al armatei elvețiene în vârstă de 58 de ani. Fiu al unui tâmplar, a devenit avocat, apoi președinte al Hoffman LaRoche. Gerber este, de asemenea, director al Zurich Insurance; astfel, este asociat cu cele mai mari două firme din Elveția; el încasează un salariu de 2,3 milioane de franci elvețieni pe an, plus un contract de muncă de 1,7 milioane de dolari cu Glaxo Holdings.

Hoffman LaRoche a beneficiat de o mare publicitate în aprilie 1988 din cauza dezvăluirilor nefavorabile despre medicamentul său împotriva acneei, „Accutane", după ce Food and Drug Administration a făcut publice cifrele conform cărora medicamentul a provocat 1000 de avorturi spontane, 7000 de alte avorturi și alte efecte secundare, precum dureri articulare, uscarea pielii și a membranelor mucoase și căderea părului. Hoffman LaRoche a fost criticată de FDA pentru că a omis în mod intenționat femeile, și în special femeile însărcinate, din studiile pe care a bazat cererile de aprobare a Accutane. Compania era conștientă că Accutane provoca efecte grave atunci când era luat în timpul sarcinii.

Imediat după dezvăluirile privind Accutane, Hoffman LaRoche a făcut din nou titlurile din Wall Street Journal cu cererea congresmanului Ted Weiss, raportată pe 6 mai 1988, de a se lansa o anchetă penală privind cele patruzeci de decese, înregistrate din 1986, cauzate de administrarea Versed, tranchilizantul companiei Hoffman La-Roche, care este un „rudă chimică" a medicamentului său cel mai bine vândut, Valium.

Compania farmaceutică de pe locul 4, Smith Kline Beckman, are conturi la Mellon Bank. Președintele acesteia, Robert F. Dee, este membru al consiliului de administrație al General Foods, Air Products and Chemical și al companiei din domeniul apărării

United Technologies, care are legături cu Citibank. Directorii sunt Samuel H. Ballam, Jr., președinte al Spitalului Universității din Pennsylvania, director al American Water-Works, Westmoreland Coal Company, General Coal Company, INA Investment Securities, președinte al CIGNA's High Yield Fund și Geothermal Resources International; Francis P. Lucier, președinte al Black & Decker; Donald P. McHenry, fost ambasador al SUA la ONU, 1979-81, acum consilier internațional al Consiliului pentru Relații Externe, administrator al Brookings Institution și al Carnegie Endowment for International Peace, al Fundației Ford și al super-secretei Fundații Ditchley înființate de W. Averell Harriman în timpul celui de-al Doilea Război Mondial; McHenry este, de asemenea, director al Coca Cola și International Paper; Carolyn K. Davis, care a fost decan al facultății de asistenți medicali la Universitatea din Michigan în perioada 1973-1975, la Departamentul Sănătății și Serviciilor Sociale din 1981; ea este, de asemenea, director al Johns Hopkins.

Alți directori ai Smith Kline sunt Andrew L. Lewis, Jr., președinte al Union Pacific, baza averii Harriman; el este director al Ford Motor, administrator în faliment al Reading Company, fost președinte al echipei de tranziție a lui Reagan și director adjunct al Comitetului Național Republican; R. Gordon McGovern, președinte al Campbell Soup; Ralph A. Pfeiffer, Jr., președinte al IBM World Trade Corporation, American International Far East Corporation, Riggs National Bank și președinte al Comisiei de Comerț SUA-China; el este, de asemenea, vicepreședinte al Centrului pentru Studii Strategice și Internaționale, o operațiune cheie de politică externă, fondată de soțul lui Jeane Kirkpatrick, Evron Kirkpatrick de la CIA.

Cea de-a cincea companie farmaceutică din lume, Ciba-Geigy din Elveția, are o cifră de afaceri de un miliard de dolari pe an în Statele Unite și operează zece fabrici de medicamente aici.

Pfizer, a șasea companie farmaceutică din lume ca mărime, are o cifră de afaceri de 4 miliarde de dolari pe an, potrivit Standard & Poor's; compania are conturi la Chase Manhattan Bank, deținută de familia Rockefeller. Președintele Pfizer, Edmund T. Pratt, Jr., a fost controlor la IBM între 1949 și 1962;

în prezent este director al Chase Manhattan Bank, General Motors, International Paper, Business Council și Business Roundtable, două organizații ale Establishment-ului; este, de asemenea, președinte al Comitetului de Urgență pentru Comerțul American. Președintele Pfizer este Gerald Laubach, care s-a alăturat companiei în 1950; el este membru al consiliului Universității Rockefeller și director al CIGNA, Loctite și General Insurance Corporation; Barber Conable este director al Pfizer; el a fost congresman reprezentând New Yorkul între 1965 și 1985, ceea ce ar indica o legătură strânsă cu familia Rockefeller; Conable este acum președinte al Băncii Mondiale. Alți directori ai Pfizer sunt Joseph B. Flavin, director de operațiuni al companiei Singer, cu o cifră de afaceri de 2,5 miliarde de dolari pe an. Flavin a lucrat la IBM World Trade Corporation între 1953 și 1967, apoi a fost președinte al Xerox; în prezent, el face parte din Comitetul pentru Dezvoltare Economică, Spitalul Stamford, Fundația pentru Cercetarea Cancerului și Consiliul Național al Creștinilor și Evreilor; Howard C. Kauffman, este președinte al EXXON din 1975; anterior a fost coordonator regional în America Latină pentru EXXON, apoi președinte al Esso Europe la Londra; este, de asemenea, director al Celanese și al Chase Manhattan Bank; biroul său se află la One Rockefeller Plaza; James T. Lynn, care a fost consilier general al Departamentului de Comerț al SUA între 1969 și 1971, apoi subsecretar de stat între 1971 și 1973, iar ulterior secretar al HUD între 1973 și 1975, succedându-i lui George Romney în această funcție; Lynn a fost redactor al *Harvard Law Review*, apoi s-a alăturat firmei Jones, Day, Reavis și Pogue în 1960 (o mare firmă de lobby din Washington); Lynn l-a însoțit pe Peter Peterson, pe atunci secretar al Comerțului, fost președinte al Kuhn, Loeb Company, la Moscova în 1972, pentru a încheia un acord comercial cu sovieticii; acest acord a fost încheiat în octombrie 1972; John R. Opel, președinte al IBM, director al Băncii Rezervei Federale din New York, al revistei Time și al Institutului pentru Studii Avansate; Walter B. Wriston, președinte al Citicorp, director al General Electric, Chubb, New York Hospital, Rand Corporation și J. C. Penney.

Alți directori ai Pfizer sunt Grace J. Fippinger, secretar-trezorier al NYNEX Corporation, cu o cifră de afaceri anuală de

10 miliarde de dolari; ea este consilier al Manufacturers Hanover, al Băncii Rothschild, director al băncii de investiții Bear Stearns, al Gulf & Western Corporation, al Connecticut Mutual Life Insurance și membru onorific al consiliului de administrație al American Cancer Society; Stanley O. Ikenberry, președinte al Universității din Illinois, director al Harris Bankcorp și al Fundației Carnegie pentru Promovarea Învățământului; William J. Kennedy, director de operațiuni al North Carolina Mutual Life, director al Quaker Oats (alături de Frank Carlucci, care este acum secretar al Apărării), Mobil (alături de Alan Greenspan, care este acum președinte al Consiliului Guvernatorilor Sistemului Rezervei Federale — Greenspan a fost delegat la reuniunea Bilderberg de la Rye, New York, din 10-12 mai 1985); Paul A. Marks, director al Centrului de Cancer Sloan Kettering din 1980; este biolog, profesor de genetică umană la Cornell și profesor asociat la Universitatea Rockefeller, profesor invitat la Spitalul Universitar Rockefeller; el face parte, de asemenea, din Institutul Național de Sănătate, Dreyfus Mutual Fund, este director al departamentului de tratament al cancerului la Institutul Național de Cancer, director al Asociației Americane pentru Cercetarea Cancerului, a făcut parte din Comisia Prezidențială pentru Cancer între 1976 și 1979 și din Comisia Prezidențială privind Accidentul de la Three Mile Island; este director al Fundației Revson (o avere din cosmetice) în valoare de 100 de milioane de dolari, alături de Simon Rifkind și Benjamin Buttenweiser, a cărui soție a fost avocata lui Alger Hiss în timp ce Buttenweiser era Înalt Comisar Adjunct pentru Germania de Vest ocupată.

Dintre marile firme farmaceutice, niciuna nu prezintă legături mai directe cu interesele familiei Rockefeller decât Pfizer, care are conturi la banca familiei Rockefeller, Chase Manhattan, și are ca directori pe Howard Kaufmann, președintele Exxon, și pe Paul Marks de la Centrul de Cancer Sloan Kettering și Spitalul Rockefeller d, controlate de familia Rockefeller. În majoritatea cazurilor, este nevoie de o singură legătură cu familia Rockefeller pentru a asigura controlul asupra unei corporații.

Pe locul 7 în clasamentul mondial al companiilor farmaceutice se află Hoechst A. G. din Germania, o companie derivată din I. G. Farben, adică sub controlul Rockefeller

Warburg Rothschild. Aceasta operează o serie de fabrici în S.U.A., inclusiv American Hoechst la Somerville, New Jersey, şi Hoechst Fibers Company. Hoechst produce fibra de poliester Trevira, utilizată pe scară largă, aditivi alimentari antibiotici pentru porci şi pui de carne (Flavomycin) şi alte produse farmaceutice utilizate în creşterea animalelor.

Situată pe locul 8 în clasamentul mondial, American Home Products are conturi la Rothschild Bank şi Manufacturers Hanover, înregistrând o cifră de afaceri anuală de 3,8 miliarde de dolari (4,93 miliarde, conform Standard & Poor's). Compania s-a extins şi mai mult prin achiziţia recentă a A. H. Robins Drug Company din Richmond, Virginia. A. H. Robins a intrat în faliment după ce a fost nevoită să plătească 2,5 miliarde de dolari către aproximativ 200.000 de femei care au suferit leziuni din cauza dispozitivului intrauterin Dalkon Shield. O clemă vaginală testată inadecvat a provocat leziuni grave multor femei. O firmă franceză, Sanofi, a încercat apoi să cumpere firma, dar a fost învinsă când American Home a decis să plătească un preţ premium pentru mărcile binecunoscute ale firmei, Chapstick şi Robitussin. Directorul general al American Home este John W. Culligan, care lucrează în cadrul companiei din 1937; el este Cavaler al Ordinului de Malta, director al Mellon Bank, al Universităţii Carnegie Mellon, al American Standard şi al Valley Hospital; preşedintele American Home este John R. Stafford, director al Rothschild Bank, Manufacturers Hanover; el a fost anterior consilier general al celei de-a treia firme farmaceutice din clasament, Hoffmann LaRoche, şi partener al influentei firme de avocatură Steptoe and Johnson. Directorii sunt K. R. Bergethon din Norvegia, actualmente preşedinte al Lafayette College; A. Richard Diebold; Paul R. Frohring, şef al Diviziei Farmaceutice a Consiliului de Producţie de Război între 1942 şi 1946; el este în prezent administrator al John Cabot College din Roma, supraveghetor al Universităţii Case Western Reserve, al Mercy Hospital, al Navy League şi al Biscayne Yacht Club; William F. LaPorte, care este director al Manufacturers Hanover Trust, American Standard, B. F. Goodrich, Dime Savings Bank şi preşedinte al Buck Hill Falls Company; John F. McGillicuddy, preşedinte al Manufacturers Hanover Bank, care l-a înlocuit recent pe Lewis Preston de la J. P. Morgan Company în funcţia de director al Băncii Rezervei Federale din New York (Preston fusese criticat pentru rolul său în promovarea unei tranzacții pentru Hoffman LaRoche în timp ce era angajat ca bancher al Sterling Drug); John F. Torell III, președinte al Manufacturers Hanover Trust și al Manufacturers Hanover Corporation; H. W. Blades, care a fost anterior președinte al Wyeth Labs și este acum director al Provident Mutual Life Insurance, Wistar International, Philadelphia National Bank și Bryn Mawr Hospital; Robin Chandler Duke, din familia producătorilor de tutun; Edwin A. Gee, director al Air Products and Chemical, International Paper și Bell & Howell; el este acum președinte al International Paper și Canadian International Paper; Robert W. Sarnoff, fiul lui David Sarnoff, care a fondat imperiul RCA; și William Wrigley, președinte al Wrigley Corporation, director al Texaco și al Boulevard National Bank of Chicago.

Pe locul 9 în clasamentul mondial se află Eli Lilly Company, al cărei președinte, Richard D. Wood, este, de asemenea, director al Standard Oil of Indiana, Chemical Bank New York, Elizabeth Arden, IVAC Corporation, Cardiac Pacemakers Inc., Elanco Products, Dow Jones, Lilly Endowment, Physio-Control Corporation și American Enterprise Institute for Public Policy Research, un think tank presupus de dreapta din Washington, unde Jeane Kirkpatrick domnește supremă. Directorii Lilly sunt Steven C. Beering, născut în Berlin, Germania, acum președinte al Universității Purdue; el face parte din numeroase consilii medicale, din Asociația pentru Diabet, din Asociația pentru Endocrinologie și este director al Arvin Industries; Randall H. Tobias, este director al Comitetului Bretton Woods, lucrează la Bell Telephone Labs din 1964, acum director al AT&T și al Home Insurance Corporation; Robert C. Seamans, Jr., care a fost secretar al Forțelor Aeriene între 1969 și 1973, acum director al Institutului Carnegie, al Muzeului Smithsonian și al Societății Naționale Geografice (alături de Laurance Rockefeller); El este, de asemenea, director al Combustion Engineering, o firmă implicată într-o serie de tranzacții cu Uniunea Sovietică, și al Putnams Funds, o firmă de investiții de prim rang din New England; alți directori ai Lilly sunt J. Clayton LaForce, bursier Fulbright, în prezent director al Biroului Național de Cercetare Economică finanțat de Rockefeller și decan al școlii postuniversitare de management de la Universitatea din California,. LaForce este un membru influent al secretului Mont Pelerin Society, care reprezintă şcoala vieneză de economie, o întreprindere sponsorizată de Rothschild care îl are pe Milton Friedman ca purtător de cuvânt — este de fapt un think-tank pseudo-de dreapta condus de William Buckley şi CIA. LaForce este, de asemenea, administrator al think-tank-ului pseudo-de dreapta, Hoover Institution de la Universitatea Stanford, care este condus de doi directori ai Ligii pentru Democraţie Industrială finanţată de Rockefeller, principalul think-tank troţkist, Sidney Hook şi Seymour Martin Lipset. Alţi directori ai Lilly sunt J. Paul Lyet II, preşedinte al gigantului din domeniul apărării Sperry Corporation — două treimi din contractele sale sunt cu agenţii guvernamentale; Lyet este, de asemenea, director al Eastman Kodak, care tocmai a achiziţionat Sterling Drug; el este, de asemenea, director al Armstrong World Industries, NL Industries şi al Continental Group; Alva Otis Way III, preşedinte al American Express, director al Schroder Bank and Trust, fost preşedinte — de asemenea, director al Shearson Lehman, care acum include Kuhn, Loeb Company şi Lehman Brothers, director al Firemans Fund Insurance Company şi al American International Banking Corporation, Warnex Ampex Communications Corporation; C. William Verity, Jr., al cărui tată a fondat Armco Steel; absolvent al Universităţii Yale, Verity este acum preşedinte al Armco; el a fost recent numit secretar al Comerţului pentru a-l înlocui pe colegul său de la Yale, Malcolm Baldrige, director al firmei de apărare Scovill Manufacturing — Baldrige căzuse de pe un cal.

Verity este, de asemenea, director al Chase Manhattan Bank, Mead Corporation şi Taft Broadcasting. Verity a fost ales secretar al Comerţului datorită activităţii sale îndelungate de agitaţie în numele grupului ultra-secret, Consiliul pentru Comerţ şi Economie SUA-URSS Trade & Economic Council, cunoscut şi sub numele de USTEC, ale cărui dosare sunt clasificate ca strict secrete — în prezent sunt în curs mai multe procese pentru a forţa guvernul să facă publice documentele USTEC în temeiul Legii privind libertatea de informare, dar până acum avocaţii guvernului au respins toate încercările de a afla ce face acest grup. Pretins a fi un grup cordial de oameni de afaceri americani bine intenționați care se întâlnesc cu omologii lor sovietici zâmbitori, USTEC a fost ideea unui înalt oficial al KGB, care l-a promovat la summitul din 1973 dintre președintele Nixon și l ul Brejnev. Intermediarul a fost Donald Kendall de la Pepsicola, care tocmai încheiase un important acord comercial cu Rusia; o parte din preț a fost vânzarea USTEC de către Kendall către echipa Casei Albe. Fără Kendall, USTEC s-ar fi putut să nu fi decolat niciodată. Adevăratul obiectiv al USTEC a fost exprimat de H. Rowan Gaither, șeful Fundației Ford, când a fost intervievat de anchetatorul fundației, Norman Dodd. Gaither s-a plâns de presa negativă pe care o primea Fundația Ford, susținând că era nejustificată. „Majoritatea dintre noi de aici", a exclamat el în apărarea sa, „am fost, la un moment dat, activi fie în cadrul OSS, fie în cadrul Departamentului de Stat, fie în cadrul Administrației Economice Europene. În acele vremuri, și fără excepție, am acționat în conformitate cu directivele emise de Casa Albă, a căror esență era că ar trebui să depunem toate eforturile pentru a schimba viața în Statele Unite, astfel încât să facem posibilă o fuziune confortabilă cu Uniunea Sovietică."

USTEC este un pas important în programul de fuziune. Alva Way, președintele American Express, face parte din consiliul de administrație al Eli Lilly alături de C. William Verity. Colegul executiv al lui Way, James D. Robinson III, care este președintele American Express, este un motor principal al USTEC, la fel ca Robert Roosa, partener în firma de investiții bancare Brown Brothers Harriman, care este director executiv al Comisiei Trilaterale. Alți membri importanți ai USTEC sunt Edgar Bronfman, șeful Congresului Sionist Mondial, președinte al Seagrams, firma familiei Bronfman, și care deține o parte considerabilă din acțiunile DuPont, 21%; Maurice Greenberg, președinte al American International Group; dr. Armand Hammer, prieten de lungă durată al Uniunii Sovietice, și Dwayne Andreas, magnat al cerealelor care este șeful Archer-Daniels-Midland Corporation. Andreas, care a finanțat CREEP, organizația care a determinat demisia lui Richard Nixon din funcția de președinte al Statelor Unite, îi are în consiliul de administrație pe Robert Strauss, fost președinte al Comitetului Național Democrat, și pe doamna Nelson Rockefeller.

În 1972, a fost convocată o întâlnire la Washington, la ultra-exclusivul F. Street Club, care fusese de mult timp locul de întâlnire secret al celor mai influenți oameni de afaceri din Washington. Donald Kendall îi invitase pe David Rockefeller, care deschisese o sucursală Chase Manhattan în Piața Roșie din Moscova, d, pe Helmut Sonnenfeldt de la Departamentul de Stat, care se spune că fusese „controlorul" lui Henry Kissinger când acesta venise în Statele Unite ca agent dublu sub patronajul lui Sonnenfeldt, și pe Georgi Arbatov, cunoscutul propagandist sovietic din Statele Unite. Arbatov a spus grupului pe cine dorea Rusia sovietică în consiliul de administrație al viitoarei organizații, care a devenit USTEC. El dorea pe dr. Armand Hammer, Reginald Jones de la General Electric, Frank Cary de la IBM și Irving Shapiro, șeful DuPont. Scopul aparent al USTEC era de a promova comerțul între SUA și Rusia; scopul său real era de a salva economia sovietică aflată în dificultate și de a-i salva pe liderii săi de o revoluție dezastruoasă. SUA ofereau tehnologie de vârf, cereale și echipamente militare; rușii ofereau continuarea sistemului comunist.

A zecea cea mai mare companie farmaceutică din lume este Upjohn, care se ocupă intens de producția de produse chimice agricole, precum Asgrow.

Upjohn a fost preluată de compania lider în domeniul apărării, Todd Shipyards, printre directorii căreia se numără Harold Eckman, director al W. R. Grace, al Bank of New York, al Centennial Life Insurance Company, al Home Life Insurance Company — el este președintele Atlantic Mutual Insurance Company și al Union de Seguros din Mexic; Raymond V. O'Brien, Jr., președinte al Emigrant Savings Bank din New York și al International Shipholding Corporation; R. T. Parfet, Jr., care este președinte al Upjohn, director al Michigan Bell Telephone; Lawrence C. Hoff, care este președinte al Fundației Naționale pentru Boli Infecțioase și al Fundației Americane pentru Educație Farmaceutică; el face parte din consiliul de administrație al Institutului de Cancer Sloan Kettering și a fost subsecretar al Sănătății la HEW între 1974 și 1977; este director al Institutului Național pentru Inimă și Plămâni și al Consiliului Farmaceutic al Serviciului de Sănătate Publică al SUA; P. H.

Bullen, care a lucrat la IBM între 1946 și 1971, conduce în prezent Bullen Management Company; Donald F. Hornig, profesor și director al programului „Progresul interdisciplinar în sănătate" la Școala de Sănătate Publică a Universității Harvard; este director la Westinghouse Electric și a fost șef de grup la Los Alamos în cadrul programului de dezvoltare a bombei atomice ; a fost consilier special în domeniul științific la Serviciul de Sănătate Publică al SUA între 1964 și 1969; a primit bursele Guggenheim și Fulbright; Preston S. Parish, președinte al comitetului executiv al Upjohn, este administrator al Williams College, al Bronson Methodist Hospital, președinte al consiliului de administrație al W. E. Upjohn Unemployment Corporation, președinte al Kal-Aero, al American National Holding Company și copreședinte al Food and Drug Law Institute; William D. Mulholland, președinte al Bank of Montreal, în care familia Bronfman deține o participație majoritară — Charles Bronfman este director. Mulholland este, de asemenea, director al Standard Life Assurance Company din Edinburgh, Scoția, director al Kimberly-Clark, Canadian Pacific Railroad, Harris Bancorp și al sucursalei Bahamas and Caribbean Ltd. a Bank of Montreal. Mulholland a fost partener general al Morgan Stanley între 1952 și 1969, când a devenit președinte al Brinco, o societate holding Rothschild din Canada, între 1970 și 1974.

Mulholland este, de asemenea, director al Allgemeine Credit Anstalt din Frankfurt (orașul natal al familiei Rothschild). De asemenea, director al Upjohn este William N. Hubbard, Jr., director al Johnson Controls, Consumers Power Company, o companie cu o cifră de afaceri de 3,5 miliarde de dolari pe an, fost președinte al Upjohn și decan al facultății de medicină de la Universitatea din New York.

A 11-a cea mai mare firmă farmaceutică, E. E. Squibb, îl are ca președinte pe Richard E. Furlaud; acesta este director al firmei de top din domeniul munițiilor, Olin Corporation, și a fost consilier general al Olin între 1957 și 1966. Furlaud a fost avocat la renumita firmă de avocatură de pe Wall Street, Root, Ballantine, Harlan, Busby și Palmer, fondată de Elihu Root, secretarul de stat al lui Wilson, care a transferat în grabă 100 de milioane de dolari din Fondul de Război personal al lui Wilson către Rusia Sovietică pentru a salva regimul bolșevic șubred în 1917. Furlaud este administrator al Universității Rockefeller și al Institutului de Cancer Sloan Kettering, ceea ce arată o legătură cu familia Rockefeller la Squibb. Printre directorii Squibb se numără J. Richardson Dilworth, administratorul financiar de lungă durată al tuturor membrilor familiei Rockefeller. Dilworth s-a căsătorit cu o membră a bogatei familii Cushing și a fost partener al companiei Kuhn, Loeb între 1946 și 1958, când partenerul său, Lewis Strauss de la Kuhn, Loeb, s-a retras din funcția de consilier financiar al familiei Rockefeller d. Dilworth a preluat funcția cu normă întreagă în 1958, ocupând întregul etaj 56 al Rockefeller Center, unde s-a ocupat de toate cheltuielile efectuate de orice membru al familiei până în 1981. În prezent, este președintele consiliului de administrație al Rockefeller Center, director al International Basic Economy Corporation a lui Nelson Rockefeller, al Chrysler, al R. H. Macy, al Colonial Williamsburg (o altă întreprindere a familiei Rockefeller) și al Universității Rockefeller. Este administrator al Yale Corporation și al Metropolitan Museum, precum și director al Selected Investments din Luxemburg. Alți directori ai Squibb sunt Louis V. Gerstner, președinte al American Express, director al Caterpillar Tractor și membru de lungă durată al consiliului de administrație al Sloan Kettering Cancer Institute; Charles G. Koch, șeful firmei de familie, Koch Enterprises, o afacere de 3 miliarde de dolari pe an din Kansas City. Koch are o avere de 500 de milioane de dolari și a finanțat personal organizațiile presupuse de dreapta, Cato Institute, Mr. Pelerin Society și Partidul Libertarian. Koch Industries are conturi exclusiv la Morgan Guaranty Trust, ceea ce o aduce în orbita J. P. Morgan Company.

Alți directori ai Squibb sunt Helen M. Ranney, președinte al departamentului de medicină al Universității din California la San Diego din 1973; ea a lucrat la Spitalul Presbiterian din New York între 1960 și 1964 și este membru al Societății Americane de Hematologie; Robert W. van Fossan, președinte al Mutual Benefit Life Insurance, director al Long Island Public Service Gas & Electric, Amerada Hess și Nova Pharmaceutical Corporation; Sanford H. McDonnell, președinte al firmei de apărare McDonnell Douglas Aircraft Corporation; el este director al Centerre Bancorp și al Navy League; Robert H. Ebert, decan al facultății de medicină de la Harvard din 1964; este administrator al Fundației Rockefeller, al Consiliului pentru Populație și președinte al influentului Milbank Memorial Fund, director al Fundației Robert W. Johnson, provenită din averea farmaceutică Johnson & Johnson; Ebert a fost bursier Rhodes și bursier Markle; Burton E. Sobel, director al diviziei de cardiologie de la Universitatea Washington din 1973, Institutul Național de Sănătate, redactor al *revistelor Clinical Cardiology, American Journal of Cardiology, American Journal of Physiology* și ocupant al multor alte funcții medicale; Rawleigh Warner, Jr., președinte al gigantului Mobil Corporation și director al multor companii, inclusiv AT&T, Allied Signal (firma de apărare cu o cifră de afaceri de 9 miliarde de dolari pe an), American Express, Chemical Bank (de asemenea, în consiliul de administrație al Signal se aflau John F. Connally, fost secretar al Trezoreriei, și Carla Hills, fost secretar al HUD, al cărei soț era președinte al Comisiei pentru Valori Mobiliare și Burse); Eugene F. Williams, director al firmei de apărare Olin Corporation și al Emerson Electric. Squibb a înființat recent un institut de cercetare la Universitatea Oxford cu o donație de 20 de milioane de dolari; de asemenea, menține Institutul Squibb pentru Cercetare Medicală în Statele Unite. Moștenitorul familiei este senatorul Lowell Weicker, un liberal care votează în mod constant împotriva Partidului Republican, al cărui membru este. El este protejat de disciplina de partid de averea familiei sale.

Pe locul al doisprezecelea în clasamentul firmelor farmaceutice mondiale se află Johnson & Johnson; președintele său, James E. Burke, este, de asemenea, director al IBM și al Prudential Insurance. Președintele Johnson & Johnson este David R. Clare; el face parte din consiliul de administrație al MIT și este director al Motorola și al Overlook Hospital. Directorii sunt William O. Baker, chimist de cercetare la laboratoarele Bell Tel între 1939 și 1980. Specialist în cercetarea polimerilor, Baker face parte din consiliile de administrație ale multor organizații și este membru al Consiliului Consultativ de Informații al Președintelui. Este consultant al Agenției Naționale de Securitate, consultant al Departamentului Apărării din 1959, administrator al Universității Rockefeller, al General Motors, al

Fundației pentru Cercetarea Cancerului și al Fundației Robert A. Welch; Thomas S. Murphy, președinte al conglomeratului media Capital Cities ABC, director al Texaco; Clifton E. Garvin, președinte al Exxon din 1947, piatra de temelie a averii Rockefeller; el este, de asemenea, director al Citicorp și Citibank, al firmei de apărare TRW, al J. C. Penney, al Pepsi Cola și al Sperry, vicepreședinte al Centrului de Cancer Sloan Kettering, președinte al Business Roundtable și administrator al Asociației de Pensii a Profesorilor din America.

De asemenea, director al Johnson & Johnson este Irving M. London, președinte al Albert Einstein College of Medicine din 1970, profesor de medicină la Harvard și MIT, bursier Rockefeller în medicină la Universitatea Columbia, consultant al chirurgului general al Statelor Unite; Paul J. Rizzo, vicepreședinte al IBM și al Morgan Stanley Group; Joan Ganz Cooney, care este căsătorită cu Peter Peterson, fostul președinte al Kuhn, Loeb Company. Este președintă a Children's TV Workshop, directoare a Chase Manhattan Bank, a Chase Manhattan Group, a magazinelor May Department și a Xerox. A fost publicistă pentru NBC din 1954, când a dezvoltat programul său de televiziune pentru copii, care a avut un mare succes.

A primit premiul Stephen S. Wise.

Pe locul treisprezece în clasamentul mondial se află Sandoz din Elveția.

Acidul lisergic, faimosul LSD, a fost dezvoltat în laboratoarele Sandoz în 1943 de către chimistul Dr. Albert Hofmann. Sandoz are venituri anuale de 5 miliarde de dolari, inclusiv 500 de milioane de dolari din produse chimice agricole și coloranți produși de fabricile sale americane. Sandoz deține Northrup King, uriașa companie de semințe hibride, Viking Brass și alte firme.

Pe locul al paisprezecelea în clasamentul mondial se află Bristol Myers. Directorul său operațional este Richard Gelb, fost angajat al Clairol, compania fondată de familia sa. Gelb este președintele Centrului de Oncologie Sloan Kettering, controlat de familia Rockefeller; el este membru în consiliul de administrație al Băncii Rezervei Federale din New York, al

Cluett Peabody, al New York Times, al New York Life Insurance, al Bankers Trust, al Consiliului pentru Relații Externe, al Consiliului de Afaceri și al Business Roundtable. Printre directorii Bristol-Myers se numără Ray C. Adam, partener al J. P. Morgan Company și director al Morgan Guaranty Trust, Metropolitan Life, Cities Service, precum și președinte al NL Industries, o companie de servicii petroliere cu o cifră de afaceri anuală de 2 miliarde de dolari; William M. Ellinghaus, care lucrează la Bell Systems din 1940, președinte al New York Telephone, director al J. C. Penney, Bankers Trust, vicepreședinte al Bursei de Valori din New York, International Paper, Armstrong World Industries, New York Blood Center și United Way; este Cavaler al Ordinului de Malta al Sfântului Mormânt din Ierusalim, președinte al AT&T, director al Textron, Revlon și Pacific Tel & Tel; John D. Macomber, președinte al Celanese, director al Chase Manhattan Bank, RJR Industries și Nabisco; Martha R. Wallace, membră a Comisiei Trilaterale d, consultantă în management pentru Departamentul de Stat între 1951 și 1953, în prezent directoare la RCA, *Fortune, Time,* Fundația Henry Luce și, din 1983, la Redfield Associates, firmă de consultanță. Ea este președinta Comitetului de selecție a bursierilor Rhodes din New York, directoare la American Can, American Express, Chemical Bank, Bursa de Valori din New York, New York Telephone, președinta comitetului financiar al Consiliului pentru Relații Externe și membră a super-secretului Consiliu American pentru Germania, despre care se spune că este guvernul din culise al Germaniei de Vest; Robert E. Allen, care este director al AT&T, Pacific Northwest Bell, Manufacturers Hanover și Manufacturers Hanover Trust; Henry H. Henley, Jr., președinte al Cluett Peabody, Clupak Corporation, General Electric, Home Life Insurance, Manufacturers Hanover Bank și Manufacturers Hanover Trust, și administrator al Spitalului Presbiterian din New York; James D. Robinson III, președinte al American Express, director al Shearson Lehman Hutton, Coca Cola, Union Pacific, Trust Company of Georgia, președinte al Rockefeller's Memorial Hospital for Cancer and Allied Diseases, membru al consiliului de administrație al Sloan Kettering Cancer Center, membru al consiliului Universității Rockefeller, președinte al United Way, al Consiliului pentru Relații Externe, al Consiliului de Afaceri și al Business Roundtable; epitomul figurii reprezentative a establishmentului newyorkez, Robinson a lucrat la Morgan Guaranty Trust între 1961 și 1968 ca asistent al președintelui băncii; Andrew C. Sigler, președinte al corporației-cheie Champion Paper, director al Chemical New York, Cabot Corporation, General Electric și RCA.

Bristol-Myers este al 44-lea cel mai mare advertiser din Statele Unite, cu cheltuieli anuale de 344 de milioane de dolari, în principal în televiziune și publicitate; acest lucru le conferă o mare influență în dictarea conținutului programelor. Bristol-Myers promovează acum noul său tranchilizant, Buspar, și noul său medicament anti-colesterol, Questran, de la care se așteaptă să obțină venituri brute de cel puțin 100 de milioane de dolari pe an pentru fiecare. Istoricul medicamentelor anti-colesterol a relevat unele efecte secundare îngrijorătoare, precum leziuni hepatice și alte consecințe „neprevăzute".

Pe locul 15 în clasamentul mondial al firmelor farmaceutice se află Beecham's Group din Anglia, specializată în produse farmaceutice pentru uz uman și veterinar. Președintele Beecham este Robert P. Bauman, care este, de asemenea, vicepreședinte al Textron, director al McKesson, o altă firmă farmaceutică, și al conglomeratului media Capital Cities ABC. Președintele Beecham este Sir Graham Wilkins, director al Thorn EMI TV, al Hill Samuel, banca de investiții, una dintre cele „17 magice" bănci comerciale autorizate de Banca Angliei, și al firmei de dulciuri Rowntree Mackintosh, precum și al Courtauld's, gigantul englez al industriei textile care are legături strânse cu Serviciul Secret Britanic. Directorii Beecham sunt Lord Keith of Castleacre, care este președinte al Hill Samuel, bănci de investiții, director al Rolls Royce, British Airways, *Times* Newspapers Ltd. și președinte al Consiliului de Planificare Economică, care deține puterea totală asupra afacerilor din Anglia. Lord Keith a fost director de informații al Ministerului de Externe înainte de a intra în afaceri. Un alt director al Beecham este Lord McFadzean of Kelvinside, care este președinte al Shell Transport and Trading, o firmă controlată de Rothschild, director al British Airways, Shell Petroleum și Rolls Royce. El este Comandor al Ordinului Orange Nassau, organizația super-secretă creată pentru a sărbători încoronarea lui William de Orange ca rege al Angliei și înființarea ulterioară a Băncii Angliei. Filiala americană a Beecham are o cifră de afaceri de 500 de milioane de dolari pe an.

Pe locul șaisprezece în clasamentul mondial se află Bayer A. G. din Germania, una dintre cele trei companii derivate din cartelul I. G. Farben după cel de-al Doilea Război Mondial. Înființată la ordinul Guvernului Militar Aliat, care era atunci dominat de generalul William Draper de la banca de investiții Dillon Read, Bayer este acum mai mare decât I. G. Farben originală. În 1977, Bayer a cumpărat laboratoarele Miles și Germaine Monteil Perfumes, în 1981 a cumpărat Agfa Gevaert, o altă ramură a I. G. Farben americană, iar în 1983 a cumpărat Cutter Laboratories, o firmă din California care era renumită pentru faptul că fusese înființată pentru a proteja firmele farmaceutice controlate de Rockefeller în marile războaie ale imunizării împotriva poliomielitei. Se spune că toate vaccinurile defectuoase împotriva poliomielitei au fost produse de Cutter, eliberând firmele Rockefeller de amenințarea proceselor. În anii 1930, Bayer a operat companiile Sterling Drug și Winthrop Chemical d, în Statele Unite, ca filiale ale gigantului cartel I. G. Farben. Președintele Winthrop Chemical era George G. Klumpp, care se căsătorise cu o membră a familiei J. P. Morgan. Klumpp a fost șeful diviziei de medicamente a Food and Drug Administration din Washington între 1935 și 1941, când a devenit președinte al Winthrop Chemical. El fusese, de asemenea, profesor de medicină la Yale Medical School. Unul dintre directorii Winthrop, E. S. Rogers, a fost medic la Institutul Rockefeller între 1932 și 1934, decan al facultății de sănătate publică de la Universitatea din California la Berkeley din 1946; Rogers fusese consultant al secretarului de război între 1941 și 1945. Laurance Rockefeller a fost, de asemenea, director al Winthrop Chemical, ceea ce demonstrează legătura strânsă dintre familia Rockefeller și I. G. Farben. Rockefeller a fost, de asemenea, director al McDonnell Aircraft, Eastern Air Lines, Chase Manhattan Bank, International Nickel, International Basic Economy Corporation, Memorial Hospital și Rockefeller Brothers Fund.

Compania farmaceutică clasată pe locul șaptesprezece la nivel mondial este Syntex, o firmă proeminentă în sectorul agroalimentar. Fondatorul și președintele acesteia, George Rosencrantz din Budapesta, își indică adresa actuală ca fiind 1730 Parque Via Reforma, Mexico DF 10; el a părăsit țara după un bizar plan de răpire care a implicat soția sa. Președintele și directorul general al Syntex este Albert Bowers, născut în Manchester, Anglia, bursier Fulbright și membru al consiliului de administrație al Universității Rockefeller; directorii sunt Martin Carton, vicepreședinte executiv al Allen and Company, o firmă de investiții de pe Wall Street despre care s-a zvonit ani de zile că ar fi brațul de investiții al averii de cinci sute de milioane de dolari a lui Meyer Lansky, provenită din activități mafiote. Cartin este președintele comitetului financiar al Fischbach Corporation, director al Rockcor Inc., Barco of California, Frank B. Hall & Company și Williams Electronics.

Printre ceilalți directori ai Syntex se numără Dana Leavitt, președinte al Leavitt Management Corporation, director al Pritchard Health Care, Chicago Title & Trust, United Artists, Transamerica și președinte al Occidental Life Insurance; Leonard Marks, vicepreședinte executiv al Castle & Cooke, firma de investiții din Hawaii, director al Times Mirror Corporation, Wells Fargo, Homestake Mining Company și California and Hawaii Sugar Company. Marks a fost secretar adjunct al Forțelor Aeriene între 1964 și 1968. Un alt director al Syntex este un nume important din domeniul bancar, Anthony Solomon, actualmente președinte al Mercury International, parte a S. G. Warburg. Solomon era economist la OPA când Richard Nixon și-a început cariera în serviciul public acolo. Solomon a deschis apoi o firmă de conserve de supă în Mexic, Rosa Blanca, pe care a vândut-o pentru multe milioane. S-a întors apoi în serviciul guvernamental ca funcționar al AID, președinte al International Investment Corporation pentru Iugoslavia între 1969 și 1972, a fost numit subsecretar pentru afaceri monetare al Departamentului Trezoreriei în perioada 1977-1980, și i-a succedat lui Paul Volcker în funcția de președinte al băncii cheie de pe piața monetară, Federal Reserve Bank of New York, când David Rockefeller l-a promovat pe Volcker în funcția de președinte al Consiliului Guvernatorilor Rezervei Federale în 1980.

Solomon este, de asemenea, director al Banca Commerciale Italiane.

Syntex este amintită pentru creșterea fulminantă a acțiunilor sale atunci când a început să vândă cantități uriașe de medicamente expirate în țări subdezvoltate de peste ocean. Profiturile sale au explodat, la fel ca și acțiunile sale.

Pe locul optsprezece în clasamentul mondial se află fostul imperiu al lui Elmer Bobst, Warner-Lambert. Este al nouăsprezecelea cel mai mare advertiser din Statele Unite, cheltuind 469 de milioane de dolari pe an. Președintele Warner-Lambert este Joseph D. Williams, care este și director al filialei Warner-Lambert, Parke-Davis, a cărei achiziție a avut loc doar pentru că Bobst îi asigurase președinția prietenului său Richard Nixon. Williams este, de asemenea, director al AT&T, J. C. Penney, Western Electric, Excello și al Universității Columbia. El este președintele Fundației People to People. Președintele Warner-Lambert este Melvin R. Goodes, născut în Canada, care a lucrat la Ford Motor Company. Goodes a fost membru al Fundației Ford și al Fundației Sears Roebuck.

Warner-Lambert, care s-a transformat într-un imperiu farmaceutic prin numeroasele achiziții ale companiei Bobst, are acum în portofoliu apa de gură Listerine (26,9% alcool), Bromo Seltzer, Dentyne, aparatele de ras Schick, linamentul Sloan's și tranchilizantul Prazepan. Directorii sunt B. Charles Ames, președinte al Acme Cleveland, al M. A. Hanna d Corporation, Diamond Shamrock și Harris Graphics; Donald L. Clark, președinte al Household International, al uriașei firme financiare Square D., al Spitalului Evanston și al Consiliului pentru Relații Externe; William R. Howell, președinte al J. C. Penney, director al Exxon și Nynex; Paul S. Morabito, director al Burroughs, Consumer Power și Detroit Renaissance, experimentul eșuat de „reabilitare umană" care a investit miliarde într-o gaură neagră din Detroit și din care Henry Ford II a demisionat dezgustat; Kenneth J. Whalen, director al American Motors, Combustion Engineering, Whirlpool și administrator al Union College; John

F. Burdett, director al ACF Industries, General Public Utilities (care are vânzări de 2,87 miliarde de dolari pe an). Preşedintele ACF este renumitul raider Carl Icahn, care este preşedintele filialei IC Holding Company. De asemenea, directori ai Warner-Lambert sunt Richard A. Cramer, Irving Kristol, liderul mişcării neoconservatoare care se concentrează în jurul lui Jeane Kirkpatrick şi CIA; şi Henry G. Parks, Jr., un negru simbolic care a fondat Parks Sausage în Baltimore. El este acum director al W. R. Grace Company şi Signal Company.

Alţi directori ai Warner-Lambert sunt Paul S. Russell de la Harvard Medical School, Columbia College of Physicians and Surgeons, Marina SUA, Serviciul de Sănătate Publică al SUA, director al Sloan Kettering Cancer Center din 1974; şi Edgar J. Sullivan, preşedinte al Borden, director al Bank of New York, director al F. W. Woolworth, profesor şi administrator al Universităţii St. John's. Sullivan este Cavaler al Ordinului de Malta, director al Consiliului pentru Relaţii Externe şi al Consiliului Atlanticului. Sterling Drug, producătorul aspirinei Bayer şi o ramură a cartelului I. G. Farben, este o altă firmă importantă de medicamente. Preşedintele său, W. Clark Wescoe, este director al Fundaţiei Tinker, al Fundaţiei John Simon Guggenheim, al Phillips Petroleum şi al Hallmark Cards. El este preşedintele China Medical Board din New York, de mult timp organizaţia caritabilă preferată a magnatului media Henry Luce. Wescoe este, de asemenea, administrator al Fundaţiei Samuel H. Kress şi al Universităţii Columbia şi controlează miliarde de dolari în fonduri ale fundaţiei. El este director al Asociaţiei Medicale Americane, al Colegiului American al Medicilor şi al Consiliului pentru Sănătatea Familiei. Preşedintele Sterling este John M. Pietruski, care a lucrat la Proctor and Gamble între 1954 şi 1967, fiind acum director al Irving Bank, Associated Dry Goods (un imperiu textil cu o cifră de afaceri de 2,6 miliarde de dolari pe an); un preşedinte ulterior, James G. Andress, a lucrat la Abbott Laboratories; directorii sunt Gordon T. Wallis, preşedinte al Irving Bank şi Irving Trust, director al Băncii Rezervei Federale din New York, al Consiliului pentru Relaţii Externe, al F. W. Woolworth, al JWT Group, al General Telephone and Electronics, al Wing Hang Bank Ltd. şi al International Commercial Bank Ltd.; William E. C. Dear-den, care a fost președinte al Hershey Foods între 1964 și 1985, acum la Heritage Foundation, think tank-ul pseudo-de dreapta condus de Societatea Fabiană Britanică; și Martha T. Muse, președinte al foarte influentei Fundații Tinker (30 de milioane de dolari). Ea este, de asemenea, directoare la Irving Bank, la American Council on Germany, grupul de conducere al Germaniei de Vest, la Edmund A. Walsh School of Foreign Service și la Georgetown Center for Strategic and International Studies, toate acestea fiind rezerve ale CIA pentru veteranii Evron și Jeane Kirkpatrick. Ea este, de asemenea, directoare la Woodrow Wilson International Center și la Ordinul Sfântului Ioan de Ierusalim. Astfel, constatăm că Martha T. Muse este un adevărat director al operațiunilor mondiale strict secrete ale CIA.

Fundația Tinker, la fel ca Fondul Jacob Kaplan, este una dintre organizațiile super-secrete care canalizează bani către CIA pentru activități secrete prea bizare pentru a fi supuse vreunui centru de operațiuni guvernamental. Secretarul Fundației Tinker este Raymond L. Brittenham, care s-a născut la Moscova și a studiat la Institutul Kaiser Wilhelm din Berlin. El a fost consilier general al ITT, ale cărei operațiuni germane erau conduse de baronul Kurt von Schroder, bancherul personal al lui Adolf Hitler. Brittenham a fost vicepreședinte senior pentru afaceri juridice la ITT, Bell Tel, Belgian International, Standard Electric, vicepreședinte la Standard Lorenz, Germania, absolvent al Facultății de Drept de la Harvard și partener al băncii de investiții Lazard Freres din 1980. Directorul Fundației Tinker este David Abshire, confident al Casei Albe în chestiuni sensibile de informații. El este președintele American Enterprise Institute, un grup secret de politici condus de Jeane Kirkpatrick, și al Centrului pentru Studii Strategice și Internaționale. Abshire a fost ambasadorul SUA la NATO în Bruxelles, care servește drept sediu mondial și centru de comandă pentru Ordinea Mondială Rothschild; Abshire a condus echipa de tranziție a lui Reagan după alegerea acestuia la Casa Albă; el a condus, de asemenea, grupul de securitate națională „ ”, face parte din consiliul administrativ al Colegiului Naval de Război, din Consiliul Consultativ al Președintelui pentru Informații Externe și din influentul Institut Internațional de Studii Strategice.

Un alt director al Fundației Tinker este John N. Irwin II, absolvent al Universității Oxford, partener al firmei de avocatură de pe Wall Street, David Polk Wardwell, până când s-a mutat la Patterson Belknap. Irwin a fost secretar adjunct al apărării, responsabil cu securitatea internă, între 1957 și 1961, subsecretar de stat și ambasador în Franța între 1970 și 1974. Irwin este director al Morgan Guaranty Trust, IBM și al super-secretului 1925 F. Street Club din Washington. Vicepreședintele Fundației Tinker este Grayson Kirk, președinte al Universității din Wisconsin, președinte emerit al Universității din Chicago, consilier al IBM, director al Fondului Bullock, al Fundației Asia, al Institutului Francez, al Liceului Francez, administrator al Money Shares, High Income Shares și al frontului Hoover, Fundația Educațională Belgo-Americană. Kirk este, de asemenea, decorat cu Ordinul Imperiului Britanic, Ordinul Sfântului Ioan de Ierusalim și este comandor al Ordinului Orange-Nassau.

Când Hoffman LaRoche a făcut o ofertă puternică pentru Sterling Drug în 1987, cauza sa a fost susținută de Lewis Preston, șeful imperiului J. P. Morgan, care era și bancherul Sterling Drug. Publicitatea privind rolul său a dus la retragerea sa din J. P. Morgan Company.

Sterling a fost apoi cumpărată de Eastman Kodak prin finanțare din partea familiei Rockefeller. Kodak are conturi la Chase Lincoln First Bank, care este deținută în totalitate de Chase Manhattan Bank. Kodak are o cifră de afaceri de 10 miliarde de dolari pe an; președintele său este C. Kay Whitmore, care este director al Chase Manhattan Bank și al Chase Manhattan National Corporation.

Directorii Kodak sunt Roger E. Anderson, fost președinte al Continental Illinois Bank până când aceasta a fost amenințată cu falimentul din cauza proastei gestionări; el lucrează acum la Amsted Industries, o corporație siderurgică de 700 de milioane de dolari. Anderson este, de asemenea, președintele filialei din Chicago a Consiliului pentru Relații Externe. Alți directori ai Kodak sunt Charles T. Duncan, decanul facultății de drept a Universității Howard, director al firmei de apărare TRW, al Proctor & Gamble și al Fondului de Apărare Juridică al NAACP.

Mason de gradul 32, Duncan a fost mult timp activ în problemele comunității negre, înregistrându-se ca asistent al actualului judecător al Curții Supreme Thurgood Marshall în cazul desegregării școlare în fața Curții Supreme din 1953 până în 1955. Juanita Kreps este, de asemenea, director al Kodak, a fost secretar al comerțului în administrația președintelui Jimmy Carter; în prezent este director al RJR Industries și al Bursei de Valori din New York; a primit premiul Stephen S. Wise. De asemenea, în consiliul de administrație al Sterling se află John G. Smale, președinte al Proctor and Gamble, director al General Motors; și Richard Mahoney, președinte al Monsanto Chemical Company.

Deoarece activează în domeniul formulărilor chimice similare, marile firme chimice sunt, de asemenea, strâns legate de marile firme producătoare de medicamente. Richard Mahoney, director al Sterling Drug, este președinte al Monsanto Chemical, o firmă cu o cifră de afaceri de 7 miliarde de dolari pe an.

Mahoney susține că urmărește un randament al capitalului propriu de 20% pentru Monsanto în acest an. El este, de asemenea, director al Metropolitan Life Insurance Company, Centerre Bancorp și G. D. Searle. Președintele Monsanto este Earle H. Harbison, Jr., care a lucrat la CIA între 1949 și 1967. Harbison este președintele G. D. Searle, președintele Asociației pentru Sănătate Mentală și director al Spitalului General Bethesda și al Spitalului St. Louis. Directorii Monsanto sunt Donald C. Carroll, decanul Școlii de Afaceri Wharton; Richard I. Fricke, care a fost consilier general al Ford Motor Company între 1957 și 1962, acum președinte al National Life Insurance Company și președinte al Sentinel Group Funds; Howard A. Love, președinte al National Intergroup, fostă National Steel, director al Transworld Corporation și al Hamilton Oil Corporation; Buck Mickel, magnat al construcțiilor, președinte al Daniel International Corporation, care înregistrează venituri de peste 1 miliard de dolari pe an, președinte al RSI și al Duke Power, președinte al Fluor Corporation, vicepreședinte al J. P. Stevens, care este acum obiectul unei oferte de preluare, director al căii ferate Seaboard Coast Line.

De asemenea, printre directorii companiei Monsanto se numără William G. Ruckelshaus, care a fost procuror general adjunct al Statelor Unite şi procuror general adjunct în cadrul Departamentului Civil al Ministerului Justiţiei d, în perioada 1969-1970, administrator al Agenţiei pentru Protecţia Mediului (EPA) între 1970 şi 1973, director al FBI, vicepreşedinte senior pentru afaceri juridice al gigantului Weyerhauser Corporation, precum şi director al companiilor U.S. West şi Pacific Gas Transmission; Stansfield Turner, care a fost director al CIA între 1977 şi 1981, bursier Rhodes, preşedinte al Colegiului Naval de Război, comandant suprem al NATO şi al Flotei a II-a; C. Raymond Dahl, preşedinte al Crown Zellerbach, director al Bank America; John W. Hanley, fost preşedinte al Monsanto, acum director al Citibank, Citicorp şi RJR Industries; Jean Mayer, fiul preşedintelui de lungă durată al Lazard Freres, Andre Mayer. Jean Mayer s-a născut la Paris şi este director al multor organizaţii care se ocupă de studii demografice; a fost consultant special al preşedintelui Statelor Unite între 1969 şi 1970 şi este preşedinte al Universităţii Tufts din 1976, director al UNICEF şi al OMS; John S. Reed, preşedinte al Citibank, director al Philip Morris, United Technologies, Fundaţiei Russell Sage și al Centrului de Cancer Sloan Kettering; John B. Slaughter, director al General Dynamics, al Laboratorului Electronic Naval din San Diego, al NSF Missile Spec. și rector al Universităţii din Maryland din 1982; este activ în mai multe organizaţii ale grupurilor minoritare, în Urban League şi este administrator al Institutului Politehnic Rensselaer; Margaret Bush Wilson, avocată în St. Louis, trezorieră a NAACP şi administrator al Universităţii din Washington.

Legătura strânsă dintre industria chimică şi serviciile de informaţii guvernamentale este demonstrată de faptul că printre ofiţerii şi directorii Monsanto se numără un agent CIA cu o vechime de douăzeci de ani, un alt fost director al CIA, un fost director al EPA şi al FBI şi un inginer de la General Dynamics, cea mai importantă firmă de apărare din ţară.

Deşi DDT a fost interzis în această ţară, Monsanto continuă să obţină profituri considerabile prin exportul acestuia în străinătate, în special în ţările din America Latină şi Asia.

Dow Chemical Corporation, cu o cifră de afaceri de 11 miliarde de dolari pe an, are printre directorii săi pe Carl Gerstacker, director al Eaton Corporation. (Cyrus Eaton a fost un protejat al lui John D. Rockefeller, implicat de mult timp în activităţi pro-sovietice ca organizator al Conferinţei Pugwash, care era dirijată de KGB); Paul F. McCracken, economist la Banca Rezervei Federale din Minnesota între 1943 şi 1948, profesor de economie la Universitatea din Michigan din 1948; McCracken a fost preşedinte al Consiliului Consultativ Economic între 1956 şi 1971 şi a făcut parte din Consiliul Consultativ al Preşedintelui pentru Politică Economică din 1981; Harold T. Shapiro, director al Fundaţiei Alfred P. Sloan, care finanţează Centrul Sloan Kettering dominat de Rockefeller, preşedinte al Universităţii din Michigan, director al Ford Motor, Burroughs şi Kellogg; Shapiro face parte din comisia CIA din 1984. Deşi Dow a fost o firmă de familie timp de mulţi ani, cu Willard Dow în funcţia de preşedinte şi trei membri ai familiei Dow în consiliul de administraţie, aceştia au dispărut cu toţii acum.

Mallinkrodt a fost o altă firmă chimică deţinută mult timp de o singură familie; acum este o filială a International Minerals and Chemical; nu există niciun Mallinkrodt în consiliul său. Directorii sunt Jeremiah Milbank, o familie foarte influentă din New York. El este preşedintele Milbank Fund, care deţine o poziţie dominantă în cercetarea medicală; este, de asemenea, trezorier al Robert A. Taft School of Government şi vicepreşedinte al Boys Club of America, în cadrul căruia J. Edgar Hoover a activat timp de mulţi ani; Warren L. Batts, preşedinte al Dart Industries, director al Mead Corporation, al First National Bank of Atlanta, al Dart & Kraft şi administrator al American Enterprise Institute alături de Jeane Kirkpatrick; Frank W. Considine, preşedinte al National Can Corporation; Louis Fernandez, director al Tribune Company din Chicago, al Encyclopedia Britannica, al First Chicago National Bank, al Allis Chalmers şi al Universităţii Loyola; Paul R. Judy, copreşedinte al Warburg Paribas Becker şi director al Robert Bosch of North America; Rowland C. Frazee, preşedinte al Royal Bank of Canada, director al Power Corporation of Canada, al Universităţii McGill şi al Portage Program for Drug

Dependencies; James W. Glanville, care a lucrat la Lazard Freres, acum Lehman Brothers, director al Halliburton Corporation; Thomas H. Roberts, Jr., preşedinte al DeKalb Agsearch, unul dintre principalii producători de porumb hibrid, al băncii Continental Illinois, membru al Consiliului de vizitatori al Universităţii Harvard, preşedinte al Spitalului St. Lukes şi al trustului Rush Medical College; Morton Moskin, avocat la firma White and Case de pe Wall Street, director al Crum & Forster.

Timp de ani de zile, Mallinkrodt a avut o înţelegere avantajoasă cu Memorial Hospital Sloan Kettering. Una dintre figurile obscure, acum decedată, care a exercitat o influenţă considerabilă în culise a fost omul care a pus la cale această înţelegere, M. Frederik Smith, un asociat de lungă durată al lui Rockefeller, care a fost director al Mallinkrodt. Un om de relaţii publice neobosit, Smith a lucrat la Young & Rubicam, s-a ocupat de campania lui Bruce Burton pentru Congres şi a orchestrat candidatura lui Wilkie la preşedinţie. Smith a fost asistent al preşedintelui la conferinţa de la Bretton Woods şi asistent al secretarului Trezoreriei între 1924 şi 1944, reprezentând acolo interesele familiei Rockefeller. De asemenea, s-a ocupat de relaţiile publice pentru Sloan Kettering Cancer Center, a fost director al ABC şi Simon and Schuster, s-a ocupat de relaţiile publice pentru Book-of-the-Month Club şi a fondat United Nations Free World Association.

DuPont este o altă firmă care a fost controlată ani de zile de familia DuPont; acum aceştia au puţini reprezentanţi în consiliul de administraţie.

Edgar Bronfman deţine acum 21% din acţiunile sale. Un fost director al DuPont a fost Donaldson Brown, care s-a căsătorit cu Greta DuPont; el a fost director al Băncii Rezervei Federale din New York, al General Motors Acceptance Corporation şi al Gulf Oil. Această firmă de 14 miliarde de dolari pe an îl are acum ca director pe Andrew Brimmer, fost guvernator al Consiliului Rezervei Federale; el a ocupat funcţia de guvernator între 1966 şi 1974.

Un rival de lungă durată al DuPont este Imperial Chemical Industries din Anglia. A fost fondată de Alfred Mond, care a devenit Lord Melchett. El a încheiat acorduri cu I. G. Farben în anii 1920, ceea ce i-a permis să preia British Dyestuffs și Nobel Industries în 1926. Președintele actual al companiei este Sir John Henry Harvey-Jones, director al Barclay's Bank. Președintele ICI este al patrulea baron Lord Melchett, Peter Mond, care finanțează Greenpeace Environment Trust. Directorii sunt Sir Robin Ibbs, director al Lloyd's Bank, care servește ca consilier al prim-ministrului. El face parte din Consiliul Institutului Regal de Afaceri Internaționale, organizația-mamă a Consiliului nostru pentru Relații Externe; Sir Alex A. Jarratt, care a deținut numeroase funcții guvernamentale între 1949 și 1970, inclusiv cea de ministru al Energiei și ministru de stat; el este acum președintele departamentului de la al Midland Bank și director al Grupului Thyssen-Bornemitza; Sir Patrick Meaney, care este președintele Rank Organization, o firmă de producție cinematografică înființată de Serviciul Secret Britanic; aceștia l-au adus pe un maghiar, Rank, să o conducă pentru ei și să realizeze filme anti-germane în pregătirea începutului celui de-al Doilea Război Mondial; Meaney este, de asemenea, director al Midland Bank. De asemenea, director al ICI este Sir Jeremy Morse, președintele Lloyd's; el a fost director al Băncii Angliei între 1965 și 1972 și este acum președinte al Asociației Băncilor Britanice; și, de asemenea, director al ICI este magnatul media, Lord Kenneth Thomson, președinte al Organizației Thomson, care deține 93 de ziare în Statele Unite; majoritatea americanilor nu au auzit niciodată de el; el este, de asemenea, director al IBM Canada și al Abitibi-Price, gigantul hârtiei de ziar. Donald C. Platten este, de asemenea, director al Thomson Newspapers; el a făcut parte anterior din Consiliul Consultativ Federal al Sistemului Rezervei Federale; fiica sa s-a căsătorit cu Alfred Gwynne Vanderbilt.

O altă firmă chimică, Stauffer Chemical, este acum o filială a Cheseborough-Pond, o firmă a lui Rockefeller. Președintele acesteia este Ralph E. Ward; el este director al Chase Manhattan Bank și al Chase Manhattan Corporation. Compania farmaceutică Rohm & Haas se află în orbita Mellon Bank, având ca directori finanțiști proeminenți din Philadelphia. Printre aceștia se numără G. Morris Dorrance, Jr., care este președinte al Corestates Financial Corporation, R. R. Donnelly Corporation,

Federal Reserve Bank of Philadelphia, Provident Mutual Life Insurance, Banque Worms et cie din Paris şi Verwaltungsrat John Berenberg, Gossler & Company. Dorrance este, de asemenea, administrator al Universităţii din Pennsylvania; Paul L. Miller, Jr., partener la Miller, Anderson & Sherrod; el este director al Enterra Corporation, Hewlett Packard, Berwind Corporation, Mead Corporation şi administrator al Fundaţiei Ford. Alţi directori sunt Robert E. Naylor, Jr., care a fost director de cercetare la DuPont între 1956 şi 1981; el lucrează acum la Advanced Genetic Societies. Alte companii farmaceutice includ Schering-Plough, al cărei preşedinte, Richard J. Kogan, a lucrat la Ciba-Geigy; el este acum director al National Westminister Bank of the United States; directorii sunt Virginia A. Dwyer, vicepreşedinte senior pentru finanţe la AT&T; ea este, de asemenea, director „ " al Federal Reserve Bank of New York, Borden şi Eaton; Milton F. Rosenthal, a fost trezorier la Hugo Stinnes şi este acum preşedinte al principalului dealer de aur, Engelhard Corporation, şi director al European American Banking Corporation. Este director al Salomon Brothers, Midatlantic Bank şi Ferro Corporation; H. Guyford Spiver, şef ştiinţific al Forţelor Aeriene ale Statelor Unite, preşedinte al Universităţii Carnegie-Mellon, director al TRW (contractor de apărare cu o cifră de afaceri de 5 miliarde de dolari pe an), consilier ştiinţific al preşedintelui Statelor Unite, deţinând numeroase funcţii şi posturi în lista sa *Who's Who*; W. David Dance, director emerit al General Electric, director al Acme Cleveland, A&P, Isek Corporation; Harold D. McGraw, Jr., preşedinte al gigantului editorial de afaceri McGraw Hill şi director al Standard & Poor's, CPC International; I. W. van Gorkum, preşedinte al Trans Union Corporation, director al Champion International, IC Industries, Zenith Radio şi Inland Steel; este membru al Bohemian Club.

Schering, o firmă germană, a fost confiscată de Alien Property Custodian în 1942; a fost vândută la licitaţie pe 6 martie 1952 de către Alien Property Custodian unui sindicat condus de Merrill Lynch, la care s-au alăturat Drexel & Company şi Kidder Peabody.

O altă companie farmaceutică, Burroughs Wellcome, este deținută de Wellcome Trust din Anglia; directorul acesteia este Lord Franks, un administrator de lungă durată al Fundației Rockefeller.

Așa cum s-a menționat anterior, Abbott Laboratories din Chicago a câștigat recunoașterea AMA pentru produsele sale prin gestionarea abilă a celui mai proeminent șarlatan al națiunii, „Doc” Simmons. Președintele său, Robert Schoellhorn, este director la Pillsbury și ITT; printre directori se numără K. Frank Austen, profesor la Harvard Medical School din 1960, medic-șef la Beth Israel Hospital din 1980; el face parte din numeroase grupuri profesionale, inclusiv Fundația pentru Artrită și Consiliul American de Alergologie și Imunologie; Joseph V. Charyk, născut în Canada, care a lucrat la Lockheed Aircraft, directorul programului spațial și subsecretar al Forțelor Aeriene între 1959 și 1963; a fost director al programului de sateliți de comunicații; director al American Securities Corporation, Washington, D.C., al Laboratoarelor Draper d, al General Space Corporation, președinte al Communications Satellite Corporation și al COMSAT Corporation. David A. Jones, președinte al gigantului din domeniul spitalicesc, Humana Corporation, conduce o firmă cu 17.000 de angajați care realizează 1,5 miliarde de dolari pe an; el este, de asemenea, director al Abbott Laboratories. Președintele comitetului executiv al Abbott este Arthur E. Rasmussen, director al Standard Oil of Indiana, administrator al Universității din Chicago, care a fost înființată printr-o donație de la John D. Rockefeller, administrator al Fundației Field și al Comitetului Internațional de Salvare, președinte al Household International și al Planetariului Adler; el este, de asemenea, director al Amoco. Un alt director al Abbott Laboratories este Philip de Zulueta, un agent principal al familiei Rothschild în cadrul guvernului britanic de mulți ani. De Zulueta este un colaborator apropiat al lui Sir Mark Turner, care este președintele firmei Rothschild Rio Tino Zinc. De Zulueta a fost consilier al fiecărui prim-ministru al Angliei de la al Doilea Război Mondial încoace; a fost secretar parlamentar privat al prim-ministrului Harold MacMillan. De Zulueta a servit, de asemenea, timp de ani de zile ca emisar privat între familia Rothschild din Anglia și familia Bronfman din Canada, care sunt „intermediarii" sau oamenii de fațadă ai acestora în această emisferă.

O altă importantă firmă chimică mondială este Unilever, fondată în 1894; aceasta este condusă în prezent de Lord Hunt of Tanworth, care a deținut numeroase funcții guvernamentale importante între 1946 și 1973; el este, de asemenea, președinte al Tablet Publishing Company, președinte al Fundației Ditchley, de strictă confidențialitate (canal de transmitere a instrucțiunilor între guvernele Statelor Unite și Angliei), președinte al Banque Nationale de Paris și director al Prudential Corporation și IBM; vicepreședinte al Unilever este Kenneth Durham, care este președinte al Woolworth Holdings, Morgan Grenfell Holdings, United Technologies, Chase Manhattan Bank, Air Products and Chemicals, consilier al Bursei de Valori din New York, director al British Aerospace și președinte al Center for World Development și al Leverhulme Trust. Unilever deține Lever Brothers în Statele Unite; a cumpărat Anderson Clayton Company în 1986, Thomas Lipton Company și Lawry's Foods.

Companiile farmaceutice exercită o influență puternică la Washington prin activitățile lor de lobby. Principalul lobbyist al Asociației Producătorilor Farmaceutici este cel mai influent lobbyist din Washington, Lloyd Cutler. Mama sa a fost Dorothy Glaser; sora sa, Laurel, s-a căsătorit cu Stan Bernstein; ea este acum vicepreședintă a firmei de relații publice și gigantului publicitar McCann Erickson.

Cutler este partener al firmei de avocatură din Washington Wilmer Cutler and Pickering din 1962. A fost consilier al președintelui între 1979 și 1981 și este administrator al prestigioasei Brookings Institution. Director al Kaiser Industries și American Cyanamid, Cutler a lucrat la Administrația Lend Lease, a fost consultant senior al Comisiei Prezidențiale pentru Forțele Strategice în 1983, al Grupului SUA al Curții Permanente de Arbitraj de la Haga în 1984 și este director al Consiliului de Dezvoltare al Universității Yale, al Asociației de Politică Externă și al Consiliului pentru Relații Externe. Este membru al clubului exclusivist Buck's din Londra și Lyford Cay, Nassau. Scrie pentru revista CFR, *Foreign Affairs*. Într-un articol intitulat „To Form A Government" (A forma un guvern), el se plânge că

„structura constituției noastre ne împiedică să facem mult mai bine". El ne îndeamnă să corectăm „această defect structural". Monopoliștii și lobbyiștii lor din Washington, foarte bine plătiți, consideră adesea Constituția o barieră în calea planurilor lor; abia așteaptă să scape de ea, deoarece este singura protecție care le-a mai rămas cetățenilor Statelor Unite.

Grupurile spitalicești, precum și firmele farmaceutice, au devenit afaceri de anvergură și prezintă legături strânse cu marile companii farmaceutice; Baxter Travenol, cu vânzări de 1,5 miliarde de dolari pe an, are legături cu American Hospital Supply Corporation, o operațiune spitalicească de 2,34 miliarde de dolari pe an. Ambele firme au același președinte, Karl D. Bays; acesta este director al Standard Oil of Indiana, legătura omniprezentă cu familia Rockefeller. Bays este, de asemenea, director al Northern Trust, Delta Airlines, IC Industries, Amoco și administrator al Duke, al Universității Northwestern și al Spitalului Lake Forest. Președintele American Hospital Supply este Harold D. Bernthal, care este, de asemenea, director al Bucyars Erie Company, Butler Mfg., Bliss & Laughlin Industries și administrator al al Universității Northwestern și al Spitalului Universitar Northwestern. Directorii American Hospital Supply sunt Blaine J. Yarrington, vicepreședinte executiv al Standard Oil of Indiana, director al Continental Illinois Bank și administrator al Field Museum of Natural History; Yarrington este, de asemenea, director al Baxter Travenol. Alți directori ai American Hospital Supply sunt Harrington Drake, președinte al Colgate University, director al Corinthian Broadcasting System, Irving Bank, Irving Trust; Fred Turner, președinte al MacDonald's; Charles S. Munson, Jr., președinte al Air Reduction Corporation, Guaranty Trust, Cuban Distilling Company, National Carbide, Canada Dry, Reinsurance Corporation of New York, North British and Mercantile Insurance Company of London, administrator al Taft School și al Presbyterian Hospital; el a făcut parte din Serviciul de Război Chimic și a servit în Consiliul de Muniții al Armatei și Marinei; de asemenea, în consiliul de administrație al Baxter Travenol se afla William Wood Prince, un magnat din Chicago, președinte al F. H. Prince Company, director al Gaylord Freeman, director al

Atlantic Richfield și administrator al Institutului Aspen de Studii Umanistice și administrator al Universității Northwestern.

O altă gigantă holding de spitale, American Medical International din Beverly Hills, și-a văzut veniturile crescând de la doar 500 de milioane de dolari pe an la 2,66 miliarde de dolari în cinci ani; are acum 40.000 de angajați. Președintele este Royce Diener; președintele executiv este Walter Weisman; vicepreședintele grupului este Jerome Weisman. Printre directori se numără Henry Rosovsky, născut în Danzig, Germania; el este director al Congresului Evreiesc American din 1975. Rosovsky a studiat la Universitatea Ebraică, la Colegiul din Ierusalim și la Universitatea Yeshiva; este profesor la Harvard din 1965. Rosovsky este membru al Harvard Corporation, director al Corning Glass și al băncii de investiții Paine Webber.

Un alt director al AMI este Bernard Schriever, născut în Bremen, Germania. În calitate de general al Forțelor Aeriene ale Statelor Unite, Schriever a fost comandant al programului ICBM între 1954 și 1959, iar al Comandamentului Strategic al Forțelor Aeriene între 1959 și 1966. În prezent, din 1971, este președintele unei firme de contractare care desfășoară numeroase activități guvernamentale în Washington, Schriever-McGee. Schriever este, de asemenea, director al Control Data, care operează în cadrul unor contracte extinse cu Medicare și alte contracte guvernamentale, director al contractorului de apărare Emerson Electric și își desfășoară o mare parte din afaceri pe terenurile exclusiviste ale Burning Tree Country Club, locul istoric frecventat de contractorii de apărare de când președintele Eisenhower l-a transformat în locul său preferat de recreere.

Rocco Siciliano este, de asemenea, director al AMI; a făcut parte din Consiliul Național pentru Relații de Muncă între 1953 și 1957, a fost asistent special al președintelui Eisenhower în perioada 1957-1959, subsecretar al Comerțului între 1969 și 1971, președinte al TICOR între 1971 și 1984, o firmă de asigurări de titluri de proprietate de prim rang din California, care este acum o filială a Southern Pacific. Siciliano a fost succedat în funcția de președinte al acestei firme de Harold Geneen, fost președinte al ITT. Siciliano este „consilier” al firmei de lobby din Washington, Jones, Day, Reavis și Pogue; el este, de asemenea, director al gigantului J. Paul Getty Trust și al Școlii de Studii Internaționale a Universității Johns Hopkins, care a fost fondată de Owen Lattimore (desemnat de senatorul Joe McCarthy drept o influență comunistă de frunte în Statele Unite). Un alt director al AMI este S. Jerome Tamkin, un broker de renume din Los Angeles, șef al Tamkin Securities și al Tamkin Consulting Company.

Istoria industriei farmaceutice a fost întotdeauna o cronică a fraudei, a exploatării temerilor celor needucați și creduli și a profitării de temerile universale legate de boală și moarte. Strămoșul tuturor panaceelor este Goddard's drops, un distilat de oase care a fost vândut ca leac pentru gută în Anglia în 1673. În 1711, orezul Tuscarora a fost vândut acolo ca leac pentru tuberculoză. În cei aproximativ patru mii de ani de practică a prescripțiilor farmaceutice, multe „leacuri" s-au dovedit a fi mai rele decât boala. William Shakespeare a avertizat: „În medicină există otravă". Dr. R. R. Dracke, renumit specialist în hematologie din Atlanta, a emis, de asemenea, un avertisment conform căruia „următoarele medicamente notabile pot otrăvi măduva osoasă, pot reduce producția de globule albe, pot provoca moartea și ar trebui luate ca medicamente numai cu instrucțiuni specifice de la un medic renumit — amidopirina, dinitrofenolul (un medicament pentru slăbit), novaldina, antipirina, sulfanilamida, sedormidul și salvarsenul".

Medicii au avertizat că niciun acetanilid nu este sigur, deoarece toți derivații de gudron de cărbune sunt puternici depresori cardiaci. Rorer Pharmaceuticals produce Ascriptin, iar reclamele televizate îi îndeamnă pe bărbați să ia zilnic o aspirină sau un produs pe bază de aspirină „pentru a-și proteja inima". Procurorii generali din Texas și New York au solicitat companiilor farmaceutice să înceteze afirmația că aspirina poate preveni atacurile de cord la bărbați; aceasta reduce, de asemenea, febra și îngreunează diagnosticarea corectă a pneumoniei de către medic.

Compania William S. Merrell, care a fuzionat cu Vick Chemical, a comercializat talidomida ca „tranchilizantul viitorului". Aceasta garanta controlul simptomelor neplăcute din timpul sarcinii.

Din păcate, copiii mamelor care au luat acest medicament s-au născut fără braţe sau picioare; unii aveau înotătoare în loc de braţe. Emisiunea „60 Minutes” a prezentat recent o actualizare după 25 de ani privind victimele engleze ale talidomidei, evitând cu grijă orice referire la victimele americane. Emisiunea a arătat curajul uimitor al victimelor, care încercau să-şi ducă viaţa de zi cu zi, în timp ce reporterii păreau să se abţină cu greu să nu izbucnească în râs la vederea fiinţelor ciudate care se rostogoleau ca nişte ouă umane, manevrându-se frenetic pentru a rămâne cu faţa în sus. CBS a evitat, de asemenea, orice menţiune a numelor producătorilor sau distribuitorilor de talidomidă, deşi o operaţiune tipică a stilului lor de „jurnalism adversar” ar fi fost să-i bage microfonul în faţă preşedintelui firmei şi să ceară să afle de ce nu şi-au dat seama că acesta era un medicament periculos. CBS depinde în mare măsură de veniturile din publicitate provenite de la producătorii farmaceutici şi nu are de gând să-şi ofenseze cei mai buni clienţi.

William S. Merrell a produs, de asemenea, MER/29, care a fost promovat ca o descoperire revoluţionară în domeniul medicamentelor anti-colesterol. S-a descoperit curând că MER/29 provoca dermatită, schimbarea culorii părului, pierderea libidoului şi o afecţiune cunoscută sub numele de „piele de aligator”. În 1949, cloromicetina de la Parke-Davis a fost salutată ca noul medicament minune. Mai mulţi medici au fost convinşi să-l administreze copiilor lor, care au murit apoi de leucemie. 75% din cazurile de anemie aplastică rezultate din administrarea cloromicetinei au fost fatale. Dr. H. A. Hooks din El Paso şi-a pierdut fiul în vârstă de şapte ani şi jumătate, după ce fusese asigurat de un reprezentant al Parke-Davis că medicamentul era sigur. În decembrie 1963, un mare juriu din Washington i-a pus sub acuzare pe Richard Merrell şi pe preşedintele William S. Merrell pentru falsificarea datelor transmise FDA cu privire la MER/29. Aceştia au depus o pledoarie de „necontestare” şi, la 4 iunie 1964, au fost condamnaţi la amenda maximă, de 80.000 de dolari. Avocatul apărării Parke-Davis a fost un fost judecător federal între 1957 şi 1960, Lawrence Walsh, care este acum foarte prezent în ştiri ca „Cavalerul Alb” care urmăreşte penal personalităţi politice pe baza unor acuzaţii vagi de abuz în serviciu.

După ce s-a descoperit că o pilulă contraceptivă orală provoca reacții severe, Asociația Medicală Americană a exercitat o presiune puternică asupra dr. Roger Hegeberg, secretar adjunct al HEW, și asupra secretarului HEW, Finch, susținând că aceștia „exagerau pericolele"; Avertismentul de pe pilulă a fost apoi redus de la 600 de cuvinte la doar 96 de cuvinte mult mai blânde; acest avertisment a fost extins chiar de secretarul Finch în 7 aprilie 1970 la 120 de cuvinte, care au fost publicate personal de Finch. S-a descoperit apoi că pilula provoca coagulare sanguină fatală, atacuri de cord și cancer. Comportamentul AMA în acest caz a contrastat în mod ciudat cu atacurile sale violente de-a lungul multor ani asupra „șarlatanilor", despre care protesta că erau adevăratele pericole pentru public.

Hoffman LaRoche a comercializat un medicament administrat intravenos, Versed, care, potrivit studiilor FDA, a fost asociat cu patruzeci de decese în decurs de doi ani. Lucrarea de referință a lui Richter, „Pills, Pesticides and Profits", menționează că o companie americană, Velsicol, a vândut trei milioane de livre dintr-un pesticid, Phosvel (leptophos), care nu fusese niciodată aprobat de EPA. Velsicol l-a exportat în treizeci de țări. Acesta provoacă leziuni grave sistemului nervos. În Egipt, a ucis o sută de bivoli de apă și a otrăvit zeci de fermieri. Velsicol este o filială a Northwest Industries, o companie cu o cifră de afaceri de trei miliarde de dolari pe an din Chicago, al cărei președinte este magnatul feroviar de lungă durată, Ben Heinemann, administrator al Universității din Chicago și al First Chicago Corporation. Directorii Northwest Industries sunt James E. Dovitt, director al Hart, Schaffner și Marx, președinte al Mutual of New York și director al MONY; el este, de asemenea, director al National Can. Alți directori ai Northwest sunt William B. Graham, președinte al Baxter Travenol Drug Company, de asemenea administrator al Universității din Chicago, director al Deere, Field Enterprises, Bell & Howell și Borg- Warner; Consiliul Național pentru Comerțul SUA-China; Thomas S. Hyland, vicepreședinte al Standard & Poor's; Gaylord Freeman, director al Baxter Travenol și Atlantic Richfield; James F. Bere, președinte al Borg-Warner, director al Abbott Laboratories, Time, Inc., Hughes Tool Company și Continental Illinois Bank.

După ce TRIS, o substanţă chimică ignifugă utilizată în confecţii, a fost interzisă în Statele Unite, după ani de publicitate entuziastă conform căreia ar salva mii de copii de la moartea prin incendiu în fiecare an, Comisia pentru Siguranţa Produselor de Consum din SUA a interzis-o în 1977. 2,4 milioane de articole de îmbrăcăminte tratate cu TRIS au fost apoi exportate în ţările din Lumea a Treia. În 1977, FDA a retras dipirenul de pe piaţă. S-a descoperit că acesta provoca tulburări sanguine grave, interferând cu funcţia globulelor albe; a fost apoi vândut pe scară largă în America Latină fără niciun avertisment.

Cloquinolul, un medicament utilizat pentru tratarea dizenteriei amoebice, produs de Ciba-Geigy în 1934 (Batero Vioform şi Mexon), s-a dovedit a provoca o afecţiune nervoasă. Şapte sute de japonezi au murit după ce l-au luat, în urma a 11.000 de cazuri de SMON, neuropatie optică mielică subacută. Ciba-Geigy a plătit apoi o despăgubire către aproximativ 1.500 de victime şi supravieţuitori. Hoechst a comercializat un analgezic despre care se spunea că este similar cu aspirina, aminopirina şi dipirena. S-a descoperit că acesta provoca anemie şi a fost interzis în Statele Unite, dar a continuat să fie vândut în America Latină şi Asia. Clorfenicolul (cloromicetina) este, de asemenea, încă vândut în America Latină şi Asia. Călătorii sunt avertizaţi să se ferească de medicamentele din ţările străine care au fost interzise de mult timp în Statele Unite.

Îndulcitorul artificial, aspartamul (Nutrasweet), a inundat acum piaţa americană. Acesta a adus producătorilor săi 750 de milioane de dolari în 1987, deşi a fost criticat ca fiind o cauză a crizelor cerebrale. Dezbaterea privind aspartamul durează de treisprezece ani; au fost programate acum mai multe audieri în Congres. Între timp, Burroughs Wellcome speră să câştige milioane cu noul său medicament pentru SIDA, AZT. Se spune că acesta prelungeşte viaţa victimelor SIDA de la şase luni la doi ani. Această firmă este deţinută de Wellcome Trust, al cărui director este Lord Franks, director al Fundaţiei Rockefeller.

Tranchilizantele continuă să fie o afacere profitabilă. Roche Labs (Hoffman LaRoche) continuă să promoveze produsul său cel mai bine vândut, Valium, în timp ce promovează şi alte produse de succes, precum Librium, Limbitrol, Marplan,

Noludar, Tractan, Clonpin și Dalmane. Roche produce, de asemenea, Matulane, care este utilizat în terapia cancerului. Acest medicament provoacă leucopenie, anemie și trombopenie, cu efecte secundare precum greață, vărsături, stomatită, disfagie, diaree, durere, frisoane, febră, transpirație, somnolență, tahicardie, sângerări și leucemie. Dacă un practicant de medicină alternativă ar îndrăzni vreodată să ofere un astfel de medicament publicului, ar fi încarcerat pe viață. Știm cu toții cât de periculoși sunt „șarlatanii" pentru sănătatea voastră. Directorul medical al Roche, dr. Bruce Medd, laudă aceste medicamente ca fiind o binecuvântare pentru omenire. Ascultați-i elogiile: „Spre deosebire de remediile șarlatanilor, care nu sunt nici testate, nici dovedite științific, produsele Roche sunt sinonim cu calitatea și eficiența. Noi, cei de la Roche, ne alăturăm luptei împotriva șarlataniei medicale și a fraudei în domeniul sănătății." În ciuda asigurărilor dr. Medd, Oficiul de Evaluare a Tehnologiei al Guvernului SUA afirmă că 95% dintre medicamentele de pe piață nu au eficacitate dovedită. Într-adevăr, autorul acestui articol nu a auzit niciodată de vreun remediu „șarlatanesc" care să producă măcar o fracțiune din efectele secundare nocive enumerate mai sus ca fiind cauzate de Matulane, mândria și bucuria dr. Medd.

O altă firmă care oferă medicamente „dovedite" este Smith, Kline Beckman, care a câștigat primele milioane din vânzarea medicamentului cunoscut sub numele de „speed" prin rețete de la medici, notoriile Dexedrine și Dexamil. Directorii executivi ai Smith, Kline Beckman s-au declarat vinovați de 34 de acuzații de mușamalizare a 36 de decese și cazuri de leziuni renale severe la pacienții care utilizau medicamentul lor Selocrin, care a fost în cele din urmă retras de pe piață. Dr. Sidney M. Wolfe, în Health Letter din iulie 1986, a menționat că Eli Lilly din Indiana și Smith Kline Corporation din Philadelphia s-au declarat vinovate de acuzații penale pentru că nu au notificat prompt FDA cu privire la decesele și leziunile grave suferite de persoanele care utilizau medicamentele lor. Oraflex, un medicament pentru artrită produs de Lilly, a fost pe piață timp de trei luni și a fost utilizat de 600.000 de americani înainte de a fi retras din cauza efectelor sale secundare. Selacryn, medicamentul pentru hipertensiune arterială al companiei Smith Kline, a înregistrat 300.000 de rețete vândute în opt luni.

Pfizer a ascuns informații de la FDA despre Feldene (piroxicam, un medicament pentru artrită), în ciuda deceselor și a efectelor secundare nocive din alte țări. S-a descoperit că Suprol de la McNeil, aprobat în 1985 ca analgezic oral, provoca leziuni renale. Orudis (jetoprofen), medicamentul pentru artrită al Wyeth, creștea incidența ulcerelor. Merital (nomigensină), un antidepresiv produs de Hoechst, a fost aprobat de FDA în decembrie 1984, dar a trebuit să fie retras de pe piață în ianuarie 1986, din cauza reacțiilor fatale, inclusiv anemie hemolitică. S-a constatat că Wellbutrin (bupropion) provoacă convulsii la femei și a fost retras de pe piață în martie 1986.

Un medicament considerat „standard de îngrijire" aprobat oficial pentru tratamentul cancerului de colon se bazează pe utilizarea unei substanțe chimice extrem de toxice, 5-FU, în ciuda rapoartelor publicate în reviste medicale de prestigiu care indică faptul că acesta nu are efect. Acesta continuă să fie utilizat pe scară largă, probabil deoarece American Cancer Society deține 50% din 5-F-U. Compania elvețiană Ciba-Geigy a găsit o piață în creștere în sistemul școlar public din SUA pentru medicamentul său Ritalin, care, printr-o oarecare alchimie, a devenit acum principalul mijloc de control al copiilor „hiperactivi" (adică sănătoși) din școli. Asistenții sociali au inventat un nou termen, ADD (tulburare de deficit de atenție), care ar putea fi „controlată" cu comprimate de 20 mg de Ritalin în capsule cu eliberare prelungită. Ajutat de sistemul educațional, care are o înclinație spre orice adăugare de medicamente sau substanțe chimice în procesul educațional, Ritalin a înregistrat o creștere de 97% a utilizării sale din 1985. Elevii sunt obligați să ia medicamentul sau să se confrunte cu exmatricularea imediată din școală. The *Wall Street Journal*, din 15 ianuarie 1988, a menționat că au fost intentate o serie de procese împotriva școlilor de către părinți îngrijorați cu privire la utilizarea forțată a Ritalinului. Consiliul Medicilor din Georgia investighează în prezent utilizarea în creștere a Ritalinului în școlile din suburbiile bogate ale orașului Atlanta. Un elev judecat în prezent pentru crimă a invocat în apărarea sa faptul că lua Ritalin.

Pesticidele continuă să fie chiar mai periculoase decât insectele.

Lindanul (Gammelin 20), produs de Hooker Chemical, o firmă legată de Rockefeller, provoacă amețeli, boli cerebrale, convulsii, spasme musculare și leucemie. Timp de ani de zile, FDA a dus o luptă împotriva benzilor de pesticide ale Shell Oil, care conțin lindan. Aceste benzi și alte vaporizatoare emit continuu lindan și sunt utilizate pe scară largă în restaurante, chiar dacă s-a stabilit că lindanul nu numai că contaminează orice substanță alimentară, ci și orice recipient pentru alimente care nu este din metal. Deși aceste teste s-au încheiat în 1953, Autoritatea de Reglementare a Pesticidelor a continuat să permită utilizarea lor încă șaisprezece ani! Rapoartele FDA au arătat că benzile „No Pest Strips" ale companiei Shell Chemical eliberează continuu Vapone 3, formularea de lindan. Departamentul Agriculturii a interzis strict utilizarea lor în fabricile de prelucrare a cărnii, dar producătorul întreprinzător le-a vândut apoi restaurantelor. Între 1965 și 1970, Serviciul de Sănătate Publică al SUA a emis avertismente că benzile Shell No Pest Strips erau periculoase pentru utilizarea în dormitoarele persoanelor în vârstă sau ale copiilor mici. Dr. Roy T. Hansberry, director al Shell Chemical, care subvenționa Shell Development, a făcut parte din grupul de lucru special al Departamentului Agriculturii, format din șapte membri, însărcinat cu studierea procedurilor de înregistrare a pesticidelor. Shell înregistrase 250 de produse pesticide. Autorizația personală a lui Hansberry de a face parte din acest grup de lucru conținea o notă nesemnată: „Serviciul de înregistrare agricolă nu are și nu cunoaște nicio relație oficială cu persoanele, firmele sau instituțiile cu care dr. Hansberry are alte interese financiare care ar putea intra în conflict sau constitui un conflict de interese."

Dr. Mitchell A. Zaron, comisar adjunct pentru sănătate, a fost, de asemenea, consultant pentru Shell Chemical și deținea acțiuni la Shell Oil. El a emis rapoarte care arătau că Vapona era atât de sigur încât nu necesita avertismente pentru sugari, persoane în vârstă sau bolnave. La o ședință a Serviciului de Sănătate Publică, el a susținut utilizarea benzilor Vapona. John S. Leary, Jr., șef de cabinet al diviziei de cercetare pentru farmacologie, a respins obiecția departamentului față de înregistrarea inițială a Vapona de către Shell, în 1963, și a continuat să susțină utilizarea Vapona, până în 1966, când a demisionat pentru a se alătura Shell Oil Company. Se estimează că au existat mii de victime în fiecare an care au suferit din cauza expunerii la benzile Shell No Pest.

Un alt pesticid, parationul, fabricat de Monsanto și Bayer A. G., a avut, de asemenea, efecte secundare nocive. Pesticidul malation, utilizat în Pakistan în 1976, a otrăvit 2.500 de persoane, dintre care multe au murit. Iar DDT-ul, așa cum am menționat, mult d ul interzicerii sale în Statele Unite, continuă să găsească o piață receptivă în străinătate, spre profitul companiei Monsanto, producătorul său.

În 1975, anchetatorii au descoperit că două medicamente prescrise pe scară largă, Adactone și Flagyl, produse de G. D. Searle Company, provocau cancer la animalele de laborator. Acestea aveau vânzări anuale de 17,3 milioane de dolari. Firma furnizase FDA date frauduloase și distrusese înregistrările privind tumorile la șoareci cauzate de aceste medicamente.

Un mesaj de protecție a consumatorilor, emis la Washington la 15 martie 1962, menționa că, începând din 1938, producătorii trebuiau să demonstreze guvernului eficacitatea unui medicament înainte de a-l comercializa. Cu toate acestea, reglementarea conținea o lacună semnificativă – nu exista nicio cerință explicită privind demonstrarea eficacității sale sau furnizarea de dovezi că medicamentul „se va ridica la înălțimea pretențiilor de pe etichetă". Mesajul preciza: „Nu există nicio modalitate de a măsura suferința inutilă, banii irosiți în mod nevinovat și prelungirea bolilor rezultate din utilizarea unor astfel de medicamente ineficiente". În 1962, Congresul a adoptat amendamentele Kefauver-Harris, care impuneau prezentarea de dovezi privind eficacitatea. Dovezile urmau să fie evaluate de Biroul de Medicină al Administrației Alimentelor și Medicamentelor, dar postul de șef al acelui birou era vacant deoarece Bois-feuillet Jones, asistent special pentru afaceri medicale la HEW, a blocat numirea dr. Charles D. May, un medic distins care depusese mărturie la audierile Kefauver cu privire la metodele producătorilor farmaceutici de promovare a medicamentelor eliberate pe bază de rețetă. Dr. May a depus mărturie că mita și alte forme de promovare se ridicau la de trei ori și jumătate mai mult decât costul tuturor programelor educaționale din facultățile noastre de medicină. Jones „a câștigat încrederea industriei farmaceutice blocând numirea dr. May”, potrivit unui raport din *Drug Research Reports,* iunie 1964. În locul dr. May, Jones l-a ales pe dr. Joseph F. Sadusk, Jr., care a făcut tot ce a putut pentru a zădărnici legislația privind eficacitatea, conform mărturiei din fața Comitetului Senatului pentru Operațiuni Guvernamentale. Sadusk a devenit ulterior vicepreședinte al Parke-Davis. Sadusk împiedicase retragerea de pe piață a antibioticului Chloramphenicol al companiei Parke-Davis, care provocase toxicitate sanguină și leucopenie, înainte de a i se oferi funcția de vicepreședinte al Parke-Davis. El a fost succedat în funcția de director medical al FDA de către dr. Joseph M. Pisani, de la Biroul de Medicină. Pisani a plecat să lucreze pentru Asociația Proprietarilor de Producători de Medicamente. Următorul șef al Biroului de Medicină a devenit ulterior un director executiv de vârf la Hoffman LaRoche. Dr. Howard Cohn, fost șef al comitetului de evaluare medicală al FDA, a primit o ofertă de angajare la Ciba-Geigy, pe care a acceptat-o. Dr. Harold Anderson, șeful diviziei de medicamente a FDA, a primit un post la Winthrop Drug Company. Morris Yakowitz a constatat că experiența sa la FDA îl făcea eligibil pentru un post la Smith Kline și la o firmă farmaceutică franceză. Allan E. Rayfield, care fusese director al departamentului de conformitate cu reglementările, a acceptat un post la Richardson-Merrell, Inc.

Astfel, constatăm că fenomenul „ușii rotative” este de mult timp o caracteristică a reglementării guvernamentale a industriei farmaceutice. Medicul-șef Leonard Scheele a devenit președinte al Warner-Lambert Research Labs; comisarul FDA Charles C. Edwards figurează acum ca vicepreședinte senior al Becton Dickinson, o mare firmă de produse medicale. Deși nu este un nume foarte cunoscut, acesta generează un miliard de dolari pe an în domeniul medical. Președintele său, Wesley Howe, este președintele fondator al Asociației Producătorilor din Industria Sănătății. Comisarul FDA James L. Goddard a devenit președinte al consiliului de administrație al Ormont Drug and Chemical Company, al cărei președinte este George Goldenberg. Joseph Sadusk, menționat anterior, medicul șef al FDA, după ce a acceptat funcția de vicepreședinte al Parke-Davis, a fost numit ulterior președinte al acesteia.

S-ar putea crede că acești domni au părăsit FDA doar pentru a găsi condiții de muncă mai plăcute, care erau deosebit de deprimante la FDA. Dr. Richard Crout, director de testare la Biroul de Medicamente al FDA, s-a adresat Asociației Producătorilor Farmaceutici în 1976 după cum urmează: „Au existat cazuri de beție la vedere din partea mai multor angajați, care au continuat luni de zile. Paralizată de ceea ce unii numeau cel mai prost personal din guvern. Existau intimidări interne din partea unor oameni, oameni care chicoteau în colțuri, aruncau cu bile de hârtie; mă refer la medici, oameni care stăteau ghemuiți pe scaun, nu răspundeau la întrebări, gemuiau și se văitau cu gesturi ample." (din New England *Journal of Medicine*, 27 mai 1976).

S-ar putea întreba de ce un departament guvernamental compus din oameni de știință și medici cu studii profesionale ar tolera astfel de condiții de muncă. Răspunsul este că Monopolul Medical a dorit aceste condiții și s-a asigurat că ele au prevalat la FDA, pentru a alunga funcționarii publici sinceri și dedicați care doreau doar să-și facă treaba, care doreau să protejeze publicul de medicamentele periculoase. Se pare că cele mai periculoase medicamente sunt și cele mai profitabile, deoarece produc rezultate spectaculoase, ușor de observat. Din păcate, ele tind să producă și efecte secundare dramatice, precum leziuni renale și cerebrale sau moarte subită.

Producătorii de medicamente sunt experți în organizarea de grupuri de lobby influente la Washington, despre care publicul nu știe nimic. Aproximativ nouăzeci și șase de companii, printre care Dow, Monsanto, Hoffman LaRoche și multe altele, contribuie cu câte cinci mii de dolari pe an pentru a susține Consiliul pentru Știință și Tehnologie Agricolă și Institutul de Tehnologie Alimentară, grupuri care induc în eroare în mod sistematic publicul cu privire la pericolele aditivilor alimentari cancerigeni. Acestea reușesc să minimizeze și să slăbească încercările frecvente ale congresmenilor de a expune pericolele multora dintre acești aditivi. Totul face parte din jocul relațiilor publice.

În anii 1950, senatorul Estes Kefauver era unul dintre cei mai influenți politicieni ai națiunii. Părea cert că se îndrepta spre Casa Albă. Cu toate acestea, din cauza unui val de plângeri din partea alegătorilor săi cu privire la practicile industriei farmaceutice de a-i exploata pe vârstnici și de a produce medicamente periculoase, Kefauver a programat audieri cuprinzătoare în fața Senatului cu privire la abuzurile pe scară largă comise de monopolul medical. El și-a numit chiar subcomisia „Subcomisia Antimonopol a Senatului". Aceste audieri, desfășurate în 1959 și 1960, au dezvăluit că Schering avea marje de profit de 1.118% la medicamentul său, prednison, și că alți producători de medicamente înregistrau în mod obișnuit profituri de la 10.000% la 20.000% la medicamentele lor. Rezultatul acestor audieri a fost recomandarea guvernului de a promova medicamentele „generice", sau fără marcă, mai ieftine, pentru vânzarea în masă a acelorași medicamente la prețuri mai mici. Aparent o măsură menită să limiteze profiturile excesive ale companiilor farmaceutice, rezultatul net a fost că aceste companii au înregistrat creșteri semnificative ale volumului vânzărilor, cu o creștere corespunzătoare a profiturilor. Un rezultat și mai tragic a fost faptul că aceste audieri s-au dovedit a fi Waterloo-ul politic al senatorului Kefauver. Afectat de publicitatea și criticile care au rezultat din audieri, s-a răspândit vestea din partea Monopolului Medical – care, așa cum am arătat, nu este format doar din directorii și angajații vizibili publicului, ci și din figurile obscure din culise (mulți dintre ei străini, care controlează milioane de acțiuni în aceste companii prin practica „numelor de stradă", ascunzându-și puterea) – că „Kefauver este terminat". Când și-a lansat campania pentru președinție, a constatat că fondurile se epuizaseră în mod misterios. Fără bani, candidatura sa era sortită eșecului. Dezolată, a abandonat campania pentru Casa Albă și a murit mai târziu, unii spunând că de inimă frântă. Personalitățile politice au înțeles mesajul; nu au mai existat repetări ale audierilor Kefauver privind abuzurile industriei farmaceutice. Produse individuale, precum actuala furie legată de aspartam, pot fi supuse examinării Congresului, dar operațiunile generale ale Drug Trust rămân imune la investigațiile Congresului.

Între timp, companiile farmaceutice avansează cu vânzări uriașe și profituri record din noile lor medicamente. Capotenul de la Squibb, un medicament pentru hipertensiune, ar putea atinge vânzări de 900 de milioane de dolari anul acesta, aproape un miliard de dolari dintr-un singur produs! Merck se așteaptă ca Vesoten, un alt medicament pentru hipertensiune, să atingă vânzări de 720 de milioane de dolari anul acesta. În 1987, Merck avea treisprezece produse în opt clase terapeutice care au atins vânzări de peste 100 de milioane de dolari fiecare. Datorită acestui volum ridicat, costul de producție a scăzut constant pentru marile firme farmaceutice, cu o scădere medie de 15% din 1980. În fapt, acest lucru a însemnat o creștere a profiturilor de 15% doar din acest singur factor.

În 1987, Syntex a raportat că 53% din volumul său de vânzări de 1,1 miliarde de dolari provenea de la doar două produse, Noprosyn și Ahaprox.

Business Week, 11 ianuarie 1988, prezice „o altă mină de aur pentru producătorii de medicamente din SUA". Cu toate acestea, această mină de aur nu ar fi altceva decât un alt puț sec dacă nu ar fi fost prescripțiile tot mai numeroase ale acestor medicamente către pacienți de către medicii din SUA. Punctul slab al monopolului medical este că depinde aproape în totalitate de medici și de personalul spitalicesc pentru a-și promova produsele profitabile. Cheltuielile de 18-20 de milioane de dolari necesare pentru ca un medicament nou să treacă de perioada de testare de trei până la doisprezece ani nu sunt menite să protejeze publicul de medicamentele noi „periculoase". Ele sunt necesare pentru a proteja trustul farmaceutic cât mai mult timp posibil, oferindu-i timpul necesar pentru a exploata la maximum vânzările medicamentelor actuale înainte ca acestea să fie înlocuite de medicamente concurente mai noi. În lumea afacerilor, acest lucru se numește „protejarea cotei de piață". Ar fi considerată o încălcare a legilor antitrust dacă firmele farmaceutice nu ar fi imune la urmărirea penală în temeiul acestor legi.

Pe măsură ce bursa s-a redresat încet după „Lunea Neagră", prăbușirea bursieră din 19 octombrie 1987, bine planificată și executată, companiile farmaceutice își mențin cu brio poziția, răsplătindu-i pe monopoliștii perspicacți care au cumpărat la prețuri minime.

Tipice pentru politicile de investiții ale companiilor de asigurări sunt cele ale Equitable Life, care, în 1987, avea 7,8% din activele sale investite în acțiuni ale producătorilor de medicamente, inclusiv 13 milioane de dolari în Marion Labs, 4 milioane de dolari în Merck, 7 milioane de dolari în Syntex și 4 milioane de dolari în Upjohn. Alte 5,8% din investițiile sale erau în acțiuni ale firmelor foarte profitabile de furnizare de echipamente medicale.

Nicio cronică a marilor companii farmaceutice din lume nu ar fi completă fără a menționa legătura dintre acestea și rețeaua mondială de trafic de droguri cunoscută sub numele de „Dope, Inc." Totul a început cu un mic grup de finanțiști internaționali, cu sediul la Londra, care au coordonat înființarea unui serviciu de informații „american", cunoscut inițial sub numele de Oficiul Serviciilor Strategice (OSS) în timpul celui de-al Doilea Război Mondial. Această organizație a fost înființată sub supravegherea strictă a Serviciului Secret Britanic de Informații și a fost ulterior desființată de președintele Truman, care era extrem de suspicios față de operațiunile sale. OSS a intrat apoi în clandestinitate în cadrul Departamentului de Stat ca un „grup de cercetare" care lucra la „teoria comportamentală". Era condus de un anume Evron Kirkpatrick, a cărui soție, Jeane Kirkpatrick, este directoare a grupului troțkist finanțat de Rockefeller, Liga pentru Democrație Industrială, și care este adesea prezentată ca „o mare anticomunistă", șmecheria fiind că toți troțkiștii buni sunt „ i" care se opun vehement filialei din Moscova a Partidului Comunist. Ei încă îl plâng pe liderul lor, Leon Troțki, care a fost asasinat de un agent stalinist în Mexico City în 1940. Grupul Kirkpatrick a reapărut apoi sub numele de „Agenția Centrală de Informații", condusă de Allen Dulles, un partener al Băncii Schroder, banca care se ocupase de contul bancar personal al lui Adolf Hitler. Fratele lui Dulles, John Foster Dulles, era atunci secretar de stat sub președintele Eisenhower.

Oricare ar fi fost interesul CIA pentru „informații", a devenit curând clar că interesul său principal era realizarea profiturilor enorme care se puteau obține din comerțul internațional cu droguri.

Deoarece averile britanice de la începutul secolului al XIX-lea se bazaseră pe acest comerț, era logic ca agenții SIS care au înființat OSS-ul nostru, ulterior CIA, să fi fost programați să se implice în această afacere. Ulterior, aceasta a devenit cunoscută sub porecla internă „Compania", însemnând, desigur, o întreprindere în care te angajai pentru profit. Scuza invocată pentru a justifica intrarea în această afacere a fost că un Congres „zgârcit" a refuzat să acorde CIA suficienți bani pentru a-și finanța operațiunile secrete; prin urmare, un agent loial al CIA ar fi făcut tot ce era posibil pentru a ajuta „Compania" să strângă fondurile necesare pentru această activitate. De fapt, unii dintre cei mai activi agenți ai săi, precum Edwin Wilson, s-au trezit brusc în posesia unor proprietăți de șase milioane de dolari în zona în dezvoltare de lângă centura Washingtonului, un indiciu clar că într-adevăr veneau mulți bani de undeva. Care este amploarea actuală a operațiunii mondiale a CIA în domeniul drogurilor? Locotenent-colonelul Bo Gritz, care are treizeci de ani de serviciu distins în cadrul Forțelor Speciale ale Armatei Statelor Unite, a depus mărturie în fața Grupului de lucru internațional pentru narcotice al Comisiei pentru afaceri externe a Camerei Reprezentanților, afirmând că 900 de tone de heroină și opiu vor intra în lumea liberă în 1987, sursa fiind Asia de Sud-Est și Triunghiul de Aur. Colonelul Gritz fusese în Asia de mai multe ori pentru a se consulta cu unul dintre cei mai mari producători de droguri din Asia, Khun Sa. Khun Sa a aruncat atunci vina pentru operațiunea mondială de trafic de droguri direct asupra unor agenți CIA bine-cunoscuți, printre care Theodore Shackley, care a ocupat funcția de șef de stație al CIA în Laos între 1965 și 1975. Khun Sa a declarat că Shackley a colaborat îndeaproape cu Mao Se Hung, care era atunci cel mai important traficant de droguri din Asia de Sud-Est. Un alt coleg al lui Shackley era un „civil" pe nume Santos Trafficante. Trafficante fusese de mult timp o figură de frunte în Mafie și fusese chemat în fața Congresului pentru a depune mărturie despre o posibilă tentativă de asasinat asupra lui Castro în Cuba. Când regimul comunist a preluat puterea, Mafia a pierdut un imperiu al jocurilor de noroc și al prostituției în Havana și în alte orașe. Ei au căutat răzbunare. Trafficante a fost însărcinat de Meyer Lansky, „Moneybags" al Sindicatului, să scape de Castro. Nu se știe încă dacă atentatul a eșuat sau, cum este mai probabil, dacă Mafia a ajuns la o înțelegere cu Castro în privința traficului de droguri. Trafficante s-a implicat apoi intens în traficul de droguri din zona Pacificului, devenind intermediar pentru operațiunea Nugan Hand, banca de droguri din Australia și Triunghiul de Aur.

O altă personalitate proeminentă identificată de Khun Sa și alții ca fiind activă în comerțul cu droguri a fost Richard Armitage, ale cărui operațiuni cu droguri au început în timpul războiului din Vietnam. Ulterior, s-a mutat la Ambasada SUA din Bangkok. Din 1975 până în 1979, potrivit martorilor, el și-a folosit funcția de la ambasadă pentru a desfășura operațiuni de trafic de droguri. Apoi a părăsit acel post, înființând Far East Trading Corporation în Bangkok. Armitage a fost numit ulterior de președintele Reagan în funcția de secretar adjunct al Apărării, responsabil cu afacerile de securitate internațională, raportând direct secretarului Apărării, Casper Weinberger. Magnatul de afaceri Ross Perot a aflat apoi despre trecutul lui Armitage. S-a dus la Casa Albă, cerând ca Armitage să fie concediat. A vorbit cu George Bush, fostul șef al CIA, care l-a respins, trimițându-l la directorul FBI, William Webster (la scurt timp după aceea, Webster a fost numit în liniște șef al CIA). Webster a refuzat să ia măsuri în urma plângerilor lui Perot, ceea ce i-a deschis calea către numirea în funcția de la CIA. Între timp, Weinberger, temându-se că rolul Departamentului Apărării în scandalul drogurilor era pe cale să fie dezvăluit, a demisionat în grabă. El a fost succedat de Frank Carlucci, care ocupa atunci funcția de consilier pentru securitate națională și care era bine familiarizat cu întreaga operațiune. Carlucci i-a ordonat personal lui Perot să renunțe la cruciada sa împotriva lui Armitage. Deoarece averea lui Perot fusese construită pe baza unor contracte guvernamentale uriașe d, acesta nu a avut de ales decât să se retragă. Alte personalități implicate au fost generalul Richard Secord, care a apărut ca o figură în afacerea Iran-Contra și care se lăudase că transporta cu avionul încărcături de aur în Asia de Sud-Est pentru a plăti traficanții de droguri.

Telenovela de zi cunoscută sub numele de „afacerea Iran-Contra” a fost croită pe măsură pentru agenții secreți ai CIA. Aceștia se delectau să-i conducă pe membrii obtuz ai Congresului într-o urmărire fără sens după alta, în timp ce adevărata poveste rămânea ascunsă. A fost o surpriză a bucătarului, o delectare culinară din droguri, vânzarea de arme către beligeranți și bani, bine condimentată cu sos politic, amestecată cu diverse angajamente față de statul Israel din partea unor politicieni de frunte din Washington și acoperită cu conturi bancare elvețiene apetisante. De fapt, afacerea Iran-Contra a fost punctul culminant logic al implicării de lungă durată a intereselor Rockefeller și a Drug Trust în activități pro-comuniste. John D. Rockefeller însuși îi băgase suma de 10.000 de dolari în numerar în buzunarul lui Leon Troțki înainte de a-l conduce pentru a începe Revoluția Bolșevică în Rusia. Partidul Socialist al Muncitorilor Troțkist, care a fost lăsat în urmă pentru a submina Statele Unite, funcționa sub numele de Partidul Socialist al Muncitorilor. I s-a dat apoi numele de acoperire de Liga pentru Democrație Industrială. Astfel, Drug Trust, în timp ce menținea guvernul comunist stalinist în Rusia, menținea simultan un regim comunist de rezervă în Statele Unite, mișcarea troțkistă, în cazul în care regimul stalinist ar fi căzut.

Vizibil iritat de această concurență, Stalin a trimis un agent în Mexic pentru a-și elimina rivalul, pe care îl exilase anterior, realizând că Troțki era încă prea popular în Rusia pentru a fi asasinat acolo.

Organizația lui Troțki avea acum un martir politic. În anii 1950, și-a plasat în tăcere membrii la putere în mass-media, universități și guvern, înlocuind, în majoritatea cazurilor, pe stalinistii intransigenți aflați la putere. Stalinistii din Washington care îi înconjuraseră pe Roosevelt și Truman au fost înlocuiți treptat cu „neoconservatori”, adică ideologi anti-Moscova de linie dură, care și-au completat mai târziu mascarada cu *pseudonime* suplimentare și impresionante, precum „Extrema Dreaptă”, „Noua Dreaptă d ă”, „Dreapta Religioasă” sau, în unele cazuri, pur și simplu „conservatori”. Nimeni altul decât omul de la Hollywood pe calul alb, Ronald Reagan, a ajuns la putere în 1980 pe valul „neoconservatorismului”. Sprijinul său principal a venit de la CIA, care la acea vreme era doar un purtător de cuvânt al neoconservatorilor, şi de la organul său de presă, *National Review*, al cărui redactor-şef, William Buckley, se lăuda că singura slujbă pe care o avusese vreodată fusese la CIA. Jeane Kirkpatrick, de la Liga pentru Democraţie Industrială finanţată de Rockefeller, a devenit purtătorul de cuvânt al noii politici, în timp ce întreaga echipă a lui Reagan era dominată de Hoover Institution, ai cărei doi membri seniori, Sydney Hook şi Seymour Martin Lipset, făceau parte din consiliul de administraţie al LID. Astfel, David Rockefeller a menţinut legături strânse cu comuniştii stalinisti de la Moscova, în timp ce alte interese ale familiei Rockefeller au dirijat poziţia „anticomunistă" a regimului Reagan. A fost o operaţiune hegeliană clasică de teză şi antiteză, cu o sinteză încă nerezolvată, care urma să vină. Puterea LID rezida în dominarea CIA şi în angajamentul său total faţă de Statul Israel ca sediu mondial al mişcării comuniste troţkiste. Astfel, Elliott Abrams, ginerele propagandistului israelian Norman Podhoretz, care era redactorul organului American Jewish Committee, *Commentary*, a fost numit de Reagan să conducă operaţiunea Contra din Nicaragua, o confruntare clasică între regimul stalinist din Managua şi rebelii troţkişti din munţi.

Implicarea drogurilor în această operaţiune nu ar trebui să surprindă pe nimeni, deoarece interesele Rockefeller, după ce au înfiinţat American Drug Trust, erau de mult timp active nu numai în domeniul medicamentelor etice, ci şi al celor neetice. Afacerea Contra nu numai că ameninţa să dezvăluie legătura cu Iranul, ci punea în pericol şi legătura cu Israelul, legătura cu Elveţia şi legătura cu Rockefeller. Pericolul a fost evitat prin manevre astute ale congresmenilor docili şi prin manipularea abilă a mass-media pentru a se concentra asupra colonelului Oliver North şi a amiralului Poindexter, excluzându-i pe cei care îi controlau. Astfel, o „cruciadă împotriva comunismului", un efort nobil de a-i ţine în frâu pe comunişti în stilul lui George Kennan, care urma să fie finanţat cu bani „murdari" proveniţi din vânzarea de droguri, s-a dovedit în cele din urmă a fi aceeaşi veche echipă de agenţi CIA care îşi vindeau drogurile şi îşi spălau banii proveniţi din „ " în diverse părţi ale lumii. (Autorul prezentului articol lucrează în prezent la o carte care va documenta toate aceste operațiuni.)

Legătura CIA cu drogurile nu era adânc înrădăcinată doar în căutarea profiturilor ușoare, ci și în planul concomitent de a obține controlul total asupra populației lumii de către stăpânii Drug Trust. Astfel, Bowart afirmă: „Criptocrația este o frăție care amintește de vechile societăți secrete, cu rituri de inițiere și programe de îndoctrinare menite să dezvolte în rândul membrilor săi loiali o înțelegere specială a misterelor sale. Are coduri secrete și jurăminte de tăcere care întăresc sentimentul de elitism necesar pentru menținerea loialității sale stricte." Autorul prezentului articol a descris unele dintre aceste rituri secrete în „The Curse of Canaan".

Accentul pus pe medicamente și experimentare, care își are originea în școala germană de medicină alopată și care a fost adus în această emisferă de inițiați ai Illuminati, precum Daniel Coit Gilman, a fost primul pas în transformarea întregii practici medicale din Statele Unite dintr-un proces de vindecare orientat către pacient într-o abordare total diferită, în care pacientul a devenit un instrument de manipulat în beneficiul diverselor alte programe, în principal al științei experimentale. Acest lucru a fost caracterizat de dr. J. Marion Sims, „doctorul nebun" responsabil de înființarea a ceea ce este acum Memorial Hospital Sloan Kettering Cancer Center din New York, controlat de Rockefeller. Acest angajament total față de „știință" a ghidat și inspirat, de asemenea, programele CIA privind drogurile, Proiectele Bluebird, Artichoke, MK Ultra și MK Delta, în cadrul cărora au fost utilizate aproximativ 139 de droguri pe victime neștiutoare, substanțele abuzate incluzând canabis, LSD, scopolamină, amital de sodiu, hidrat de cloral (picăturile somnifere din Vechiul Vest), ergot, cocaină, morfină și heroină.

Povestea drogurilor în cadrul CIA începe în 1943, când organizația era încă cunoscută sub numele de OSS. Un anume dr. Albert Hoffmann desfășura experimente în laboratoarele Sandoz din Elveția (Sandoz era atunci controlată de familia Warburg). Deși Sandoz producea o substanță cunoscută sub numele de LSD, sau acid lisergic, încă din 1938, aceasta fusese utilizată doar în experimente pe maimuțe. O formă ulterioară a acestei substanţe, LSD-25, producea efecte psihoactive uimitoare, aşa cum a descoperit accidental dr. Hoffmann, când a ingerat o cantitate mică de ciupercă de secară, baza medicamentului, în timp ce lucra. Acest lucru s-a întâmplat în august 1943, în plin al Doilea Război Mondial. Dr. Hoffmann a relatat ulterior: „M-a cuprins un flux neîntrerupt de imagini fantastice, de o plasticitate şi o vivacitate extraordinare, însoţite de un joc intens de culori, asemănător unui caleidoscop... Am crezut că mor sau că înnebunesc." Aceasta a fost prima „călătorie", precursorul a milioane de astfel de experienţe trăite de adepţii drogurilor. Până în 1958, dr. Hoffmann îşi extinsese interesele către ciupercile mexicane şi mescalină, ambele devenind apoi foarte populare printre bancherii de frunte din New York şi printre personalităţile proeminente de la Hollywood.

La momentul descoperirii LSD-ului, Allen Dulles era detaşat în Elveţia, ca şi cum ar fi avut o premoniţie. Sub conducerea sa, CIA s-a transformat în principala operaţiune a Dope, Inc. El era atunci implicat în diverse activităţi cu oficiali ai regimului nazist. Până în prezent, nimeni nu a reuşit să stabilească dacă încerca să păstreze regimul lui Hitler sau să-l răstoarne. Ipoteza cea mai plauzibilă este că încerca să-l menţină într-o anumită măsură, pentru ca războiul să nu se termine prea repede pentru producătorii de muniţie preocupaţi de profit, dar, în acelaşi timp, pentru a împiedica orice fel de final victorios pentru acoliţii săi nazişti. Notele „Gotterdammerung" fuseseră deja auzite. Asocierea lui Dulles cu regimul lui Hitler se întindea până la o întâlnire decisivă la Köln în 1933, când el şi fratele său, John Foster Dulles, l-au asigurat pe Hitler că banii vor fi disponibili pentru a garanta realizarea obiectivelor sale, aşa cum le-a expus în „Mein Kampf". Allen Dulles a devenit mai târziu director al Băncii Schroder, care se ocupa de contul bancar personal al lui Hitler. Interesant este că nimeni nu a reuşit vreodată să găsească niciun cent din considerabila avere personală a lui Hitler, pe care o obţinuse din vânzarea cărţilor sale şi din alte venituri. Spre deosebire de adversarul său, Franklin D. Roosevelt, Hitler nu avea niciun fond fiduciar de la mama sa (veniturile din comerţul cu opiu din China).

Dulles, în calitate de şef al spionajului internaţional, ar fi fost probabil la curent cu experimentele doctorului Hoffmann. După ce s-a întors în Statele Unite şi a devenit director al nou-înfiinţatei CIA, Dulles a comandat 10 kg de LSD de la Sandoz, scopul declarat de „ ” fiind „utilizarea în experimente cu droguri pe animale şi oameni”. Deoarece există aproximativ 10.000 de doze pe gram, aceasta însemna că Dulles a comandat o sută de milioane de doze de LSD. Între timp, un anume dr. Timothy Leary fusese angajat de Institutul Naţional de Sănătate pentru a experimenta cu droguri psihedelice, inclusiv LSD. Leary fusese deja forţat să demisioneze de la West Point şi a fost ulterior concediat de la facultatea de la Harvard, fiind probabil singura persoană care putea afirma acest lucru. Studiul lui Leary la NIH a fost finanţat printr-o subvenţie de la Fundaţia Uris din New York. Acesta a continuat din 1953 până în 1956, când a fost transferat la Serviciul de Sănătate Publică al SUA, experimentele continuând până în 1958, precum şi la HEW între 1956 şi 1963. O notă a CIA din 1 noiembrie 1963 conţinea relatări entuziaste despre activitatea dr. Leary şi a asociatului său, dr. Richard Alpert (care a fost, de asemenea, concediat ulterior de la Harvard). Ei au inventat mişcarea „turn on, tune in, drop out” (conectează-te, sincronizează-te, renunţă), care a incapacitat tineretul american pentru o întreagă generaţie. Mişcarea, în care CIA a avut întotdeauna un interes propriu, a primit statut academic când a fost lansată din sălile acoperite de iederă ale Harvardului de către Leary şi grupul său. După plecarea lor forţată de la Harvard, au fost găzduiţi într-o proprietate de un milion de dolari din New York de către bogatul moştenitor Mellon, Tommy Hitchcock. Mişcarea lor a cuprins campusurile universităţilor americane şi a distrus oportunităţile educaţionale pentru mii de tineri americani.

O anchetă guvernamentală ulterioară asupra CIA, prezidată, în mod firesc, de Nelson Rockefeller, a făcut următorul comentariu în Raportul Rockefeller către preşedinte privind activităţile CIA: „Începând cu sfârşitul anilor 1940, CIA a început să studieze proprietăţile anumitor droguri care influenţează comportamentul... toate înregistrările referitoare la program au fost distruse în 1973, inclusiv un total de 152 de dosare separate. CIA a încheiat, de asemenea, un contract cu

Biroul de Narcotice de atunci pentru ca substanțe psihoactive să fie administrate unor subiecți neștiutori în «situații de viață normală».”

Cele de mai sus se referă la mai multe incidente nefericite, în care angajați ai CIA, cărora li s-au administrat doze de LSD fără știrea lor, s-au sinucis sub influența malignă a acesteia. Familiile acestor victime au aflat mulți ani mai târziu adevărata circumstanțe ale acestor „sinucideri” și au dat în judecată cu succes guvernul pentru a obține despăgubiri financiare.

Dintre diversele proiecte ale CIA, cel mai notoriu a fost MK Ultra. Aceste programe au fost supravegheate de un alt prototip al „doctorului nebun”, un anume dr. Sidney Gottlieb. În ciuda ravagiilor provocate de activitățile sale, dr. Gottlieb nu a fost niciodată adus în fața justiției. De fapt, directorul de atunci al CIA, Richard Helms, s-a asigurat că toate înregistrările operațiunii MK Ultra au fost distruse în ultimele sale zile în funcție, lăsându-l pe dr. Gottlieb imun la urmărirea penală.

Dr. Gottlieb, care a fost descris de observatori ca „un Dr. Strangelove farmaceutic”, a avut în vedere administrarea de droguri halucinogene întregii populații. Influențată de experimentele sale de la CIA, Armata SUA a luat în considerare un program de a înnebuni populații întregi cu aceste droguri. Aproximativ 1.500 de militari au primit apoi LSD în cadrul unor teste efectuate de Corpul Chimic al Armatei, la mijlocul anilor 1960. Mulți dintre ei au suferit leziuni psihologice grave, cele mai îngrozitoare simptome apărând ani mai târziu. Armata a trecut apoi la testarea unui halucinogen chimic mai puternic, pe care l-a numit B.Z. Acest medicament a fost testat la Edgewood Arsenal între 1959 și 1975. Aproximativ 2.800 de soldați au fost expuși la B.Z. Unii dintre ei au depus de atunci plângeri că au suferit leziuni ireparabile în urma experimentului.

Unul dintre efectele secundare ale programului CIA privind drogurile a fost asasinarea președintelui John F. Kennedy, vina fiind atribuită ulterior diverselor grupuri: CIA, Mafia, comuniștii cubanezi și altora. Aceste acuzații se bazau pe faptul că toate aceste grupuri erau profund implicate. Pentru a ascunde urmele, aproximativ patruzeci de persoane au murit ulterior în urma unor acte de violență. Unii dintre ei erau jurnaliști, cea mai proeminentă fiind regretata Dorothy Kilgallen, o cronicară foarte cunoscută. În 1965, ea și-a folosit relațiile pentru a obține permisiunea de a-l intervieva pe Jack Ruby în celula sa din închisoare. Ulterior, ea le-a spus prietenilor că a reușit să obțină dovezi care ar fi „făcut să explodeze cazul J. F. Kennedy". La scurt timp după aceea, a fost găsită în apartamentul ei, moartă din cauza a ceea ce a fost diagnosticat ulterior ca o „supradoză" de barbiturice și alcool. Apartamentul era un dezastru, iar toate notițele ei despre conversațiile d ul cu Ruby dispăruseră. Până în ziua de azi, nimeni nu a recunoscut vreodată că le-a văzut. Monopolul medical a folosit apoi moartea lui Kilgallen ca pretext pentru a emite avertismente pioase cu privire la „pericolele amestecului de barbiturice și alcool", dar nu a spus nimic despre pericolele vizitelor la Jack Ruby. La începutul anului 1967, Ruby s-a plâns în repetate rânduri că era otrăvit. A fost apoi diagnosticat cu cancer, dar a murit în urma unui „accident vascular cerebral", la fel ca unul dintre complicii săi, David Ferrie.

Apariția dr. Sidney Gottlieb ca „savant nebun" al CIA este eclipsată de dosarul dr. D. Ewen Cameron, care întruchipa versiunea hollywoodiană a medicului nebun care făcea experimente pe subiecți umani neajutorați. Născut în Scoția, dr. Cameron s-a mutat în Statele Unite, unde a devenit cetățean. Deși și-a desfășurat cea mai mare parte a activității medicale în Canada, era rezident în Lake Placid, New York. Motivul pentru această operațiune desfășurată în două țări ar fi putut fi dorința de a evita procesele. În 1943, dr. Cameron a primit o subvenție de la Fundația Rockefeller pentru a înființa un nou institut psihiatric, Allen Memorial Institute, ca o aripă a Royal Victorian Hospital, spitalul universitar al Universității McGill din Montreal. Această legătură cu Rockefeller a dus ulterior la canalizarea a aproximativ 10 milioane de dolari din fondurile CIA către Cameron prin intermediul dr. Gottlieb, ca parte a proiectului MK Ultra. Acești bani au fost transferați către dr. Cameron, începând din 1953, deoarece acesta își demonstrase deja angajamentul față de experimentele de alterare a minții. Fondurile CIA erau, prin urmare, destinate controlului minții.

Dr. Cameron a intrat în atenția favorabilă a cercurilor Rockefeller după ce a inventat unele dintre cele mai terifiante tehnici „psihiatrice" cunoscute vreodată. El a inventat un proces numit „depatterning", precum și o tehnică ulterioară numită „psychic driving", oricare dintre acestea făcând cinste oricărui expert comunist în spălarea creierului. „Depatterning" a început cu doze mari de medicamente, combinate cu șocuri electrice, terapia electroconvulsivă (ECT), populară la acea vreme, așa cum era cunoscută de obicei. Ulterior, aceasta a fost discreditată timp de ani de zile din cauza daunelor provocate pacienților, dar, incredibil, a fost acum reînviată și este utilizată în mod constant în anumite cercuri. ECT a fost descrisă de victimele sale ca fiind cea mai terifiantă încercare care poate fi imaginată. Practic, era pur și simplu un proces de electrocutare care era oprit chiar înainte de a deveni fatal. Pacientul era legat de un scaun și electrocutat de două sau trei ori pe zi.

Inițial, depatterningul se limita la doze mari de medicamente, pe o perioadă de cincisprezece până la treizeci de zile; această parte a programului se numea „terapia somnului". Un „cocktail de somn", care în sine era demn de imaginația unui doctor Frankenstein, consta din 100 mg de Thorazine, 100 mg de Nembutal, 100 mg de Seconal, 150 mg de Vernonal și 100 mg de Phenergan, oricare dintre acestea fiind suficient pentru a adormi orice pacient. Cocktailul de somn era administrat pacientului de trei ori pe zi. Mai târziu, în cadrul tratamentului de terapie prin somn, pacientul era trezit de două sau trei ori pe zi pentru a primi tratamente cu șocuri electrice. Dr. Cameron a ignorat tensiunea recomandată pentru tratamentele cu șocuri, mărind-o de douăzeci până la patruzeci de ori mai mult decât îndrăznise vreodată orice alt medic. El privea cu aprobare cum pacienții neajutorați țipau constant în timpul „terapiei" cu electroșocuri. El credea cu tărie că țipetele erau, de asemenea, o parte esențială a tratamentului, deși este probabil că acestea reprezentau satisfacția sa personală.

Următorul pas în depatterning, care era, de asemenea, una dintre cele mai ciudate invenții ale lui Cameron, era „izolarea senzorială", în care pacientul era plasat într-o cutie mare, cu ochii acoperiți și urechile astupate. După aproximativ treizeci de zile de tratament de depatterning al lui Cameron, pacientul era redus la un zombie neajutorat. Mulțumit că a curățat pacientul de toate imaginile și ideile anterioare, dr. Cameron a trecut la faza următoare, pe care a numit-o „conducere psihică". Aceasta consta în forțarea pacientului să asculte mesaje înregistrate pe bandă, repetate la nesfârșit, de mii de ori. Acest „tratament" era administrat prin difuzoare încorporate în pernă sau căști. Toate agențiile de informații din lume erau verzi de invidie când au auzit de noile tehnici ale lui Cameron. Din fericire, CIA fusese prima la fața locului și i-a furnizat fonduri ample pentru obsesiile sale nebunești.

Născut în 1901 lângă Glasgow, Cameron studiase la Universitatea din Londra, unde probabil că își însușise unele dintre ideile sale ciudate. De asemenea, este probabil ca el să se fi implicat într-un cult „ " din Londra, care promova astfel de idei monstruoase. La urma urmei, Mary Shelley scrisese Frankenstein chiar în acel mediu.

Pe tot parcursul activităților sale în Canada, Serviciile Tehnice ale CIA și Divizia Chimică a Statului Major i-au finanțat cu entuziasm munca.

A fost copleșit de onoruri, pe măsură ce s-a răspândit vestea despre tehnicile sale „inovatoare". A devenit președinte al Asociației Canadiene de Psihiatrie, președinte al Asociației Americane de Psihiatrie și președinte fondator al Asociației Mondiale de Psihiatrie.

După moartea doctorului Cameron în 1967, CIA s-a trezit asaltată de unii dintre supraviețuitorii victimelor sale. În etapele cele mai avansate ale programului MK Ultra, acesta efectuase experimente pe aproximativ 53 de persoane. Din acest grup făceau parte și câțiva canadieni de seamă. În cele din urmă, Harry Weinstein, al cărui tată, Louis, fusese un important om de afaceri din Montreal, a intentat un proces. O altă victimă a fost Velma Orlikon, soția unui membru al Partidului Democrat din Parlamentul canadian. În ciuda acestor pedigree-uri, victimele s-au lovit de un zid de piatră. *Washington Post* a menționat în ianuarie 1988 că CIA încă se opunea acțiunii intentate de nouă canadieni în vârstă care fuseseră drogați în anii 1950 și care cereau despăgubiri de 175.000 de dolari fiecare, sumă majorată ulterior la 1.000.000 de dolari fiecare. Cazul a fost trimis în judecată, după nouă ani de tactici de amânare din partea CIA, dar nimeni nu prevede o soluționare rapidă.

În timpul erei Cameron, CIA a continuat propriile experimente în Statele Unite. Au apelat la serviciile unui operator de narcotice, George Hunter White, și l-au instalat într-un apartament din Greenwich Village. I s-a dat o identitate de acoperire ca artist și marinar, care întâlnea oameni la petreceri sau în baruri și îi atrăgea înapoi în apartament. Banii CIA au transformat apartamentul ponosit într-un aparat de spionaj dotat cu oglinzi bidirecționale, echipamente de supraveghere și înregistrare și alte instrumente specifice meseriei. White le administra vizitatorilor LSD, în timp ce echipamentul CIA le înregistra meticulos reacțiile. Acestea constau adesea în „bad trips" în care victimele deveneau temporar nebune, încercau să se sinucidă sau să comită o crimă d ă și ofereau alte dovezi ale „controlului minții" pe care CIA dorea să îl studieze.

Pentru a evita expunerea din cauza plângerilor, CIA l-a transferat pe White la San Francisco, unde i s-a dat acces la încă două locuințe ale CIA. El a inițiat apoi Operațiunea Midnight Climax. Prostituate dependente de droguri erau plătite să agate bărbați în barurile locale și să-i aducă înapoi pentru o orgie în care se serveau băuturi puternic amestecate cu LSD. Acțiunea care a urmat a fost înregistrată și fotografiată în fiecare detaliu, deși este puțin probabil ca rezultatele să fie puse la dispoziția Bibliotecii Congresului.

În ciuda exceselor la care au recurs medici precum dr. Cameron și dr. Sims în entuziasmul lor științific, există povești de groază la fel de tulburătoare provenind din experimentele clinice efectuate de companiile farmaceutice etice. Cu sute de milioane de dolari de profit potențial în joc pentru fiecare nou produs medicamentos, monopolul medical trebuie să respecte reglementările pe care ele însele le-au redactat și pus în aplicare. Scopul reglementărilor este de a proteja cota de piață a unui nou medicament minune până când acesta poate fi înlocuit de un medicament minune și mai nou. Așa cum a remarcat un practicant de medicină alternativă, care a fost trimis la închisoare pentru vânzarea de ceaiuri din plante: „Un medicament minune este un medicament pe care îl iei și apoi te întrebi ce efect va avea asupra ta."

Restricțiile privind medicamentele noi sunt de obicei respectate dacă producătorul consideră că acestea pot genera profituri mari. El nu are de gând să lanseze un medicament nou pe piață, să aibă succes și apoi să fie obligat să îl retragă deoarece nu a respectat toate reglementările. Între 1948 și 1958, companiile farmaceutice au introdus 4.829 de produse noi, 3.686 de compuși noi și 1.143 de doze noi. Toate aceste produse au trebuit să treacă prin acest proces.

Se estimează că medicamentele noi au nevoie, în medie, de șapte până la zece ani pentru a primi aprobarea finală a FDA, un proces care costă între zece și douăsprezece milioane de dolari, adesea ajungând la optsprezece până la douăzeci de milioane. Testarea clinică trece prin trei faze clar definite. Faza I presupune testarea noului medicament pe un număr mic de persoane sănătoase. Faza II necesită ca „voluntari" d ă să ia medicamentul pe o perioadă de probă de doi ani. Faza III presupune teste clinice mai diverse pe un număr de la o mie la trei mii de pacienți pe o perioadă de trei ani. Aceasta înseamnă că medicii și spitalele administrează medicamentul doar pentru că testele din Faza II au stabilit toxicitatea acestuia și alte posibile efecte secundare. Aceștia sunt, în general, pacienți care se află în poziția de a da în judecată sau de a genera publicitate nefavorabilă dacă medicamentul se dovedește a fi periculos, ceea ce înseamnă că cei care prescriu medicamentul se bazează pe testele din Faza II pentru a-l recomanda ca fiind fiabil.

Faza II, în care medicamentul este testat pe oameni, necesită, în general, o populație captivă. Medicamentele sunt uneori testate în secret în școli, spitale și instituții psihiatrice, dar producătorii farmaceutici preferă de obicei să se bazeze pe o populație de testare mult mai sigură, cei închiși în închisorile noastre, deoarece este puțin probabil ca aceștia să se plângă. Chiar și deținuții din instituțiile psihiatrice s-au plâns, după eliberare, că au fost supuși unor teste ilegale cu medicamente. Deținuții care au fost condamnați pentru infracțiuni sunt mai puțin susceptibili să se plângă. De la începutul secolului, Statele

Unite au condus lumea în ceea ce privește numărul de experimente medicale efectuate în închisori.

Cetățeanul respectuos al legii ar putea crede că este în regulă să se efectueze experimente medicale pe deținuți, chiar dacă un număr de medici germani au fost executați tocmai pentru o astfel de infracțiune. Testarea medicamentelor ar putea fi o modalitate prin care deținutul și-ar putea plăti datoria față de societate. Cu toate acestea, realitatea situației de astăzi este că, deși există mulți criminali închiși în închisorile noastre, există și un număr tot mai mare de americani trimiși la închisoare pentru infracțiuni politice. Acești deținuți politici se expun acelorași riscuri în cadrul experimentelor medicale ca și cei mai împietriți criminali. În fiecare an, instanțele americane pronunță un număr tot mai mare de sentințe ca pedeapsă pentru probleme bancare, ipotecare sau fiscale.

Datorită controlului monopolului medical asupra mass-media, utilizarea deținuților în experimente medicale ajunge rareori în atenția poporului american. O căutare exhaustivă în indexurile revistelor din 1900 până în prezent relevă doar câteva astfel de povești, care erau în mod uniform favorabile experimentelor. Deținuții înșiși au acces redus la mass-media,, cu excepția cazului în care se revoltă și atrag cameramanii în forță, beneficiind de o acoperire mediatică de primă pagină.

Asociația Medicală Americană (AMA) este în continuare principalul susținător al utilizării deținuților pentru testarea medicamentelor. Columnistul Pertinax, scriind în *British Medical Journal*, ianuarie 1963, a comentat: „Mă deranjează faptul că Asociația Medicală Mondială ezită acum în privința clauzei sale referitoare la utilizarea criminalilor ca material experimental. Influența AMA a acționat pentru suspendarea acesteia. La cea de-a zecea reuniune, oamenii de știință americani au glumit pe seama acestui lucru. Unul dintre cei mai simpatici oameni de știință americani pe care îi cunosc a fost auzit spunând: «Criminalii din închisorile noastre sunt un material experimental excelent — și mult mai ieftin decât cimpanzeii».”

Omul de știință nu făcea o glumă proastă – cimpanzeii costă până la 4500 de dolari fiecare, în timp ce deținuții americani pot fi obţinuţi cu doar un dolar pe zi. Pertinax comenta propunerea făcută de Asociaţia Medicală Mondială în 1961 şi supusă spre adoptare, conform căreia „deţinuţii, fiind grupuri captive, nu ar trebui folosiţi ca subiecţi de experimente". Propunerea a fost contestată vehement de delegaţii Asociaţiei Medicale Americane şi a fost în cele din urmă amânată.

Dacă acest lucru aminteşte oarecum de crimele „medicilor nazişti" şi de experimentele lor pe prizonieri, coincidenţa nu este întâmplătoare. Medicii acuzaţi au mărturisit în apărarea lor că nu făceau decât să urmeze practici de lungă durată în Statele Unite. La un proces, în 1947, 515 medici germani au fost judecaţi la Nürnberg, acuzaţi că ar fi efectuat experimente pe prizonieri. Ei au prezentat dovezi în apărarea lor că, în 1906, medici americani din Philadelphia folosiseră deţinuţi pentru experimente medicale, injectându-le germeni de ciumă şi de beriberi; în 1915, pelagra a fost injectată deţinuţilor din Massachusetts; în 1944, sute de prizonieri din Statele Unite au fost injectaţi cu malarie sub pretextul necesităţii de război, pentru a ajuta soldaţii noştri din Pacific. În ciuda acestei apărări, medicii germani au fost condamnaţi, iar unii dintre ei au fost executaţi.

Subiectul a revenit în atenţie odată cu recenta apariţie a cărţii lui Robert Jay Lufton, „Nazi Doctors", una dintre numeroasele cărţi de tip „ " despre nazişti care curg din tipografiile americane într-un val tot mai mare, urmând deviza conform căreia orice se vinde în Statele Unite dacă pe copertă apare o svastică. Cartea a stârnit o discuţie aprinsă în rubrica „Letters" a *New York Times Sunday Book Review.* Bruno Bettelheim a recenzat iniţial cartea, afirmând că efortul de a-i înţelege pe medicii nazişti era greşit, „din cauza pericolului mereu prezent ca o înţelegere deplină să se apropie de iertare". Creştinii, desigur, oferă iertarea ca un precept religios de bază. Paul Ramsey a scris pentru a include un fragment dintr-un anunţ: „Profesorul McCance şi membrii Departamentului de Cercetare Medicală doresc să fie informaţi dacă şi când se nasc copii în maternităţi şi secţii de maternitate din spitale, afectaţi de meningocel sau anomalii similare, care vor face improbabil ca aceşti copii să supravieţuiască mai mult de o perioadă scurtă de timp. Profesorul McCance şi departamentul său doresc să efectueze unele experimente pe aceşti copii, care nu le vor provoca niciun fel de durere, dar consideră că nu au dreptul să efectueze aceste experimente pe copii normali și sănătoși.

Când se va afla de nașterea acestor copii, profesorul McCance trebuie informat imediat prin telefon."

Domnul Ramsey a remarcat că acest anunț a apărut într-o publicație americană în 1946, în timp ce medicii germani erau judecați. Telford Taylor, procurorul american la procesele de la Nürnberg, a scris ziarului *Times* pentru a corecta erorile care apăruseră deja, inclusiv afirmația că unul dintre cei condamnați era „Edwin Katzenellenbogen, care fusese la un moment dat membru al corpului profesoral al Facultății de Medicină de la Harvard". Taylor a declarat că nimeni cu numele de Kazenellenbogen nu fusese judecat vreodată la Nürnberg.

Într-adevăr, numele pare să fi fost inclus ca o farsă elaborată, numele apărând și în farse anterioare. Ziarul *Times* nu și-a cerut scuze. Telford Taylor a subliniat în continuare că, în cazul menționat, la Nuremberg fuseseră judecați douăzeci de medici, nu nouăsprezece, așa cum se afirma în recenzie, și că patru au fost spânzurați, cinci condamnați la închisoare pe viață, trei au primit pedepse mai ușoare, iar șapte au fost achitați de toate acuzațiile."

Experimentele medicale la scară largă, similare cu cele care au fost condamnate ca fiind o crimă la Nuremberg în același timp în care erau încă practicate în închisorile americane, profită în mod nejustificat de „voluntari". Unii sunt analfabeți; majoritatea sunt tineri și sănătoși și nu au avut niciodată vreo boală gravă. Ei nu au prea multă idee despre cum ar fi să se îmbolnăvească grav ca urmare a injectării cu medicamente experimentale sau despre complicațiile pe tot parcursul vieții care ar putea rezulta.

În 1963, revista *Time* a publicat un articol de dezvăluire a programelor la scară largă pe care oficialii guvernului federal le-au stabilit în închisorile noastre. Aceste vaste programe de testare au fost justificate ca făcând parte din „războiul împotriva cancerului" pe care Bobst și familia Lasker l-au lansat de la Casa Albă. Medicii injectau deținuților celule canceroase vii și sânge de la persoane care sufereau de leucemie. Mai mulți medici din

Oklahoma câştigau trei sute de mii de dolari pe an de la producătorii de medicamente în cadrul acestor tranzacţii; aceşti medici colectau, de asemenea, în mod regulat sânge de la deţinuţi, plătindu-le 7 dolari pe litru; apoi vindeau sângele cu 15 dolari.

În anii 1940, când primele poveşti despre utilizarea deţinuţilor în experimente medicale au început să circule, Asociaţia Medicală Americană (AMA) i-a cerut guvernatorului Dwight din Illinois să pună capăt acestor poveşti. El a acoperit experimentele numindu-i pe Morris Fishbein şi alţi lideri ai AMA într-o comisie care a „anchetat" solemn programele şi a revenit cu rapoarte elogioase. Fishbein însuşi s-a întors de la Penitenciarul Stateville pentru a descrie experimentele pe deţinuţi ca fiind „ideale, datorită conformităţii lor cu normele etice". Fishbein şi-a elaborat entuziasmul subliniind că programul a adus un serviciu autentic întregului public datorită „valorii de reeducare a participării ca subiect într-un experiment medical". Ne-am fi putut aştepta ca Fishbein să apară la Nuremberg, pentru a apăra medicii germani cu acelaşi argument, că aceştia oferiseră aceeaşi „valoare de reabilitare" deţinuţilor din lagărele de concentrare. Un purtător de cuvânt al laboratoarelor Wyeth a fost nedumerit de indignarea din anumite cercuri, emiţând o declaraţie de tip „ " în care afirma că „Aproape toate testele noastre de fază II sunt efectuate pe deţinuţi".

De fapt, exista o concurenţă acerbă şi continuă între marile firme farmaceutice pentru a recruta deţinuţi care puteau fi folosiţi ca „subiecţi" în experimentele medicale. Upjohn şi Parke-Davis au respectat principiile consacrate ale monopolului atunci când au dobândit „drepturi exclusive" asupra deţinuţilor din închisoarea de stat Jackson din Mississippi. Ulterior, aceste firme au reuşit să înscrie 1.200 din cei 4.000 de condamnaţi de acolo în programul de testare. *Business Week* a oferit un comentariu oarecum critic asupra programului, subliniind că „testele din închisoare sunt concepute în primul rând pentru a măsura toxicitatea medicamentului, mai degrabă decât eficienţa acestuia. Dozele sunt crescute treptat până la punctul în care apar reacţii adverse." În termeni mai simpli, doza era crescută până când deținuții se îmbolnăveau grav sau sufereau leziuni serioase. Rezultatele erau adesea invaliditate sau deces.

Cu toate acestea, deținuții erau plătiți cu treizeci de cenți pe zi pentru a se supune acestor experimente. *Business Week* a menționat faptul că tocmai aspectul care punea viața în pericol al testelor din faza a II-a era motivul pentru care era nevoie de deținuți. Companiile farmaceutice trebuiau să știe câte persoane ar putea fi rănite de medicament sau la câte procese s-ar putea aștepta din partea clienților furioși.

Programele de testare antidrog au fost bine primite de către oficialii penitenciarelor, care întrețineau clădiri vechi, datând încă din Războiul Civil, pentru a găzdui deținuții, în timp ce își construiau singuri noi sedii administrative monumentale și alte facilități specifice meseriei. În 1971, Sistemul Penitenciar al Statului New York cheltuia 5.500 de dolari pe an pentru fiecare deținut din sistem, din care 72 de cenți pe zi erau destinați hranei, iar 15 cenți pe zi îmbrăcămintei și altor necesități. Din bugetul de 17 dolari pe zi alocat fiecărui deținut, mai puțin de un dolar pe zi era destinat întreținerii fizice a acestuia. Aceasta era o parte esențială a unui sistem penitenciar care fusese înființat de Boss Tweed și care oferea încă multe oportunități de aur celor care erau atenți.

Doar câteva povești au ajuns la urechile publicului în acești ani de după război. Închisorile sunt sisteme închise, iar reporterii de investigație sunt rareori bineveniți. Una dintre cele mai îngrozitoare, care ar fi făcut de rușine orice medic nazist d, a venit de la Închisoarea de Stat Vacaville din California. Aici se desfășurau de ani de zile programe extinse de testare. Câțiva dintre deținuți erau plătiți cu 15 dolari pe lună, dar majoritatea primeau doar un dolar pe zi. Victimele au raportat o listă alarmantă de rezultate, precum leziuni cardiace, căderea părului, dureri articulare, umflarea picioarelor, dificultăți de respirație și hemoragii cutanate. O unitate de testare, sub numele de Institutul Solano pentru Cercetări Medicale și Fizice, a reușit chiar să-și stabilească sediul în închisoare. Înființat ca o corporație non-profit în conformitate cu legea californiană privind fundațiile caritabile, „Institutul” a supus 1.500 de deținuți la diverse tipuri de injecții. Un deținut care fusese trimis la Vacaville pentru

„tratament" l-a dat ulterior în judecată pe medic, un dermatolog de renume care era șeful asociației sale profesionale. Deținutul fusese forțat să primească injecții intramusculare cu medicamentul Caridase al firmei Lederle. Acest medicament conținea enzime fibrinolitice destinate utilizării ca agent antiinflamator. Pacientul a mărturisit că a fost imobilizat de gardieni și ținut în timp ce i s-au administrat cu forța injecții în ambele brațe. Ulterior, a dezvoltat o boală musculară aproape fatală și ulcere gastrice cronice, în timp ce greutatea sa a scăzut de la 63 kg la doar 34 kg. A primit patru dolari drept despăgubire.

Regele experimentelor din închisori era un anume dr. Austin Stough. El inițiase contracte cu cei mai mari producători farmaceutici din țară pentru a efectua teste de medicamente într-o serie de închisori din trei state din sud, Alabama, Arkansas și Oklahoma. Programul, destinat testării plasmei sanguine, a implicat, la apogeu, 137 de închisori între 1963 și 1970 și a fost finanțat de 37 de companii farmaceutice, printre care firme de renume precum Upjohn, Wyeth, Lederle, Squibb și Merck. Deși recompensele financiare au fost impresionante, rezultatele programului s-au dovedit neconcludente. Programul a fost ulterior criticat pentru că funcționa în condiții de „gestionare defectuoasă, manipulare neglijentă și contaminare" a probelor de testare, critici care au pus capăt programului. Sute de deținuți au suferit de pe urma efectelor sale secundare timp de ani de zile. Stough crease un monopol în penitenciare care a adus profituri bune până când metodele sale au fost demascate ca fiind fără valoare.

În ciuda implicațiilor dramatice ale poveștilor despre testarea medicamentelor, acestea s-au lovit de un tăcere asurzitoare din partea „inimilor miloase" ale mass-media naționale, poate pentru că publicitatea despre aceste programe ar fi putut ridica speculații cu privire la motivul pentru care medicii germani fuseseră executați pentru aceleași practici. Un sondaj realizat de *Readers Guide*, indexul articolelor din revistele tipărite în Statele Unite, a arătat că, între 1945 și 1970, în perioada de vârf a programelor de testare din închisori, au existat doar trei articole pe această temă în întreaga perioadă. Primul, un articol emoționant din *Coronet*, noiembrie 1950, se intitula „Eroii din închisoare înving malaria", o relatare entuziastă a experimentelor efectuate la Închisoarea de Stat din Illinois, la Joliet, unde chiar dr. Fishbein fusese copleșit de natura „etică" a programului de testare a medicamentelor. Al doilea articol, publicat în *Saturday Evening Post*, la 2 martie 1963, se intitula „Voluntari condamnați". Și acesta era o relatare necritică a experimentatorilor de medicamente, care îi descria pe deținuți ca „cobai umani". Jurnalistul l-a citat pe un condamnat, care a fost ars în mod deliberat pe ambele brațe: „Durerea a fost destul de puternică", și a menționat alți deținuți cărora li s-au injectat celule canceroase vii. În ciuda faptului că acest articol, scris despre deținuții de la Penitenciarul de Stat din Ohio, din Columbus, menționa că acești condamnați nu primeau nicio remunerație pentru participarea la aceste experimente (legile din Ohio interziceau cu strictețe astfel de plăți, economisind și mai mulți bani companiilor farmaceutice), autorul își încheie articolul cu un elogiu entuziast adus programului, subliniind că acesta îi făcea pe „voluntari să simtă respect de sine".

Al treilea articol, publicat în *Business Week*, la 27 iunie 1964, menționa că companiile farmaceutice au reușit să economisească multe milioane de dolari folosind deținuții pentru experimente cu medicamente.

CAPITOLUL 10

SINDICATUL ROCKEFELLER

Mulţi conservatori americani cred cu tărie că familia Rockefeller şi Consiliul pentru Relaţii Externe exercită un control absolut asupra guvernului şi poporului Statelor Unite. Această teză poate fi acceptată ca o formulă de lucru dacă rămânem conştienţi de problemele mai mari. Doi scriitori pentru care autorul prezentului articol are un mare respect, dr. Emanuel Josephson şi Morris Bealle, au insistat să se concentreze asupra familiei Rockefeller şi să excludă toate celelalte aspecte ale Ordinii Mondiale. Acest lucru a limitat sever efectul muncii lor, altfel revoluţionare, asupra monopolului medical.

Autorul a avansat o opinie contrară în „*The World* Order" ([3]), concentrându-se asupra puterii monetare a familiei Rothschild, care a atins un punct de control mondial până în 1885, şi asupra grupului său de politici din Londra, Institutul Regal de Afaceri Internaţionale, ca factori de decizie pentru ceea ce a fost, în esenţă, din 1900, un guvern colonial restabilit în Statele Unite. Guvernul colonial, sau de ocupaţie, funcţionează în principal prin intermediul Consiliului pentru Relaţii Externe, dar numai ca filială a RIIA şi prin Fundaţia Rockefeller, care controlează funcţiile guvernamentale, instituţiile de învăţământ, mass-media, religiile şi legislativele statale.

Este adevărat că coloniştii americani au „alegeri libere", în cadrul cărora au dreptul absolut de a vota pentru unul dintre cei doi candidaţi opuşi, ambii fiind selectaţi cu grijă şi finanţaţi de sindicatul Rockefeller. Această dovadă emoţionantă de „democraţie" serveşte la a convinge majoritatea americanilor că

[3] Publicat de Omnia Veritas Ltd. www.omnia-veritas.com.

suntem într-adevăr un popor liber. Avem chiar și un Clopot al Libertății crăpat în Philadelphia ca să dovedim acest lucru.

Tinerii americani sunt liberi încă din 1900 să fie trimiși să moară în războaie hegeliene, în care ambele părți combatante primesc instrucțiuni de la Ordinea Mondială. Suntem liberi să investim într-o bursă în care cantitatea zilnică, prețul și valoarea unității monetare sunt manipulate și controlate de un Sistem al Rezervei Federale care răspunde doar în fața Băncii Angliei. Acesta și-a menținut „independența" lăudată față de controlul guvernului nostru, dar aceasta este singura independență pe care a avut-o vreodată.

Conștientizarea faptului că trăim într-adevăr sub dictatul „Sindicalului Rockefeller" poate fi punctul de plecare al lungului drum de întoarcere către o luptă autentică pentru independența americană. În demascarea „familiei Rockefeller" ca agenți ai unei puteri străine, care nu este doar o putere străină, ci un adevărat guvern mondial, trebuie să realizăm că acesta nu este doar un grup dedicat câștigării de bani, ci un grup angajat în menținerea puterii unei forme coloniale de guvernare asupra poporului american. Astfel, vechea calomnie la adresa lui John D. Rockefeller ca om obsedat de lăcomie (o categorie în care are destui tovarăși) ascunde faptul că, din ziua în care familia Rothschild a început să-i finanțeze marșul către un monopol total asupra petrolului în Statele Unite din tezaurul lor de la National City Bank din Cleveland, Rockefeller nu a fost niciodată o putere independentă, și niciun departament al Sindicatului Rockefeller nu funcționează ca o putere independentă. Știm că Cosa Nostra, sau Mafia, cu care Sindicatul este strâns aliat, are o putere oarecum autonomă în regiunile care au fost atribuite acelei „familii" de către directorii naționali, dar acest lucru implică întotdeauna că familia respectivă rămâne sub control total și răspunde pentru tot ceea ce se întâmplă pe teritoriul său.

În mod similar, Sindicatul Rockefeller funcționează în sfere de influență clar definite. Organizațiile „caritabile", companiile comerciale și grupurile politice se contopesc întotdeauna într-o operațiune funcțională, iar niciun departament al Sindicatului nu poate acționa pe cont propriu sau formula o politică independentă, indiferent de justificarea sa.

Sindicalul Rockefeller funcționează sub controlul structurii financiare mondiale, ceea ce înseamnă că, în orice zi, toate activele sale ar putea fi reduse la aproape zero prin manipulări financiare abile. Acesta este controlul final, care asigură că nimeni nu poate părăsi organizația. Nu numai că ar fi lipsit de toate activele, dar ar fi supus unui contract de asasinat imediat. Departamentul nostru de Justiție este perfect conștient că singurii „teroriști" care operează în Statele Unite sunt agenții Ordinii Mondiale, dar evită cu prudență orice mențiune a acestui fapt.

Structura financiară mondială, departe de a fi o organizație necunoscută sau ascunsă, este de fapt bine cunoscută și bine definită. Ea este formată din marile bănci elvețiene; supraviețuitorii vechii axe bancare venețiano-genoveze; Cele Cinci Mari ale comerțului mondial cu cereale; grupul britanic, centrat pe Banca Angliei și băncile comerciale autorizate ale acesteia, care funcționează prin intermediul familiei Rothschild și al familiei Oppenheimer și care deține controlul absolut asupra coloniei lor canadiene prin Banca Regală a Canadei și Banca din Montreal, locotenenții lor canadieni fiind familiile Bronfman, Belzberg, Reichmann și alți operatori financiari; și structura bancară colonială din Statele Unite, controlată de Banca Angliei prin Sistemul Rezervei Federale; familiile brahmane din Boston care și-au făcut averile din comerțul cu opiu, inclusiv familia Delano și altele, precum și Sindicatul Rockefeller, format din rețeaua Kissinger cu sediul la Banca Rockefeller, Chase Manhattan Bank, American Express, forma actuală a vechilor reprezentanți ai familiei Rothschild în Statele Unite, care include Kuhn, Loeb Company și Lehman Brothers. Este de remarcat faptul că Sindicatul Rockefeller se află mult mai jos pe lista structurii financiare mondiale. De ce atunci are o asemenea importanță? Deși nu este factorul crucial în deciziile financiare din emisfera vestică, este mecanismul de control funcțional al coloniei americane. Familia Rockefeller însăși, la fel ca familiile Morgan, Schiff și Warburg, a dispărut în insignifianță, dar mecanismul creat în numele lor funcționează la capacitate maximă, menținând în continuare toate funcțiile pentru care a fost organizat. De când a înființat Comisia Trilaterală, David Rockefeller a funcționat ca un fel de curier internațional pentru Ordinea Mondială d, ocupându-se în principal de transmiterea instrucțiunilor de lucru către blocul comunist, fie direct, la New York, fie călătorind în zonă.

Laurance Rockefeller este activ în operarea Monopolului Medical, dar interesele sale principale se concentrează pe administrarea diverselor stațiuni balneare din zonele tropicale. Ei sunt cei doi supraviețuitori ai „Cei Cinci Norocoși", cei cinci fii ai lui John D. Rockefeller, Jr. și ai lui Abby Aldrich. John D. Rockefeller Jr. a murit într-o instituție din Tucson, Arizona, și a fost incinerat în grabă. John D. Rockefeller III a murit într-un accident misterios pe o autostradă din New York, lângă casa sa. Nelson Rockefeller, numit după bunicul său, a murit în brațele unei jurnaliste de televiziune; s-a dezvăluit ulterior că se afla, în același timp, și în brațele unei alte jurnaliste de televiziune; moartea sa a fost ținută secretă timp de multe ore. Se crede în general că a intrat în conflict cu rețeaua sa columbiană de trafic de droguri, neînțelegerea fiind departe de a fi trivială; aceasta implica câteva miliarde de dolari din profiturile din droguri care nu fuseseră împărțite corespunzător. Winthrop Rockefeller a murit alcoolic în brațele iubitului său de culoare. Fusese intervievat la televiziune de Harry Reasoner pentru a explica mutarea sa în grabă de la New York la Arkansas. Winthrop a mărturisit că iubitul său de culoare, un sergent al armatei care se pare că l-a învățat tainele exercițiilor militare, a refuzat să locuiască în New York. Pentru a sărbători această alianță, Winthrop Rockefeller a făcut donații generoase pentru cauzele negrilor, inclusiv pentru clădirea Urban League de pe East 48th Street din New York. O placă de la etajul al doilea menționează că a fost darul său; ar fi putut foarte bine să scrie „De la Hadrian către Anti-nous al său".

Nu vrem să sugerăm că familia Rockefeller nu mai are influență, ci că principalele directive politice ale Sindicatului Rockefeller sunt transmise de alți capi, printre care ei continuă să fie o forță vizibilă. Prin persoana lui David Rockefeller, familia este uneori numită „prima familie a Uniunii Sovietice". Doar el și dr. Armand Hammer, forța motrice din spatele USTEC, au permisiunea permanentă de a-și ateriza avioanele private pe aeroportul din Moscova. Ceilalți ar suferi soarta zborului KAL 007.

Cea mai importantă călătorie a lui David Rockefeller în Uniunea Sovietică a fost probabil ziua decisivă în care a aterizat la Moscova, d, cu misiunea de a-l informa pe Hruşciov că „a ajuns la capătul drumului”. Ruşii sunt foarte preocupaţi de sănătate, iar un om de ştiinţă îi trimisese lui Hruşciov informaţii conform cărora utilizarea îngrăşămintelor chimice în Uniunea Sovietică reprezenta o ameninţare pentru populaţie. Hruşciov a anunţat atunci o schimbare majoră în politica agricolă sovietică, axată pe reducerea utilizării substanţelor chimice. Acest lucru l-a supărat pe şeful trustului mondial al îngrăşămintelor chimice, David Rockefeller, care a răspuns cu un singur cuvânt concis: „Afară”.

Atât averea familiei Rockefeller, cât şi partea considerabilă pusă deoparte în fundaţiile Sindicatului Rockefeller sunt efectiv protejate împotriva oricărui tip de control guvernamental.

Revista *Fortune* nota, la 4 august 1986, că John D. Rockefeller Jr. crease trusturi în 1934, care se ridicau acum la aproximativ 2,3 miliarde de dolari; alte 200 de milioane de dolari fuseseră rezervate pentru ramura Abby Rockefeller. Cei cinci fii aveau fonduri fiduciare care, în 1986, se ridicau la 2,1 miliarde de dolari. Aceste fonduri fiduciare se ridicau iniţial la doar 50 de milioane de dolari fiecare, ceea ce arată creşterea activelor lor, precum şi inflaţia din jumătatea de secol care a urmat. *Revista Fortune* a estimat averea totală a familiei Rockefeller în 1986 la 3,5 miliarde de dolari, din care 900 de milioane de dolari erau în titluri de valoare şi imobiliare. Ei deţineau 45% din clădirea Time Life; International Basic Economy Corporation a lui Nelson Rockefeller fusese vândută unei companii britanice în 1980. Timp de ani de zile, familia Rockefeller a menţinut în mod deliberat chirii scăzute în principalul său complex, Rockefeller Center, o investiţie de 1,6 miliarde de dolari care genera un randament anual de 1%. Aceasta a fost o manevră convenabilă din punct de vedere fiscal. Rockefeller Center a devenit recent publică, emiţând acţiuni care au fost vândute cumpărătorilor publici. Se zvoneşte că familia Rockefeller îşi lichidează investiţiile din zona New York-ului şi reinvesteşte în Vest, în special în zona din jurul oraşului Phoenix, Arizona. Este posibil ca ei să ştie ceva ce noi nu ştim.

Oricât de mult din averea familiei Rockefeller ar putea fi atribuită rapacității și nemiloșeniei bătrânului John D., originile sale se bazează fără îndoială pe finanțarea inițială primită de la National City Bank of Cleveland, care a fost identificată în rapoartele Congresului ca una dintre cele trei bănci Rothschild din Statele Unite și pe acceptarea ulterioară a îndrumării lui Jacob Schiff de la Kuhn, Loeb Company, care se născuse în casa Rothschild din Frankfurt și era acum principalul reprezentant al familiei Rothschild (dar necunoscut ca atare publicului) în Statele Unite.

Cu capitalul inițial de la National City Bank of Cleveland, bătrânul John D. Rockefeller și-a revendicat curând titlul de „cel mai nemilos american". Este mai mult decât probabil că această calitate i-a convins pe Rothschild să-l susțină. Rockefeller și-a dat seama încă de la început că afacerea cu rafinării de petrol, care putea oferi profituri mari într-un timp scurt, era totodată la mila unei concurențe necontrolate. Soluția lui a fost una simplă: să zdrobească toată concurența. Faimoasa dedicație a lui Rockefeller față de monopolul total a fost pur și simplu o decizie de afaceri. Rockefeller s-a angajat într-o campanie de a forța toate rafinăriile concurente să iasă din afaceri.

A atacat pe mai multe fronturi, ceea ce este, de asemenea, o lecție pentru toți cei care vor să devină antreprenori. În primul rând, trimitea un subaltern, despre care nu se știa că lucrează pentru Rockefeller, cu o ofertă de cumpărare a rafinăriei concurente la un preț mic, dar oferind bani gheață. Dacă oferta era refuzată, concurentul era apoi atacat de o rafinărie concurentă care îi subcotă prețul în mod semnificativ. De asemenea, acesta putea suferi o grevă bruscă la rafinăria sa, ceea ce îl forța să o închidă. Controlul forței de muncă prin intermediul sindicatelor a fost întotdeauna o tehnică de bază a lui Rockefeller. La fel ca în Uniunea Sovietică, aceștia au rareori probleme cu forța de muncă. Dacă aceste tehnici eșuau, Rockefeller era nevoit să ia cu regret decizia de a recurge la violență; bătând muncitorii rivali în timp ce se duceau la și se întorceau de la locul de muncă, sau incendiind sau aruncând în aer rafinăria concurentă.

Aceste tehnici i-au convins pe Rothschild că și-au găsit omul potrivit. Ei l-au trimis pe reprezentantul lor personal, Jacob

Schiff, la Cleveland pentru a-l ajuta pe Rockefeller să planifice o expansiune ulterioară. În acel moment, familia Rothschild controla 95% din totalul rețelei feroviare din Statele Unite, prin intermediul companiilor J. P. Morgan și Kuhn Loeb, conform cifrelor oficiale ale Departamentului Comerțului pentru anul 1895. J. P. Morgan menționează în profilul său din *Who's Who* că controla 50.000 de mile de căi ferate americane. Schiff a elaborat o înțelegere complexă de rabaturi pentru Rockefeller, prin intermediul unei companii fantomă, South Improvement Company. Aceste rabaturi asigurau că nicio altă companie petrolieră nu putea supraviețui în competiție cu firma lui Rockefeller. Schema a fost dezvăluită ulterior, dar până atunci, Rockefeller obținuse un monopol virtual asupra afacerilor petroliere din Statele Unite. Fiica uneia dintre victimele sale, Ida Tarbell, al cărei tată a fost ruinat de operațiunile criminale ale lui Rockefeller, a scris prima dezvăluire majoră despre Standard Oil Trust.

Ea a fost imediat denunțată ca „scandalistă" de către ipocritul Theodore Roosevelt, care pretindea că este un „luptător împotriva trusturilor". De fapt, el a asigurat dominația Standard Oil Trust și a altor trusturi gigantice.

În următoarea jumătate de secol, John D. Rockefeller a fost caricaturizat în mod obișnuit de propagandiștii socialiști ca fiind întruchiparea capitalistului nemilos. În același timp, el era principalul finanțator al mișcării comuniste mondiale, prin intermediul unei firme numite American International Company. În ciuda faptului că Casa Rothschild obținuse deja controlul mondial, zgomotul și furia erau îndreptate exclusiv împotriva celor doi reprezentanți principali ai acesteia, John D. Rockefeller și J. P. Morgan. Una dintre puținele dezvăluiri privind starea reală a lucrurilor a apărut în revista *Truth*, la 16 decembrie 1912, care sublinia că „domnul Schiff este șeful marii case bancare private Kuhn, Loeb Company, care reprezintă interesele familiei Rothschild pe această parte a Atlanticului. El este descris ca un strateg financiar și a fost timp de ani de zile ministrul de finanțe al marii puteri impersonale cunoscută sub numele de Standard Oil." De remarcat că acest redactor nici măcar nu a menționat numele lui Rockefeller.

Datorită acestor factori ascunși, a fost relativ simplu pentru publicul american să accepte „faptul" că familia Rockefeller era puterea supremă în această țară. Acest mit a fost de fapt îmbrăcat în haina puterii, Rockefeller Oil Trust devenind „complexul militar-industrial" care a preluat controlul politic al națiunii; Monopolul Medical Rockefeller a obținut controlul asupra sistemului de sănătate al națiunii, iar Fundația Rockefeller, o rețea de creații afiliate scutite de impozite, a controlat efectiv viața religioasă și educațională a națiunii. Mitul și-a atins scopul de a camufla conducătorii ascunși, familia Rothschild.

După ce autorul acestui articol a demascat această farsă timp de vreo douăzeci și cinci de ani, un nou mit a început să circule în cercurile conservatoare americane, propagat cu succes de agenți dubli activi. Acest mit a găsit o mulțime de adepți entuziaști, deoarece anunța o fisură tot mai mare în puterea monolitică care oprimase toate popoarele lumii. Această nouă „revelație" era că între familiile Rockefeller și Rothschild se dezvoltase o luptă pe viață și pe moarte pentru puterea mondială. Conform acestei evoluții surprinzătoare, una dintre facțiuni, în funcție de agentul pe care îl ascultai, câștigase controlul asupra Uniunii Sovietice și își va folosi puterea ca bază pentru a reuși răsturnarea celeilalte facțiuni. Moartea subită a mai multor membri ai familiei Rockefeller a fost citată ca „dovadă că o astfel de luptă avea loc, deși nu se știe ca vreun Rothschild să fi cedat în timpul acestui „război". Acest lucru ignora înțelegerea generală că Nelson Rockefeller fusese „eliminat" ca urmare a pierderii chitanțelor de depunere pentru câteva miliarde de dolari din droguri provenite de la cartelul columbian, sau că celelalte decese din familia Rockefeller nu prezentau nicio urmă de „legătură cu familia Rothschild".

Având dosare extinse despre această situație de câteva decenii, autorul prezent nu putea să creadă că cineva ar putea fi atât de dezinformat încât să creadă că „familia Rockefeller" încerca acum să preia puterea de la familia Rothschild, într-un moment în care influența membrilor familiei Rockefeller era deja în mare declin, finanțele familiei fiind gestionate de J. Richardson Dilworth, afacerile juridice fiind gestionate de John J. McCloy și alți servitori fideli; niciunul dintre acești servitori nu ar fi fost dispus să se angajeze într-o adevărată luptă pentru putere, deoarece erau manageri anonimi care trăiau doar pentru salariul lor săptămânal. Ei nu aveau ambiții proprii. Cu toate acestea, mulți americani plini de speranță s-au agățat de noțiunea iluzorie că familia Rockefeller era acum formată din „buni americani" dispuși să riște totul pentru a-i răsturna pe Rothschild. În mod surprinzător, această poveste dăunătoare a persistat aproape un deceniu înainte de a fi relegată la curiozitățile istoriei.

La fel ca J. P. Morgan, care își începuse cariera comercială vânzând armatei americane niște arme defecte – faimoasa afacere cu carabinele Hall –, John D. Rockefeller a fost, de asemenea, un profitor de război în timpul Războiului Civil; el a vândut băuturi alcoolice Harkness fără timbru trupelor federale cu un profit mare, obținând capitalul inițial pentru a se lansa în campania sa de monopol. Interesul său pentru afacerea cu petrol era unul firesc; tatăl său, William Rockefeller, se afla „în petrol" de ani de zile. William Rockefeller devenise antreprenor în domeniul petrolului după ce, în 1842, s-a descoperit că puțurile de sare de la Tarentum, lângă Pittsburgh, curgeau cu petrol. Proprietarul puțurilor, Samuel L. Kier, a început să îmbutelieze petrolul și să-l vândă în scopuri medicinale. Unul dintre primii săi angrosiști a fost William Rockefeller. „Medicamentul" a fost inițial etichetat „Kier's Magic Oil". Rockefeller și-a tipărit propriile etichete, folosind denumirile „Rock Oil" sau „Seneca Oil", Seneca fiind numele unui trib indian binecunoscut. Rockefeller a atins cea mai mare notorietate și a obținut cele mai mari profituri promovându-se ca „William Rockefeller, renumitul specialist în cancer". Este de înțeles că nepoții săi aveau să devină puterea care controla din culise cel mai faimos centru de tratament al cancerului din lume și aveau să direcționeze fondurile guvernamentale și contribuțiile caritabile către acele domenii care aduceau beneficii doar Monopolului Medical. William Rockefeller nu s-a ferit de nicio afirmație în cariera sa extravagantă. El garanta că „Toate cazurile de cancer sunt vindecate, cu excepția celor prea avansate". Atât de mari erau puterile vindecătoare pe care le atribuia leacului său magic împotriva cancerului, încât a reușit să-l vândă cu 25 de dolari sticla, o sumă echivalentă atunci cu salariul pe două luni. „Leacul" consta în câteva diuretice binecunoscute, diluate cu apă. Acest vânzător ambulant de medicamente de carnaval nu și-ar fi putut imagina că descendenții săi vor controla cel mai mare și mai profitabil monopol medical din istoria cunoscută.

Ca „carnie" itinerant, un negustor ambulant de carnaval, William Rockefeller alesese o carieră care îi împiedica dezvoltarea unei vieți de familie stabile. Fiul său, John, îl vedea rar, o circumstanță care i-a inspirat pe unii analiști psihologici să presupună că absența unei figuri paterne sau a iubirii părintești ar fi putut contribui la dezvoltarea ulterioară a lui John D. Rockefeller ca un tiran obsedat de bani, care a complotat să mutileze, să otrăvească și să ucidă milioane de compatrioți americani pe parcursul a aproape un secol de operațiuni monopoliste și a cărui influență, care se extinde dincolo de mormânt, rămâne cea mai cumplită și malignă prezență din viața americană. Este posibil ca acest lucru să fi fost un factor care a contribuit la aceasta; cu toate acestea, este, de asemenea, posibil ca el să fi fost pur și simplu rău. Este greu de contestat faptul că el este probabil cea mai satanică figură din istoria americană.

De multă vreme se spune că în orice familie americană de seamă se găsesc unul sau doi hoți de cai. În cazul familiei Rockefeller, acest lucru a fost mai mult decât un simplu clișeu. Se pare că William a urmat cu fidelitate preceptele „Testamentului din Canaan" pe tot parcursul carierei sale: „iubește jaful, iubește desfrânarea". A fugit de o serie de acuzații de furt de cai, dispărând în cele din urmă cu totul ca William Rockefeller și reapărând ca Dr. William Levingston din Philadelphia, un nume pe care l-a păstrat pentru tot restul vieții. Un reporter de investigație de la New York World al lui Joseph Pulitzer a primit un pont pe care l-a urmărit. The World a dezvăluit apoi că William Avery Rockefeller murise pe 11 mai 1906 în Freeport, Illinois, unde fusese îngropat într-un mormânt fără cruce ca dr. William Levingston. Vocația lui William Rockefeller de vraci i-a facilitat foarte mult profesia preferată de hoț de cai. Fiind unul care plănuia să fie în județul vecin până dimineața, era o treabă simplă să lege un armăsar frumos în spatele căruței sale și să pornească la drum. De asemenea, aceasta a jucat un rol important în vocația sa de cuceritor de femei; era descris ca fiind „nebun după femei". Nu numai că a încheiat mai multe căsătorii bigame, dar se pare că avea pasiuni necontrolate.

Pe 28 iunie 1849, a fost acuzat de violarea unei servitoare în Cayuga, New York; ulterior s-a descoperit că locuia în Oswego, New York, și a fost forțat încă o dată să plece spre destinații necunoscute. Nu a avut nicio dificultate în a-și finanța pasiunea pentru femei din vânzarea leacului său miraculos împotriva cancerului și a unui alt produs, „Linimentul Minune", pe care îl oferea la doar doi dolari sticla. Acesta consta în petrol brut din care uleiurile mai ușoare fuseseră îndepărtate prin fierbere, lăsând o soluție grea de parafină, ulei lubrifiant și gudron, care alcătuiau „linimentul". Uleiul miraculos original al lui William Rockefeller a supraviețuit până destul de recent sub forma unei amestecuri numite Nujol, constând în principal din petrol și vândută ca laxativ. Era bine cunoscut faptul că Nujol era doar un pseudonim publicitar care însemna „ " („ulei nou"), în opoziție, aparent, cu „uleiul vechi". Vândut ca antidot împotriva constipației, acesta priva organismul de vitaminele liposolubile, fiind un fapt medical bine stabilit că uleiul mineral acoperea intestinul și împiedica absorbția multor vitamine necesare și a altor substanțe nutritive. Producătorii săi au adăugat caroten ca un gest de conciliere față de cei preocupați de sănătate, dar nu merita efortul. Nujol era fabricat de o filială a Standard Oil din New Jersey, numită Stanco, al cărei singur alt produs, fabricat în același sediu, era faimosul insecticid Flit.

Nujol a fost promovat din clădirea Senatului din Washington timp de ani de zile, într-o perioadă în care „conflictul de interese" era interpretat mai liberal. În acest caz, nu era deloc un conflict de interese, deoarece augustul promotor, senatorul Royal S. Copeland, nu a avut niciodată alte interese decât acela de a-i servi pe Rockefeller. Era un medic pe care Rockefeller îl numise șef al Departamentului de Sănătate al statului New York și căruia i-a finanțat ulterior campania pentru Senat. Manifestarea deschisă a spiritului comercial al lui Copeland i-a uimit chiar și pe cei mai blazați reporteri de la Washington. Și-a dedicat cariera de senator unui program zilnic de promovare a Nujol. În fiecare dimineață, în biroul său din Senat era instalat un microfon, prima sarcină a zilei fiind programul Nujol, pentru care era plătit cu 75.000 de dolari pe an, un salariu enorm în anii 1930 și mai mare decât salariul președintelui Statelor Unite. Exploatările senatorului Copeland i-au adus o serie de porecle la Capitol Hill. Era adesea numit „senatorul de la Asociația Medicală Americană", datorită sprijinului său entuziast pentru orice program lansat de AMA și Morris Fishbein. Mai realist, era de obicei numit „senatorul de la Standard Oil". Se putea conta pe el pentru a promova orice legislație concepută pentru profitul mai mare al monopolului Rockefeller. În timpul dezbaterii din Congres privind Legea alimentelor și medicamentelor din 1938, el a fost criticat de congresmana Leonor Sullivan, care l-a acuzat pe senatorul Copeland, un medic care s-a ocupat de proiectul de lege în Senat, că a recunoscut în mod deschis în timpul dezbaterii că săpunul era scutit de lege, deoarece producătorii de săpun, care erau cei mai mari agenți de publicitate din țară, s-ar fi alăturat altor mari industrii pentru a lupta împotriva proiectului de lege. Congresmenul Sullivan s-a plâns că „Săpunul a fost declarat oficial în lege ca nefiind un produs cosmetic. Producătorilor de vopsea de păr li s-a acordat o licență pentru a comercializa produse cunoscute ca fiind periculoase, atâta timp cât plasau un avertisment special pe etichetă — dar ce femeie dintr-un salon de înfrumusețare vede vreodată eticheta de pe recipientul în vrac în care este transportată vopseaua de păr?"

La fel cum bătrânul Rockefeller și-a petrecut viața urmărindu-și obsesia personală, femeile, la fel și fiul său John era la fel de obsedat, fiind înnebunit după bani în loc de femei, dedicat în totalitate urmăririi bogăției și puterii în continuă creștere.

Cu toate acestea, principalele realizări ale eforturilor lui Rockefeller de a obține puterea, schema de rabaturi pentru monopol, înființarea fundațiilor pentru a obține putere asupra cetățenilor americani, crearea băncii centrale, Sistemul Rezervei Federale, susținerea revoluției comuniste mondiale și crearea monopolului medical, toate au venit de la familia Rothschild sau de la angajații lor europeni. Nu putem găsi în arhivele lui John D. Rockefeller că el ar fi inițiat vreunul dintre aceste programe. Conceptul fundației caritabile scutite de impozite a fost inițiat de un slujitor al familiei Rothschild, George Peabody, în 1865. Fundația Educațională Peabody a devenit ulterior Fundația Rockefeller. Este puțin probabil ca chiar și mintea diabolică a lui John D. Rockefeller să fi putut concepe această întorsătură vicleană. Un istoric social a descris evoluția majoră de la sfârșitul secolului al XIX-lea, când fundaţiile caritabile şi comunismul mondial au devenit mişcări importante, ca una dintre cele mai interesante faţete ale istoriei, poate echivalentă cu descoperirea roţii. Această nouă descoperire a fost conceptul dezvoltat de şobolani, care, la urma urmei, au o inteligenţă destul de dezvoltată, că pot prinde oameni punând momeală în capcane cu bucăţele de brânză. Istoria omenirii de atunci a fost cea a şobolanilor care prind oameni în capcanele lor. Socialismul – de fapt, orice program guvernamental – este pur şi simplu şobolanul care pune o bucăţică de brânză în capcană şi prinde un om.

Congresmanul Wright Putman, preşedintele Comitetului pentru Bănci şi Monedă al Camerei Reprezentanţilor, a remarcat din plenul Congresului că înfiinţarea Fundaţiei Rockefeller a izolat efectiv Standard Oil de concurenţă. Acţiunile de control fuseseră scoase de sub manipularea pieţei d ă sau de sub posibile achiziţii de către concurenţi. De asemenea, aceasta a scutit Standard Oil de cea mai mare parte a impozitelor, ceea ce a pus apoi o povară suplimentară enormă pe umerii contribuabililor americani individuali. Deşi era o rudă prin alianţă a familiei Rockefeller, senatorul Nelson Aldrich, liderul majorităţii republicane din Senat, a promovat în Congres statutul Consiliului General pentru Educaţie, statutul Fundaţiei Rockefeller s-a dovedit a fi mai dificil.

S-au auzit critici pe scară largă la adresa practicilor monopoliste ale lui Rockefeller, iar eforturile sale de a-şi proteja profiturile de impozitare sau de preluare au fost văzute în adevărata lor natură. Statutul a fost în cele din urmă adoptat în 1913 (cifra masonică semnificativă 13 – 1913 a fost, de asemenea, anul impozitului progresiv pe venit şi al promulgării Legii Rezervei Federale). Senatorul Robert F. Wagner din New York, un alt senator de la Standard Oil (erau destul de mulţi), a forţat aprobarea statutului de către Congres. Carta a fost apoi semnată de John D. Rockefeller, John D. Rockefeller Jr., Henry Pratt Judson, preşedintele Universităţii din Chicago înfiinţate de Rockefeller, Simon Flexner, directorul Institutului Rockefeller, Starr Jameson, descris în *Who's Who* ca „consilier personal al lui John D. Rockefeller în activităţile sale caritabile", şi Charles W. Eliot, preşedintele Universităţii Harvard.

Monopolul petrolier Rockefeller împlinește acum 125 de ani, însă în 1911, Curtea Supremă, cedând în fața indignării publice, a decis că acesta trebuie desființat. Companiile rezultate nu au reprezentat o problemă pentru interesele familiei Rockefeller. Familia a păstrat o participație de două procente în fiecare dintre „noile" companii, în timp ce fundațiile Rockefeller au preluat o participație de trei procente în fiecare companie.

Acest lucru le-a asigurat o participație de 5% în fiecare companie; o participație de 1% într-o corporație este de obicei suficientă pentru a menține controlul operațional.

Implicarea familiei Rockefeller în promovarea Revoluției Comuniste Mondiale s-a dezvoltat, de asemenea, din interesele lor de afaceri. Nu a existat niciodată vreun angajament față de ideologia marxistă; ca orice altceva, aceasta era acolo pentru a fi folosită. La începutul secolului, Standard Oil concura acerb cu Royal Dutch Shell pentru controlul pieței europene profitabile. Mărturiile din Congres au dezvăluit că Rockefeller a trimis sume mari lui Lenin și Troțki pentru a instiga Revoluția Comunistă din 1905. Bancherul său, Jacob Schiff, finanțase anterior japonezii în războiul lor împotriva Rusiei și trimisese un emisar personal, George Kennan, în Rusia, pentru a petrece vreo douăzeci de ani promovând activitatea revoluționară împotriva țarului. Când revoluția din 1905 a eșuat, Lenin a fost „pus la păstrare" în Elveția până în 1917. Troțki a fost adus în Statele Unite, unde a locuit fără chirie pe proprietatea Standard Oil din Bayonne, New Jersey, în zona rezervoarelor de petrol. Când țarul a abdicat, Troțki a fost urcat pe un vas împreună cu trei sute de revoluționari comuniști din Lower East Side din New York. Rockefeller a obținut un pașaport special pentru Troțki de la Woodrow Wilson și l-a trimis pe Lincoln Steffens împreună cu el pentru a se asigura că se întoarce în siguranță în Rusia. Pentru cheltuielile de călătorie, Rockefeller a pus în buzunarul lui Troțki o pungă conținând 10.000 de dolari.

Pe 13 aprilie 1917, când nava a oprit în Halifax, ofițerii Serviciului Secret canadian l-au arestat imediat pe Troțki și l-au internat în Nova Scotia. Cazul a devenit o *cauză celebră* la nivel internațional, întrucât înalți oficiali guvernamentali din mai multe țări au cerut cu insistență eliberarea lui Troțki. Serviciul

Secret fusese informat că Troțki era pe drum pentru a scoate Rusia din război, eliberând astfel mai multe armate germane pentru a ataca trupele canadiene de pe Frontul de Vest. Prim-ministrul Lloyd George a trimis în grabă telegrame de la Londra către Serviciul Secret canadian pentru a-l elibera imediat pe Troțki — aceștia l-au ignorat. Troțki a fost eliberat în cele din urmă prin intervenția unuia dintre cei mai fideli lachei ai lui Rockefeller, ministrul canadian Mackenzie King, care fusese de mult timp un „specialist în muncă" pentru familia Rockefeller. King a obținut personal eliberarea lui Troțki și l-a trimis pe drum ca emisar al familiei Rockefeller, însărcinat să câștige Revoluția Bolșevică. Astfel, dr. Armand Hammer, care își proclamă cu voce tare influența în Rusia ca prieten al lui Lenin, are o pretenție nesemnificativă în comparație cu rolul familiei Rockefeller în susținerea comunismului mondial. Deși comunismul, ca și alte „isme", își avea originea în asocierea lui Marx cu Casa Rothschild, acesta a beneficiat de sprijinul devotat al lui John D. Rockefeller, deoarece acesta vedea comunismul d, așa cum este el, ca fiind monopolul suprem, care nu numai că controlează guvernul, sistemul monetar și toate proprietățile, ci și un monopol care, la fel ca corporațiile pe care le imită, se auto-perpetuează și este etern. A fost o evoluție logică a monopolului său Standard Oil.

Un pas important pe drumul către monopolul mondial a fost cea mai influentă corporație inventată de familia Rothschild. Aceasta a fost cartelul internațional al medicamentelor și produselor chimice, I. G. Farben. Numit „un stat în stat", a fost creat în 1925 sub numele de Interessen Gemeinschaft Farbeindustrie Aktiengesellschaft, cunoscut de obicei ca I. G. Farben, ceea ce însemna pur și simplu „Cartelul". Acesta își avea originea în 1904, când cele șase mari companii chimice din Germania au început negocierile pentru a forma cartelul suprem, fuzionând Badische Anilin, Bayer, Agfa, Hoechst, Weiler-ter-Meer și Greisheim-Electron. Spiritul călăuzitor, precum și finanțarea, au venit de la familia Rothschild, care era reprezentată de bancherul lor german, Max Warburg, de la M. M. Warburg Company, Hamburg. Ulterior, el a condus Serviciul Secret German în timpul Primului Război Mondial și a fost consilierul financiar personal al Kaiserului. Când Kaiserul a fost detronat, după ce a pierdut războiul, Max Warburg nu a fost exilat împreună cu el în Olanda; în schimb, a devenit consilierul financiar al noului guvern. Monarhii pot veni şi pleca, dar puterea reală rămâne în mâinile bancherilor. În timp ce reprezenta Germania la Conferinţa de pace de la Paris, Max Warburg a petrecut ore plăcute reînnoind legăturile de familie cu fratele său, Paul Warburg, care, după ce a redactat Legea Rezervei Federale la Jekyl Island, a condus sistemul bancar american în timpul războiului. El se afla la Paris în calitate de consilier financiar al lui Woodrow Wilson.

I. G. Farben a ajuns în scurt timp la o valoare netă de şase miliarde de mărci, controlând aproximativ cinci sute de firme. Primul său preşedinte a fost profesorul Carl Bosch. În perioada Republicii de la Weimar, conducerea I. G., prevăzând ce urma să se întâmple, a început o strânsă colaborare cu Adolf Hitler, oferindu-i fondurile atât de necesare şi influenţa politică. Succesul cartelului I. G. Farben a trezit interesul altor industriaşi. Henry Ford a fost impresionat în mod favorabil şi a înfiinţat o filială germană a Ford Motor Company. Patruzeci la sută din acţiuni au fost achiziţionate de I. G. Farben. I. G. Farben a înfiinţat apoi o filială americană, numită American I. G., în cooperare cu Standard Oil din New Jersey. Printre directorii săi se numărau Walter Teagle, preşedintele Standard Oil, Paul Warburg de la Kuhn, Loeb Company şi Edsel Ford, reprezentând interesele Ford. John Foster Dulles, reprezentând firma de avocatură Sullivan and Cromwell, a devenit avocatul I. G., călătorind frecvent între New York şi Berlin pentru afaceri legate de cartel. Partenerul său de avocatură, Arthur Dean, este acum director al Fundaţiei Teagle, în valoare de 40 de milioane de dolari, care a fost înfiinţată înainte de moartea lui Teagle. La fel ca alte averi, aceasta a devenit parte a reţelei. La fel ca John Foster Dulles, Arthur Dean a fost director al American Banknote timp de mulţi ani; aceasta este firma care furnizează hârtia pentru bancnotele noastre de un dolar. Dean a fost, de asemenea, un negociator guvernamental activ în culise, servind ca negociator în domeniul armamentului la conferinţele de dezarmare. Dean a fost, de asemenea, director al companiei American Ag&Chem a lui Rockefeller. A fost director al American Solvay, American Metal şi al altor firme. În calitate de avocat al bogatei familii

Hochschild, care deținea Climax Molybdenum și American Metal, Dean a devenit director al fundației familiei, Fundația Hochschild. Dean este director emerit al Consiliului pentru Relații Externe, al Fundației Asia, al International House, al Fundației Carnegie și al Centrului de Cancer Sloan Kettering.

În 1930, Standard Oil a anunțat că a achiziționat un monopol asupra alcoolului în Germania, o tranzacție care fusese pusă la punct de I. G. Farben. După ce Hitler a ajuns la putere, John D. Rockefeller l-a trimis pe agentul său de presă personal, Ivy Lee, la Hitler pentru a-l consilia cu normă întreagă în privința reînarmării Germaniei, un pas necesar pentru declanșarea celui de-al Doilea Război Mondial. Standard Oil a construit apoi rafinării mari în Germania pentru naziști și a continuat să le furnizeze petrol în timpul celui de-al Doilea Război Mondial. În anii 1930, Standard Oil primea din Germania, ca plată, transporturi mari de instrumente muzicale și nave construite în șantierele navale germane.

Temuta Gestapo, forța de poliție nazistă, a fost de fapt construită pe baza rețelei mondiale de informații pe care I. G. Farben o menținuse încă de la înființare. Herman Schmitz, care îi succedase lui Carl Bosch în fruntea I. G., fusese consilier personal al cancelarului Breuning; când Hitler a preluat puterea, Schmitz a devenit atunci cel mai de încredere consilier secret al său. Asocierea dintre Hitler și Schmitz era atât de bine ascunsă, încât presa avea ordin să nu-i fotografieze niciodată împreună. Schmitz a fost numit membru onorific al Reichstagului, în timp ce asistentul său, Carl Krauch, a devenit principalul consilier al lui Goering în punerea în aplicare a Planului de patru ani al naziștilor. Un asociat de afaceri, Richard Krebs, a mărturisit ulterior în fața Comitetului pentru Activități Antiamericană al Camerei Reprezentanților: „I. G. Farbinindustrie, știu din experiență personală, era deja, în 1934, complet în mâinile Gestapo-ului." Aceasta a fost o afirmație eronată; I. G. Farben se aliase pur și simplu cu Gestapo-ul.

În 1924, Krupp Industries se afla într-o gravă dificultate financiară; firma a fost salvată de un împrumut în numerar de 10 milioane de dolari de la Hallgarten & Company și Goldman Sachs, două dintre cele mai cunoscute firme de pe Wall Street.

Reînarmarea planificată a Germaniei a putut avea loc numai după ce Dillon Read a emis obligațiuni germane în valoare de 100 de milioane de dolari pe Wall Street în acest scop. Nu a fost deloc surprinzător faptul că, la sfârșitul celui de-al Doilea Război Mondial, generalul William Draper a fost numit „țarul economic" al Germaniei, fiind numit șef al Diviziei Economice a Guvernului Militar Aliat. El era partener la Dillon Read.

În 1939, Frank Howard, vicepreședinte al Standard Oil, a vizitat Germania. El a mărturisit ulterior: „Am făcut tot posibilul să elaborăm planuri complete pentru un modus vivendi care să funcționeze pe toată durata războiului, indiferent dacă ne-am fi implicat sau nu." În acea perioadă, American I. G. îi avea în consiliul de administrație pe Charles Mitchell, președintele National City Bank, banca lui Rockefeller, pe Carl Bosch, Paul Warburg, Herman Schmitz și pe nepotul lui Schmitz, Max Ilgner.

Deși numele său este puțin cunoscut, Frank Howard a fost timp de mulți ani o figură-cheie în operațiunile Standard Oil, în calitate de director al departamentului de cercetare și al acordurilor internaționale. El a fost, de asemenea, președinte al comitetului de cercetare al Institutului Sloan Kettering în anii 1930; persoana numită de el la Sloan Kettering, Dusty Rhoads, a condus experimentele în domeniul dezvoltării chimioterapiei. În timpul celui de-al Doilea Război Mondial, Rhoads a condus Serviciul de Război Chimic din Washington, la Cartierul General al Armatei SUA. Frank Howard a fost cel care i-a convins atât pe Alfred Sloan, cât și pe Charles Kettering de la General Motors, în 1939, d, să-și doneze averile Centrului de Cancer, care a preluat apoi numele lor. Membru al bogatei familii Atherton, Frank Howard (1890-1964) se căsătorise a doua oară, a doua sa soție fiind un membru de seamă al aristocrației britanice, ducesa de Leeds. Primul duce de Leeds a fost titrat în 1694, Sir Thomas Osborne, care a fost unul dintre principalii conspiratori în răsturnarea regelui James al II-lea și în preluarea tronului Angliei de către William al III-lea în 1688. Osborne a făcut pace cu Olanda în timpul domniei regelui Charles al II-lea și a promovat singur căsătoria lui Mary, fiica ducelui de York, cu William de Orange în 1677. Dicționarul de biografii naționale menționează că Osborne „timp de cinci ani a condus Camera Comunelor prin corupție și s-a îmbogățit". El a fost pus sub acuzare de către regele Carol al II-lea pentru negocieri trădătoare cu regele Ludovic al XIV-lea și închis în Turnul Londrei între 1678 și 1684. După eliberarea sa, a devenit din nou activ în conspirația de a-l aduce pe William de Orange ca rege al Angliei și i-a asigurat provincia crucială York. William l-a numit apoi duce de Leeds. Urcarea lui William pe tronul Angliei a permis conspiratorilor să pună în aplicare pasul crucial din planurile lor, înființând Banca Angliei în 1694. Acest lucru a permis bancherilor din Amsterdam să preia controlul asupra averii Imperiului Britanic. Biografia lui Osborne menționează, de asemenea, că a fost ulterior acuzat de intrigi iacobine și a fost pus sub acuzare pentru că a primit o mită substanțială pentru a obține carta Companiei Indiilor de Est în 1695, dar „procedurile nu au fost finalizate". S-a menționat, de asemenea, că „a lăsat o avere considerabilă".

Al 11-lea duce de Leeds a fost ministru la Washington între 1931 și 1935, ministru la Sfântul Scaun între 1936 și 1947, adică pe toată durata celui de-al Doilea Război Mondial. O ramură a familiei s-a înrudit cu familia Delano, devenind rudă cu Franklin Delano Roosevelt. Un văr, vicontele Chandos, a fost un oficial britanic proeminent, care a servit în Cabinetul de Război sub conducerea lui Churchill între 1942 și 1945, devenind ulterior director al firmei Rothschild, Alliance Assurance și Imperial Chemical Industries.

Frank Howard a fost oficialul cheie în menținerea relațiilor dintre Standard Oil și I. G. Farben. El a condus dezvoltarea cauciucului sintetic, care a fost crucial pentru Germania în cel de-al Doilea Război Mondial; ulterior a scris o carte, „Buna Rubber". De asemenea, a fost consultant al firmei farmaceutice Rohm and Haas, reprezentând legătura familiei Rockefeller cu acea firmă. În ultimii ani ai vieții, a locuit la Paris, dar a continuat să-și păstreze biroul la 30 Rockefeller Center, New York.

Walter Teagle, președintele Standard Oil, deținea 500.000 de acțiuni ale American I. G., aceste acțiuni devenind ulterior baza Fundației Teagle. Herman Metz, care era și director al American I. G., era președintele H. A. Metz Company din New York, o companie farmaceutică deținută în totalitate de I. G. Farben din

Germania. Francis Garvan, care a ocupat funcția de custode al proprietăților străine în timpul Primului Război Mondial, cunoștea multe secrete ale operațiunilor I. G. Farben. El a fost urmărit penal în 1929 pentru a fi forțat să păstreze tăcerea. Acțiunea a fost intentată de Departamentul de Justiție prin intermediul procurorului general Merton Lewis, fostul consilier al companiei Bosch. John Krim, fost consilier al Ambasadei Germaniei în Statele Unite, a mărturisit că senatorul John King fusese pe statul de plată al Hamburg American Line timp de trei ani, cu un salariu de cincisprezece mii de dolari pe an; el l-a numit pe Otto Kahn trezorier al fondului său electoral. Homer Cummings, care fusese procuror general timp de șase ani, a devenit apoi consilier al General Aniline and Film, cu un salariu de 100.000 de dolari pe an. În timpul celui de-al Doilea Război Mondial, GAF era presupus a fi deținută de o firmă elvețiană; a fost suspectată în mod considerabil ca fiind o întreprindere „inamică" și a fost în cele din urmă preluată de guvernul Statelor Unite. John Foster Dulles fusese director al GAF între 1927 și 1934; el era, de asemenea, director al International Nickel, care făcea parte din rețeaua firmelor I. G. Farben. Dulles era înrudit cu familia Rockefeller prin legătura cu Avery. El a fost avocatul organizației unei noi firme de investiții, înființată de Avery Rockefeller în 1936, care se numea Schroder-Rockefeller Company. Aceasta combina operațiunile Băncii Schroder, banca personală a lui Hitler, cu interesele familiei Rockefeller. Baronul Kurt van Schroder a fost unul dintre cei mai apropiați confidenți ai lui Hitler și un ofițer de rang înalt al SS. El a fost șeful Keppler Associates, care canaliza bani către SS pentru marile corporații germane. Keppler a fost funcționarul responsabil de Industrial Fats în timpul Planului de patru ani al lui Goering, care a fost lansat în 1936.

Compania americană I. G. și-a schimbat numele în General Aniline and Film în timpul celui de-al Doilea Război Mondial, dar era încă deținută în totalitate de I. G. Chemie din Elveția, o filială a I. G. Farben din Germania. Aceasta era condusă de Gadow, cumnatul lui Herman Schmitz. Acordurile internaționale ale I. G. Farben au afectat direct efortul de război al SUA, deoarece stabileau limite pentru aprovizionarea SUA cu magneziu, cauciuc sintetic și consumabile medicale esențiale.

Directorul diviziei de coloranţi a I. G. Farben, baronul George von Schnitzler, era înrudit cu puternica familie von Rath, cu banca J. H. Stein Bankhaus, care deţinea contul lui Hitler, şi cu familia von Mallinckrodt, fondatorii companiei farmaceutice din Statele Unite. La fel ca alţi oficiali ai I. G. Farben, el devenise un susţinător entuziast al regimului lui Hitler. I. G. Farben a donat patru milioane şi jumătate de Reichsmark Partidului Nazist în 1933; până în 1945, I. G. donase partidului 40 de milioane de Reichsmark, o sumă care echivala cu toate contribuţiile I. G. către toţi ceilalţi beneficiari din acea perioadă. Un specialist al epocii naziste, Anthony Sutton, s-a concentrat în mare măsură asupra susţinătorilor germani ai lui Hitler, ignorând rolul crucial jucat de Banca Angliei şi de guvernatorul acesteia, Sir Montague Norman, în finanţarea regimului nazist. Poziţia lui Sutton cu privire la această problemă ar fi putut fi influenţată de faptul că este britanic. Având în vedere declaraţiile fără menajamente ale lui Adolf Hitler cu privire la influenţa evreilor în Germania, ar fi dificil să se explice rolul I. G. Farben în era nazistă. Studiul definitiv al lui Peter Hayes asupra I. G. Farben arată că, în 1933, aceasta avea zece evrei în consiliile sale de administraţie. Am subliniat anterior că I. G., încă de la înfiinţare, a fost o afacere a familiei Rothschild, concepută de Casa Rothschild şi pusă în aplicare prin intermediul agenţilor săi, Max Warburg în Germania şi Standard Oil în Statele Unite.

Prinţul Bernhard al Ţărilor de Jos s-a alăturat SS-ului la începutul anilor 1930. Apoi s-a alăturat consiliului de administraţie al unei filiale a I. G., Farben Bilder, de la care a preluat numele grupului său super-secret de elaborare a politicilor de după război, Bilderbergers. Directorii Farben au jucat un rol important în organizarea Cercului de Prieteni pentru Heinrich Himmler, deşi iniţial acesta era cunoscut sub numele de Cercul de Prieteni al lui Keppler, Keppler fiind preşedintele unei filiale a I. G. Nepotul său, Fritz J. Kranefuss, era asistentul personal al lui Heinrich Himmler. Dintre cei patruzeci de membri ai Cercului de Prieteni al lui, care i-a furnizat fonduri ample lui Himmler, opt erau directori ai I. G. Farben sau ai filialelor sale.

În ciuda devastării incredibile a majorităţii oraşelor germane în urma bombardamentelor aeriene din cel de-al Doilea Război

Mondial, clădirea I. G. Farben din Frankfurt, una dintre cele mai mari clădiri de acolo, a supraviețuit miraculos intactă. O mare reședință a familiei Rockefeller din Frankfurt a rămas, de asemenea, neatinsă de război, în ciuda bombardamentelor intense. Frankfurtul a fost locul de naștere al familiei Rothschild. Nu a fost deloc o coincidență faptul că guvernul postbelic al Germaniei, Guvernul Militar Aliat, și-a stabilit sediul în magnifica clădire a I. G. Farben. Acest guvern era condus de generalul Lucius Clay, care a devenit ulterior partener al băncii Lehman Brothers din New York. Divizia politică era condusă de Robert Murphy, care urma să prezideze procesele de la Nürnberg, unde a reușit să treacă cu vederea implicarea oficialilor I. G. Farben și a baronului Kurt von Schroder. Schroder a fost reținut pentru o scurtă perioadă într-un lagăr de detenție, apoi a fost eliberat pentru a se întoarce la afacerile sale bancare. Divizia Economică era condusă de Lewis Douglas, fiul fondatorului Memorial Cancer Center din New York, președinte al Mutual Life și director al General Motors. Douglas era desemnat să devină Înaltul Comisar al SUA pentru Germania, dar a acceptat să se retragă în favoarea cumnatului său, John J. McCloy. Printr-o circumstanță interesantă, Douglas, McCloy și cancelarul german Konrad Adenauer erau toți căsătoriți cu surori, fiicele lui John Zinsser, un partener al companiei J. P. Morgan.

În calitate de cartel preeminent la nivel mondial, I. G. Farben și companiile farmaceutice pe care le controla în Statele Unite prin intermediul intereselor familiei Rockefeller erau responsabile de multe evoluții inexplicabile în producția și distribuția medicamentelor. Din 1908 până în 1936, I. G. a ascuns descoperirea sulfanilamidei, care urma să devină o armă puternică în arsenalul medical. În 1920, I. G. a semnat acorduri de colaborare cu importante firme farmaceutice din Elveția, Sandoz și Ciba-Geigy. În 1926, I. G. a fuzionat cu Dynamit-Nobel, filiala germană a firmei de dinamită, în timp ce o firmă engleză a preluat divizia engleză. Oficialii I. G. au început apoi să negocieze cu oficialii Standard Oil despre posibila fabricare de cărbune sintetic,, ceea ce ar fi reprezentat o amenințare serioasă la adresa monopolului Standard Oil. S-a ajuns la un compromis prin înființarea American I. G., în cadrul căreia ambele firme urmau să joace un rol activ și să împartă profiturile.

Cartea lui Charles Higham, „Trading with the Enemy", oferă o documentație amplă privind activitățile familiei Rockefeller în timpul celui de-al Doilea Război Mondial. În timp ce bombardierele lui Hitler aruncau tone de explozibili asupra Londrei, aceștia plăteau redevențe către Standard Oil pentru fiecare galon de benzină consumat, în conformitate cu acordurile de brevet existente. După cel de-al Doilea Război Mondial, când regina Elisabeta a vizitat Statele Unite, ea a stat într-o singură reședință privată pe durata vizitei sale, proprietatea din Kentucky a lui William Farish, de la Standard Oil. Nelson Rockefeller s-a mutat la Washington după implicarea noastră în cel de-al Doilea Război Mondial, unde Roosevelt l-a numit coordonator al afacerilor interamericane. Aparent, sarcina sa principală era să coordoneze realimentarea navelor germane din America de Sud din rezervoarele Standard Oil. De asemenea, a folosit această funcție pentru a obține concesiuni importante în America de Sud pentru firma sa privată, International Basic Exonomy Corporation, inclusiv monopolul pe piața cafelei columbiene. A crescut imediat prețul, o mișcare care i-a permis să cumpere proprietăți imobiliare în valoare de șapte miliarde de dolari în America de Sud și a dat naștere stereotipului „imperialismului yankeu". Atacul asupra mașinii vicepreședintelui Nixon în timpul vizitei sale în America de Sud a fost explicat de oficialii americani ca fiind o consecință directă a jafurilor familiei Rockefeller, care au provocat o agitație generalizată împotriva americanilor în America Latină.

După cel de-al Doilea Război Mondial, douăzeci și patru de directori germani au fost urmăriți penal de către învingători, toți având legături cu I. G. Farben, inclusiv unsprezece directori ai I. G. Opt au fost achitați, printre care Max Ilgner, nepotul lui Harman Schmitz. Schmitz a primit cea mai severă sentință, opt ani. Ilgner a primit de fapt trei ani, dar perioada petrecută în închisoare în așteptarea procesului i-a fost dedusă din pedeapsă, iar el a fost eliberat imediat. Judecătorul a fost C. G. Shake, iar procurorul a fost Al Minskoff.

Supraviețuirea I. G. Farben a fost titrată de Wall Street Journal pe 3 mai 1988 — GERMANIA DEPASESTE LUMEA LA VÂNZĂRILE DE PRODUSE CHIMICE D. Reporterul Thomas F. O'Boyle a enumerat cele mai mari cinci companii chimice din lume în 1987: 1. BASF – 25,8 miliarde de dolari; 2. Bayer – 23,6 miliarde de dolari; 3. Hoechst – 23,5 miliarde de dolari; 4. ICI – 20 miliarde de dolari; 5. DuPont – 17 miliarde de dolari, doar din vânzările de produse chimice.

Primele trei companii sunt firmele rezultate din „desființarea" I. G. Farben între 1945 și 1952 de către Guvernul Militar Aliat, într-un proces suspect de similar cu „desființarea" imperiului Standard Oil prin decret judecătoresc în 1911. Vânzările totale calculate în dolari ale celor trei companii derivate din I. G. Farben, aproximativ 72 de miliarde de dolari, le eclipsează pe cele ale rivalilor săi cei mai apropiați, ICI și DuPont, care împreună totalizează aproximativ jumătate din vânzările în dolari ale imperiului Farben în 1987. Hoechst a cumpărat Celanese Corp. în 1987 pentru 2,72 miliarde de dolari.

O'Boyle observă că „Cele Trei Mari (diviziile Farben) se comportă încă ca un cartel. Fiecare domină domenii specifice; concurența directă este limitată. Criticii suspectează o înțelegere secretă. Cel puțin, există o relație de complicitate care nu există în industria chimică americană."

După război, americanilor li s-a spus că trebuie să susțină un plan „altruist" de reconstrucție a Europei devastate, care urma să se numească Planul Marshall, după șeful de stat major George Marshall, care fusese etichetat în plenul Senatului de către senatorul Joseph McCarthy drept „o minciună vie". Planul Marshall s-a dovedit a fi doar un alt Plan Rockefeller de jefuire a contribuabilului american. La 13 decembrie 1948, colonelul Robert McCormick, redactor-șef al *Chicago Tribune*, a denunțat personal jefuirea Planului Marshall de către Esso într-un editorial semnat. Planul Marshall fusese adoptat în grabă de Congres de un grup puternic și vocal, condus de Winthrop Aldrich, președintele Chase Manhattan Bank și cumnatul lui Nelson Rockefeller, susținut cu pricepere de Nelson Rockefeller și William Clayton, șeful Anderson, Clayton Company. Planul Marshall s-a dovedit a fi doar una dintre numeroasele escrocherii lucrative de după război, care includeau Acordul de la Bretton Woods, Ajutorul și Reconstrucția Națiunilor Unite și altele.

După cel de-al Doilea Război Mondial, familia Rockefeller și-a folosit profiturile de război pentru a cumpăra o mare parte din Union Minière du Haut Katanga, un filon de cupru african deținut de interese belgiene, inclusiv Société Générale, o bancă controlată de iezuiți. La scurt timp după investiția lor, familia Rockefeller a lansat o încercare îndrăzneață de a prelua controlul total asupra minelor prin sponsorizarea unei revoluții locale, folosind ca agent operațiunea Grangesberg. Această întreprindere fusese inițial dezvoltată de Sir Ernest Cassel, consilierul financiar al regelui Edward al VII-lea — fiica lui Cassel s-a căsătorit mai târziu cu lordul Mountbatten, un membru al familiei regale britanice, care era, de asemenea, rudă cu familia Rothschild. Grangesberg era condusă acum de Bo Hammarskjold, al cărui frate, Dag Hammarskjold, era atunci secretar general al Națiunilor Unite — Bo Hammarskjold a devenit o victimă a revoluției Rockefeller când avionul său a fost doborât în timpul ostilităților din Congo. De atunci au circulat diverse povești despre cine l-a ucis și de ce a fost ucis. Intervenția familiei Rockefeller în Congo a fost dusă la îndeplinire de locotenenții lor capabili, Dean Rusk și George Ball de la Departamentul de Stat, precum și de Fowler Hamilton.

În Statele Unite, interesele familiei Rockefeller continuă să joace un rol politic major. Charles Pratt, fostul trezorier al lui John D. Rockefeller la Standard Oil, a lăsat prin testament conacul său din New York Consiliului pentru Relații Externe, pentru a servi drept sediu central al organizației. Nepotul său, George Pratt Shultz, este în prezent secretar de stat. Familia Rockefeller a jucat, de asemenea, un rol crucial prin finanțarea grupului comunist troțkist din Statele Unite, Liga pentru Democrație Industrială, printre directorii căreia se numără „anticomuniști" convinși precum Jeane Kirkpatrick și Sidney Hook. Familia Rockefeller a fost activă și pe frontul „de dreapta" prin sponsorizarea Societății John Birch. Pentru a-i permite lui Robert Welch, un mason de gradul 32, să-și dedice tot timpul Societății John Birch, Nelson Rockefeller i-a cumpărat firma de familie, Welch Candy Company, la un preț generos. Welch a ales principalii conducători ai Societății John Birch dintre cunoștințele sale de la Consiliul pentru Relații Externe. Timp de ani de zile după aceea, patrioții americani au fost nedumeriți de incapacitatea constantă a Societății John Birch de a avansa în privința oricăruia dintre obiectivele sale „anticomuniste" bine mediatizate. Faptul că societatea fusese înființată la cererea susținătorilor revoluției comuniste mondiale ar fi putut juca un anumit rol în această evoluție. Alți patrioți se întrebau de ce majoritatea scriitorilor conservatori americani, inclusiv autorul prezentului articol, au fost în mod constant puși pe lista neagră a Societății John Birch timp de aproximativ treizeci de ani. În ciuda miilor de cereri din partea potențialilor cumpărători de cărți, Societatea John Birch a refuzat să recenzeze sau să includă vreuna dintre cărțile mele. După câteva decenii de eforturi zadarnice, Societatea a fost total discreditată de propriul său istoric. Într-un efort disperat de a-și restabili imaginea, William Buckley, propagandistul CIA, a lansat un atac „feroce" împotriva Societății John Birch în paginile revistei sale, *National Review.* Această campanie de publicitate gratuită nu a contribuit prea mult la revigorarea organizației muribunde.

Influența monopolului Rockefeller a avut efectul său asupra unora dintre cele mai mari și mai bogate biserici din New York. Biserica Trinity de pe Wall Street, ale cărei resurse financiare au fost gestionate de nimeni altul decât J. P. Morgan, deține aproximativ patruzeci de proprietăți comerciale în Manhattan și are un portofoliu de acțiuni de 50 de milioane de dolari, care, datorită investițiilor bine informate, produce de fapt un randament de 25 de milioane de dolari pe an! Doar 2,6 milioane de dolari din acest venit sunt cheltuiți pentru activități caritabile. Rectorul, care primește un salariu de 100.000 de dolari pe an, locuiește în cartierul la modă Upper East Side. Mausoleul Bisericii Trinity își vinde spațiile la prețuri care pornesc de la 1.250 de dolari și ajung până la 20.000 de dolari. St. Bartholomews, de pe Fifth Avenue, are un buget anual de 3,2 milioane de dolari, din care doar 100.000 de dolari sunt cheltuiți pentru caritate. Rectorul său locuiește într-un apartament cu treisprezece camere pe Park Avenue.

În medicină, influența Rockefeller rămâne bine înrădăcinată în monopolul său medical. Am menționat controlul său asupra industriei cancerului prin intermediul Centrului de Cancer Sloan Kettering. Am enumerat directorii marilor firme farmaceutice, fiecare având un director provenit de la Chase Manhattan Bank, Standard Oil Company sau alte firme ale familiei Rockefeller. Colegiul American al Chirurgilor menține un control monopolist asupra spitalelor prin intermediul puternicului Comitet de Supraveghere a Spitalelor, ai cărui membri Winthrop Aldrich și David McAlpine Pyle reprezintă controlul familiei Rockefeller.

O frăție medicală cunoscută sub numele de „clubul bogătașilor", Academia de Medicină din New York, a primit subvenții pentru o nouă clădire d ă din partea Fundației Rockefeller și a Fundației Carnegie, grupul său subsidiar. Acești „bani de pornire" au fost apoi folosiți pentru a finanța o campanie publică care a adus fonduri pentru ridicarea unei noi clădiri. Pentru funcția de director al noii instituții, familia Rockefeller l-a ales pe dr. Lindsly Williams, ginerele partenerului administrativ al Kidder, Peabody, o firmă puternic afiliată intereselor lui J. P. Morgan (compania J. P. Morgan se numise inițial Peabody Company). Williams era căsătorit cu Grace Kidder Ford. Deși dr. Williams era cunoscut pe scară largă ca fiind un medic incompetent, legăturile sale familiale erau impecabile. El a devenit un factor important în campania electorală a lui Franklin D. Roosevelt când a certificat public că Roosevelt, un infirm în scaun cu rotile care suferea de o serie de afecțiuni apăsătoare, era apt atât fizic, cât și mental pentru a fi președintele Statelor Unite. Opinia dr. Williams, publicată într-un articol din revista *Collier's Magazine*, cu largă circulație, a risipit îndoielile publicului cu privire la starea de sănătate a lui Roosevelt. Drept urmare, lui Williams i s-a oferit un post nou creat în cabinetul lui Roosevelt, cel de secretar al Sănătății. Cu toate acestea, au mai trecut încă treizeci de ani până când Sănătatea a devenit un post în cabinet, din cauza jocurilor politice ale lui Oscar Ewing.

Familia Rockefeller își extinsese considerabil interesele comerciale în statele sărace din sud prin înființarea Comisiei Sanitare Rockefeller. Aceasta era condusă de dr. Wickliffe Rose, un vechi colaborator al familiei Rockefeller, al cărui nume apare pe actul constitutiv original al Fundației Rockefeller. În ciuda obiectivelor sale filantropice, Comisia Sanitară Rockefeller a solicitat contribuții financiare de la fiecare dintre cele unsprezece state sudice în care își desfășura activitatea, ceea ce a dus la crearea departamentelor de sănătate ale statelor respective și la deschiderea unor noi sfere importante de influență pentru trustul lor farmaceutic. În Tennessee, reprezentantul familiei Rockefeller era dr. Olin West, care s-a mutat la Chicago pentru a deveni, timp de patruzeci de ani, puterea din culise a Asociației Medicale Americane, în calitate de secretar și director general.

Institutul Rockefeller pentru Cercetare Medicală a renunțat în cele din urmă la partea „Cercetare Medicală" din denumirea sa; președintele său, dr. Detlev Bronk, locuia într-un conac de 600.000 de dolari, amenajat de această organizație caritabilă. Consiliul General pentru Educație al lui Rockefeller a cheltuit peste 100 de milioane de dolari pentru a prelua controlul asupra facultăților de medicină din țară și pentru a transforma medicii noștri în medici ai școlii alopate, dedicați chirurgiei și utilizării intensive a medicamentelor. Consiliul, care s-a dezvoltat din Fundația Peabody inițială, a cheltuit, de asemenea, aproximativ 66 de milioane de dolari pentru educația negrilor.

Una dintre cele mai profunde consecințe ale filosofiei politice a Consiliului pentru Educație Generală s-a concretizat printr-o subvenție de doar șase milioane de dolari acordată Universității Columbia în 1917, pentru înființarea Școlii „progresiste" Lincoln. Din această școală a luat naștere rețeaua națională de educatori și sociologi progresisti, a căror influență dăunătoare a mers mână în mână cu obiectivele Partidului Comunist, un alt beneficiar preferat al milioanelor lui Rockefeller. Încă de la început, Școala Lincoln a fost descrisă fără menajamente ca o școală revoluționară pentru învățământul primar și secundar din întreaga Statele Unite. Ea a renunțat imediat la toate teoriile educaționale bazate pe discipline formale și bine stabilite, adică la tipul de educație reprezentat de McGuffey Reader, care funcționa prin predarea unor materii precum latina și algebra, învățându-i astfel pe copii să gândească logic asupra problemelor. Biograful lui Rockefeller, Jules Abel, salută Şcoala Lincoln ca fiind „un far al educaţiei progresiste”.

Bursele financiare ale Institutului Rockefeller au produs mulţi lucrători proeminenţi în programele noastre atomice, precum J. Robert Oppenheimer, care a fost ulterior îndepărtat din laboratoarele guvernamentale ca suspect de a fi agent sovietic. Deşi majoritatea prietenilor şi asociaţilor săi erau agenţi sovietici cunoscuţi, acest lucru a fost numit „vinovăţie prin asociere”. Fundaţia Rockefeller a creat o serie de grupuri derivate, care acum afectează naţiunea cu o serie de probleme, unul dintre ele fiind Consiliul de Cercetare în Ştiinţe Sociale, care a generat de unul singur „industria sărăciei” la nivel naţional, o afacere care cheltuieşte aproximativ 130 de miliarde de dolari pe an din fondurile contribuabililor, în timp ce generează venituri de aproximativ 6 miliarde de dolari pentru practicienii săi. Banii, care ar hrăni şi adăposti din plin toţi „săracii” naţiunii, sunt risipiţi printr-o vastă reţea administrativă care acordă concesii generoase unei mulţimi de „consultanţi” paraziţi.

În ciuda anilor de cercetare, autorul prezentului articol a reuşit să abordeze doar superficial influenţele familiei Rockefeller enumerate aici. De exemplu, uriaşa companie farmaceutică Burroughs Wellcome este deţinută în totalitate de „caritabilul” Wellcome Trust. Acest trust este condus de Lord Oliver Franks, un membru cheie al London Connection, care menţine Statele Unite ca o colonie britanică. Franks a fost ambasador în Statele Unite între 1948 şi 1952. Acum este director al Fundaţiei Rockefeller, fiind principalul său reprezentant în Anglia. De asemenea, este director al Băncii Schroder, care a gestionat contul bancar personal al lui Hitler, director al Rhodes Trust, responsabil cu aprobarea burselor Rhodes, profesor invitat la Universitatea din Chicago şi preşedinte al Lloyd’s Bank, una dintre cele cinci mari bănci ale Angliei.

Alte ramificaţii ale Fundaţiei Rockefeller includ influentul think tank din Washington, Brookings Institution, Biroul Naţional de Cercetare Economică, ale cărui concluzii joacă un rol critic în manipularea pieţei bursiere; Public Administration Clearing House, care îndoctrinează angajaţii municipali ai naţiunii; Consiliul Guvernelor de Stat, care controlează legislaturile statale ale națiunii; și Institutul de Relații din Pacific, cea mai notorie fațadă comunistă din Statele Unite. Familia Rockefeller a apărut ca administratori ai acestui grup, canalizând bani către acesta prin intermediul consilierului lor financiar, Lewis Lichtenstein Strauss, de la Kuhn, Loeb Company.

Familia Rockefeller și-a menținut participația majoritară în Chase Manhattan Bank, deținând 5% din acțiuni. Se consideră, în general, că 1% conferă controlul efectiv asupra unei bănci. Prin acest singur activ, ei controlează active în valoare de 42,5 miliarde de dolari. Chase Manhattan este strâns legată de cele patru mari companii de asigurări, dintre care trei, Metropolitan, Equitable și New York Life, aveau active în valoare de 113 miliarde de dolari în 1969.

Odată cu venirea administrației Reagan în 1980, interesele familiei Rockefeller au căutat să-și ascundă sprijinul de lungă durată acordat comunismului mondial, aducând la Washington o administrație declarată „anticomunistă". Reagan a început curând să-i invite la mese festive pe premierii sovietici cu același entuziasm ca și predecesorul său, Jimmy Carter. Campania lui Reagan a fost condusă de doi oficiali d, de la Bechtel Corporation, președintele acesteia, George Pratt Schultz, un moștenitor al Standard Oil, și consilierul său, Casper Weinberger. Shultz a fost numit secretar de stat, Weinberger, secretar al apărării, iar Bechtel fusese finanțată de Schroder-Rockefeller Company, alianța din 1936 dintre Schroder Bank și moștenitorii Rockefeller.

Influența Rockefeller rămâne, de asemenea, preeminentă în domeniul monetar. Din noiembrie 1910, când senatorul Nelson Aldrich a prezidat conferința secretă de la Jekyl Island care a dat naștere Legii Rezervei Federale, familia Rockefeller ne-a ținut în sfera de influență a London Connection. În timpul administrației Carter, David Rockefeller l-a trimis cu generozitate pe asistentul său personal, Paul Volcker, la Washington pentru a conduce Consiliul Rezervei Federale. Reagan l-a înlocuit în cele din urmă în 1987 cu Alan Greenspan, un partener al J. P. Morgan Company. Influența lor asupra sistemului nostru bancar a rămas constantă prin numeroase lovituri financiare din partea lor, una dintre cele mai profitabile fiind confiscarea aurului deținut în proprietate privată de cetățenii americani prin edictul lui Roosevelt. Cetățenii noștri au fost nevoiți să predea aurul lor către Sistemul Rezervei Federale, care era de fapt privat. Constituția permite confiscarea în scopul exproprierii, dar interzice confiscarea în scopul obținerii de profit privat. Noii proprietari ai aurului au revalorizat apoi aurul de la 20 de dolari pe uncie la 35 de dolari, obținând astfel un profit enorm.

Analizând influența omniprezentă a familiei Rockefeller și a controlorilor lor străini, familia Rothschild, în fiecare aspect al vieții americane, cetățeanul trebuie să se întrebe: „Ce se poate face?" Dreptatea poate prevala numai atunci când cetățeanul caută în mod activ dreptatea.

Justiția poate prevala numai atunci când fiecare cetățean realizează că este datoria sa, dată de Dumnezeu, să facă dreptate. Istoria a documentat toate crimele uzurpatorilor Constituției noastre. Am învățat lecția dureroasă că monopolistii Rockefeller își exercită puterea malefică aproape exclusiv prin intermediul agenților federali și de stat. La momentul redactării acestui text, fostul congresman Ron Paul candidează la președinția Statelor Unite cu o campanie extrem de sensibilă și practică: abolirea Sistemului Rezervei Federale, abolirea FBI-ului, abolirea Serviciului Fiscal Intern și abolirea CIA-ului. Se știe de ani de zile că 90% din activitatea Biroului Federal de Investigații, înființat aparent pentru a „combate criminalitatea", a constat în hărțuirea și izolarea disidenților politici (inclusiv a autorului prezentului articol, pe o perioadă de aproximativ treizeci și trei de ani).

Sindicaliștii criminali jefuiesc în prezent națiunea americană de un trilion de dolari pe an, din care aproximativ o treime, adică peste trei sute de miliarde de dolari pe an, reprezintă jafurile profitabile ale „Drug Trust" și ale filialelor sale medicale. Înainte de a se putea organiza un efort susținut pentru combaterea acestor jafuri, americanii trebuie să depună toate eforturile pentru a-și recăpăta sănătatea. Așa cum a cerut Ezra Pound într-una dintre celebrele sale emisiuni radio, „Sănătate, la naiba!" America a devenit cea mai mare și mai productivă națiune din lume pentru că aveam cei mai sănătoși cetățeni din lume.

Când Sindicatul Rockefeller a început preluarea profesiei noastre medicale în 1910, cetățenii noștri au intrat într-un declin accentuat. Astăzi, suferim de o serie de afecțiuni debilitante, atât mentale, cât și fizice, aproape toate putând fi atribuite direct operațiunilor monopolului chimic și farmaceutic, și care reprezintă cea mai mare amenințare la adresa existenței noastre continue ca națiune. Uniți-vă acum pentru a restabili sănătatea națională – rezultatul va fi restabilirea mândriei noastre naționale, reluarea rolului nostru de inventatori și producători ai lumii moderne și de păstrători ai speranțelor și visurilor lumii de libertate și independență.

ALTE TITLURI

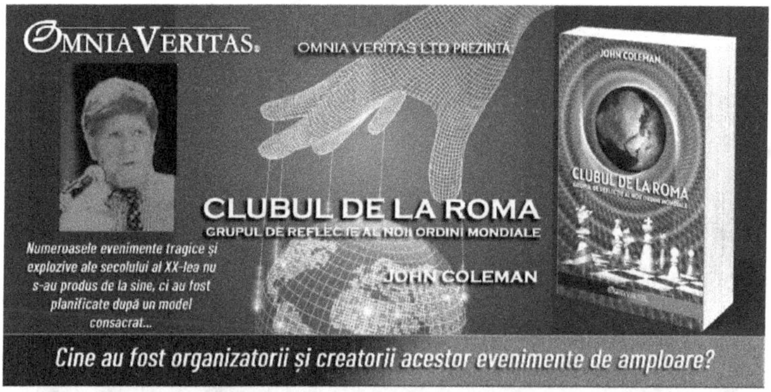

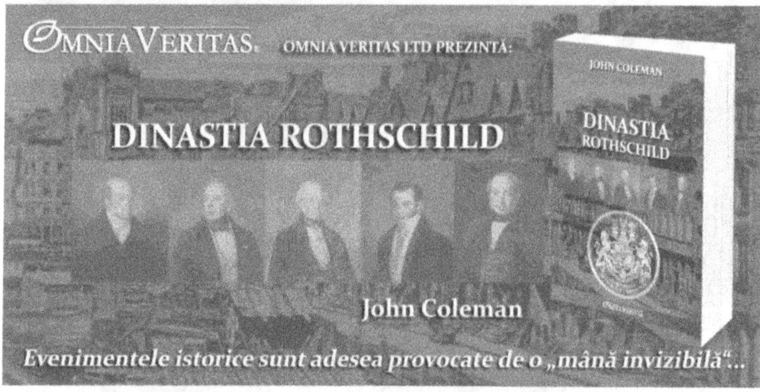

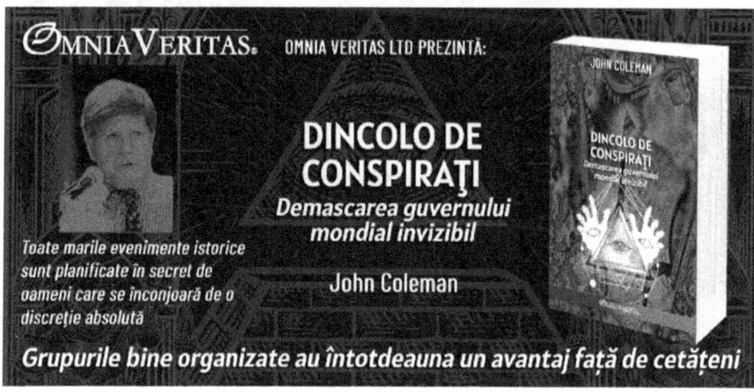

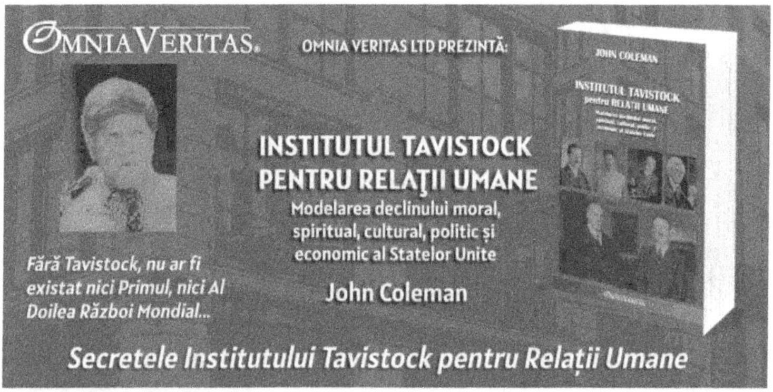
OMNIA VERITAS
OMNIA VERITAS LTD PREZINTĂ:
INSTITUTUL TAVISTOCK PENTRU RELAȚII UMANE
Modelarea declinului moral, spiritual, cultural, politic și economic al Statelor Unite
John Coleman
Fără Tavistock, nu ar fi existat nici Primul, nici Al Doilea Război Mondial...
Secretele Institutului Tavistock pentru Relații Umane

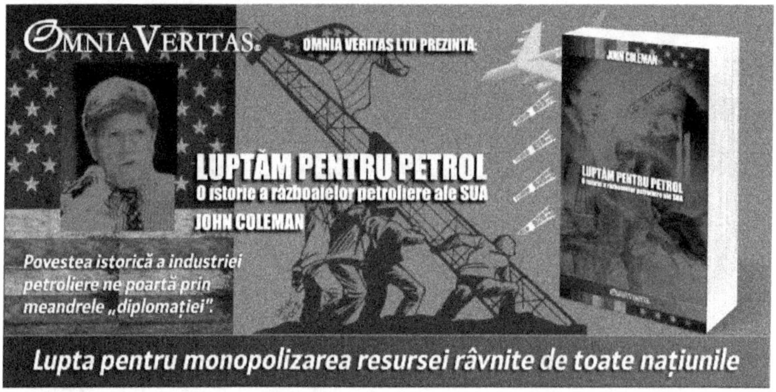
OMNIA VERITAS
OMNIA VERITAS LTD PREZINTĂ:
LUPTĂM PENTRU PETROL
O istorie a războaielor petroliere ale SUA
JOHN COLEMAN
Povestea istorică a industriei petroliere ne poartă prin meandrele „diplomației".
Lupta pentru monopolizarea resursei râvnite de toate națiunile

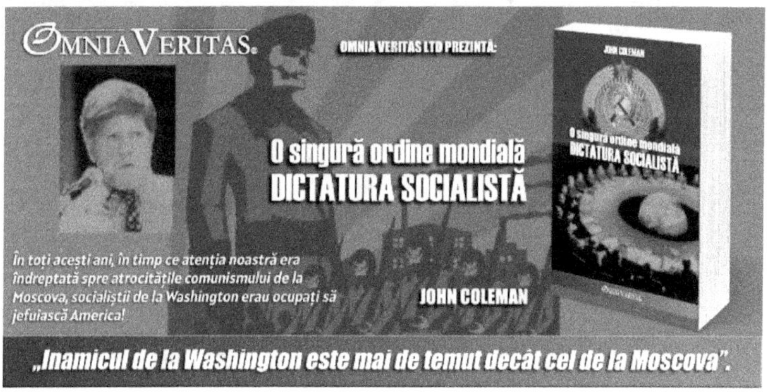
OMNIA VERITAS
OMNIA VERITAS LTD PREZINTĂ:
O singură ordine mondială
DICTATURA SOCIALISTĂ
În toți acești ani, în timp ce atenția noastră era îndreptată spre atrocitățile comunismului de la Moscova, socialiștii de la Washington erau ocupați să jefuiască America!
JOHN COLEMAN
„Inamicul de la Washington este mai de temut decât cel de la Moscova".

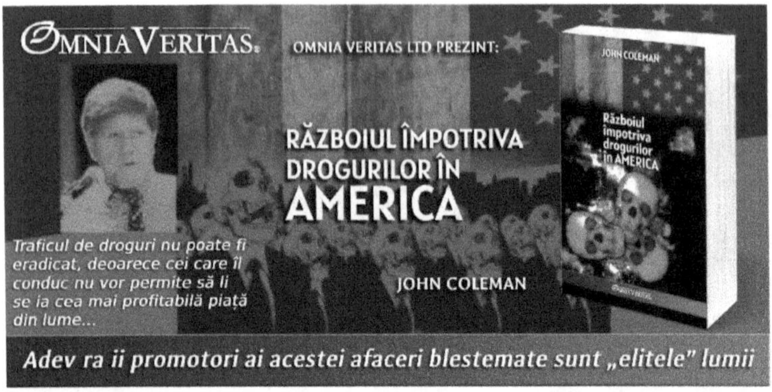
OMNIA VERITAS
OMNIA VERITAS LTD PREZINT:
RĂZBOIUL ÎMPOTRIVA DROGURILOR ÎN AMERICA
Traficul de droguri nu poate fi eradicat, deoarece cei care îl conduc nu vor permite să li se ia cea mai profitabilă piață din lume...
JOHN COLEMAN
JOHN COLEMAN
Războiul împotriva drogurilor în AMERICA
Adev ra ii promotori ai acestei afaceri blestemate sunt „elitele" lumii

www.ingramcontent.com/pod-product-compliance
Lightning Source LLC
LaVergne TN
LVHW011453061026
849535LV00004BA/1066
* 9 7 8 1 8 0 5 4 0 4 6 0 6 *